Margaret Wehrenberg
Die 10 besten Strategien gegen Angst und Panik

Für Shannon Malone Burns und Susan Palo Cherwien:
Für all die gemeinsamen Jahre und die Liebe, die ihr mir schenkt,
und die Ermutigung zum Schreiben. Ohne euch wäre ich nicht hier.

MARGARET WEHRENBERG

Die 10 besten Strategien gegen Angst und Panik

Wie das Gehirn uns Stress macht und was wir dagegen tun können

Aus dem Amerikanischen von Andreas Nohl

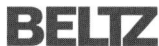

Titel der amerikanischen Originalausgabe:
The 10 Best-Ever Anxiety Management Techniques. Understanding How
Your Brain Makes You Anxious & What You Can Do to Change It
© 2008 by Margaret Wehrenberg
Erschienen bei W. W. Norton & Company, Inc., New York

Dieses Buch ist auch als E-Book erhältlich
ISBN 978-3-407-22293-0

Alle Fallbeispiele in diesem Buch haben einen authentischen Hintergrund und sind aus realen Fällen zusammengesetzt. Namen und Begleitumstände wurden geändert, um die Identitäten der Personen zu schützen.

Wichtiger Hinweis
Die im Buch veröffentlichten Hinweise wurden mit größter Sorgfalt und nach bestem Wissen von der Autorin erarbeitet und geprüft. Eine Garantie kann jedoch weder vom Verlag noch von der Verfasserin übernommen werden. Die Haftung der Autorin bzw. des Verlages und seiner Beauftragten für Personen-, Sach- oder Vermögensschäden ist ausgeschlossen. Wenn Sie sich unsicher sind, sprechen Sie mit Ihrem Arzt oder Therapeuten.
Das Werk und seine Teile sind urheberrechtlich geschützt. Jede Nutzung in anderen als den gesetzlich zugelassenen Fällen bedarf der vorherigen schriftlichen Einwilligung des Verlages. Hinweis zu § 52 a UrhG: Weder das Werk noch seine Teile dürfen ohne eine solche Einwilligung eingescannt und in ein Netzwerk eingestellt werden. Dies gilt auch für Intranets von Schulen und sonstigen Bildungseinrichtungen.

www.beltz.de

© der deutschsprachigen Ausgabe:
2012 Beltz Verlag, Weinheim und Basel
Umschlaggestaltung: www.anjagrimmgestaltung.de (Gestaltung),
www.stephanengelke.de (Beratung)
Umschlagfoto: © Getty Images/Zac Macanlay
Abbildungen Innenteil: © W. W. Norton
Satz und Herstellung: Nancy Püschel
Druck und Bindung: Beltz Bad Langensalza GmbH, Bad Langensalza
Printed in Germany

ISBN 978-3-407-85941-9
3 4 5 16 15 14

INHALT

EINLEITUNG
Was wir gegen die Angst in unserem Kopf tun können 7

TEIL I **UNSER GEHIRN VERSTEHEN** 17

EINS
Wie das Gehirn Angst erzeugt 20

ZWEI
Gehirn-Management mit Medikamenten 46

TEIL II **WIE WIR DIE ANGST IN UNSEREM KÖRPER IN DEN GRIFF BEKOMMEN** 57

DREI
Strategie 1: Was, wann, wo und wie viel? Ernährung und Reizzufuhr 63

VIER
Strategie 2: Lassen Sie sich von Ihrer Atmung helfen 81

FÜNF
Strategie 3: Achtsamkeit mit verändertem Aufmerksamkeitsfokus 95

SECHS
Strategie 4: Entspannen Sie sich 106

**TEIL III WIE WIR UNSER ANGSTBEWUSSTSEIN
IN DEN GRIFF BEKOMMEN** 135

SIEBEN
Strategie 5: Schluss mit dem Katastrophendenken 139

ACHT
Strategie 6: Die Angstgedanken abstellen 158

NEUN
Strategie 7: Die Sorgen im Zaum halten 176

ZEHN
Strategie 8: Verhaltensänderung durch umgesteuerte
Selbstgespräche 206

**TEIL IV DIE VERÄNDERUNG DES
ANGSTVERHALTENS** 227

ELF
Strategie 9: Das Zu-viel-Aktivität-Syndrom kontrollieren 230

ZWÖLF
Strategie 10: Einen Plan entwickeln und umsetzen 262

Dank 284

Literatur 286

Die Autorin 291

EINLEITUNG

WAS WIR GEGEN DIE ANGST IN UNSEREM KOPF TUN KÖNNEN

»Wenn dieses Gefühl nicht aufhört, will ich nicht mehr leben.« Nur zu oft höre ich solche Bemerkungen von Menschen, die intensiv unter Angst leiden. Sie mögen es sachlich sagen oder in einem dramatischen Ton, aber alle fühlen das Gleiche: Durch die Angst und ihre vielfältigen Symptome wird das Leben weniger lebenswert. Warum bewirkt Angst, dass ansonsten leistungsfähige Menschen so dringend aus ihrem Leben ausbrechen wollen? Empfindungen von Schrecken, Untergang oder Panik können zweifellos überwältigend sein. In der Tat sind es exakt die gleichen Gefühle, die man empfinden würde, wenn das Schlimmste *wirklich* eintreten würde.

Angst ist in unserem Jahrtausend überall. In den westlichen Gesellschaften leidet fast jeder Zehnte mindestens einmal in seinem Leben an einer ernst zu nehmenden Angststörung, darunter sind etwa doppelt so viele Frauen wie Männer. In den USA beläuft sich die Zahl derer, die einmal in ihrem Leben von einer Panikattacke befallen werden, auf fast ein Drittel der Bevölkerung. Diese Menschen werden sechsmal so oft in die Psychiatrie eingewiesen wie Menschen ohne Angst. Allzu häufig greifen Menschen, die unter Panik oder Furcht leiden, zu Medikamenten, um sich rasch Linderung zu verschaffen. Aber genau das hindert sie daran, zu verstehen, was mit ihnen geschieht, und andere Optionen in Betracht zu ziehen, mit denen sich die Angst bekämpfen ließe. Die Behandlung mit Medikamenten, die von den Krankenkassen und Pharmaziekonzernen als erstes Mittel der Wahl gegen Angst angesehen wird, verliert an Ansehen in der Öffentlichkeit, weil erkannt wird, dass viele Mittel unangenehme Nebenwirkungen haben und dass die Symptome zurückkehren, wenn man sie absetzt.

Die gute Nachricht ist, dass die heutige Neurowissenschaft das medizinisch-therapeutische Verständnis der Angststörung grundlegend und nachhaltig verändert hat. Man weiß heute, dass Angst aus spezifischen Problemen der Gehirnstruktur und Gehirnfunktionen entsteht. Das heißt auch, dass Menschen ihr *Gehirn benutzen können*, um es zu *verändern*. *Use your brain to change your brain* – dieser Leitgedanke lässt sich im Englischen viel griffiger ausdrücken als in der deutschen Sprache und soll deswegen hier und an anderen Stellen dieses Buches als eine Art Leitsatz stehen bleiben (Anm. des Verlags). Medikamente sind nur eine Option unter vielen – Menschen können ihre Angst auch dadurch lindern, dass sie bestimmte Aspekte ihres Lebensstils, Denkens und Verhaltens ändern.

TYPEN DER ANGST UND ANGSTSYMPTOME

Die Symptome der Angst lassen sich in drei Hauptgruppen gliedern: Panikstörung, generalisierte Angststörung und soziale Angststörung.
- Die *Panikstörung* definiert sich durch Panikattacken: hochgradige körperliche Erregung mit Herzrasen, Hyperventilation, Schwindel, Übelkeit und so weiter.

- Eine *generalisierte Angststörung* liegt vor, wenn sich eine Person sechs Monate oder länger wegen alltäglicher Dinge exzessiv Sorgen macht, sodass der Alltag keine Freude mehr kennt, die Aufmerksamkeit eingeschränkt ist und ein Gefühl der Furcht und des Bedrohtseins vorherrscht. Diese Störung sehen wir häufig bei Kindern, insbesondere solchen, die sich über ihre Schulleistungen Sorgen machen (nicht zu verwechseln mit Schulverweigerung).

- Die *soziale Angststörung* (auch »Sozialphobie« genannt) ist durch die Vermeidung von Situationen gekennzeichnet, in denen eine Person sichtbar errötet, zittert oder schwitzt und sich dadurch subjektiv in großer Angst befindet. Die Schulphobie jüngerer Kinder kann sich zu einer Sozialphobie entwickeln, somit sollten ihre Ursachen festgestellt und die betroffenen Kinder behandelt werden.

Jede dieser Störungen ist mit körperlichen, kognitiven (mentalen) und verhaltensbezogenen Symptomen verbunden, die sich durch die in diesem Buch beschriebenen Strategien behandeln lassen. Daher geht es in diesem Buch nicht vorrangig um Diagnosen, sondern um Symptomgruppen:

- *Der ängstliche Körper.* Zu den körperlichen Symptomen gehört der gesamte Komplex negativer körperlicher Erregung wie Angst vor Panik, Erröten, Schwitzen, Verlegenheit und die Anspannung von Menschen, die »aufgedreht« und verstört sind. Diese Symptome lassen sich mit den Strategien beherrschen, die in Teil II dieses Buchs vorgestellt werden.
- *Das ängstliche Bewusstsein.* Die kognitiven Symptome resultieren aus einer Hyperaktivität des Gehirns, die mentale Spannung und zwanghaftes Grübeln verursacht. Ein Gehirn, das sich immerfort quälende Sorgen macht, führt zu ängstlichem Bewusstsein. Die Strategien in Teil III dienen wirkungsvoll der Beruhigung des ängstlichen Bewusstseins.

- *Das ängstliche Verhalten.* Zu den Verhaltenssymptomen gehören sowohl das Vermeidungsverhalten der von Panik und Sozialphobie betroffenen Personen als auch die komplexen und eher subtilen Vermeidungsmuster von Leuten, die immerzu Bedenken haben und sich Sorgen machen. Die Strategien in Teil IV widmen sich der Änderung von Verhaltensweisen, die aus Panik und Furcht entstehen.

Die Symptome in den drei Gruppen sind die Folge von Tätigkeiten in verschiedenen Teilen des Gehirns. Wenn etwas im Gehirn nicht funktional arbeitet, beeinflusst das Fühlen, Denken und Verhalten einer Person. Alle körperlichen, mentalen und verhaltensbezogenen Angstsymptome lassen sich durch Techniken in den Griff bekommen, die dadurch, dass sie das Gehirn *bewusst einsetzen*, das Gehirn *verändern*. Die Strategien in diesem Buch sind erwiesenermaßen effektiv, um Angstzustände abzuschwächen und zu beenden. Die Wissenschaft kann heute auch zeigen, *warum* sie funktionieren. Seit dem Beginn der bildgebenden Verfahren in der Hirnforschung haben wir immer mehr darüber gelernt, wie die konsequente Anwendung von Angstbewältigungstechniken ein angstbesetztes Gehirn beruhigt.

Wenn Sie wissen, welche Methoden Sie anwenden müssen und wie sie wirklich funktionieren, dann können Sie Ihr Gehirn zur Ruhe bringen.

SICH SELBST HELFEN ODER EINEN THERAPEUTEN AUFSUCHEN

Die Techniken, die ich Ihnen in diesem Buch zeige, sind einfach zu befolgende, nachweislich erfolgreiche Methoden zur Angstreduzierung und zur Symptombewältigung. Jeder kann sie anwenden. Das heißt aber nicht, dass sie eine Psychotherapie ersetzen können, wenn es sich um eine schwere oder lang anhaltende Angststörung handelt. Sie helfen weder bei Angstzuständen, die auf traumatischen Erfahrungen beruhen, noch können sie bei komplizierten mentalen Erkrankungen an die Stelle einer langfristigen Behandlung treten. Selbst wenn die Angst nicht durch ein Trauma oder eine komplizierte mentale Erkrankung verursacht wurde, ist die Zusammenarbeit mit einem Therapeuten oft hilfreich, zumal die »Selbsthilfe« für manche etwas Einschüchterndes haben kann. Viele Menschen finden die Anleitung innerhalb einer Therapie hilfreich, um diese Strategien effektiv anwenden zu können. Therapeuten sind auch unverzichtbar für eine exakte Diagnose. Die Diagnose von Angststörungen ist aus mehreren Gründen wichtig:

- Präzise Diagnosen sind notwendig, damit die Therapien von den Krankenkassen finanziert werden können, denn die Versicherungen wollen natürlich wissen, ob die Behandlungsart der Diagnose angemessen ist.
- Menschen sind neugierig auf ihre Diagnose. Es ist beruhigend, zu wissen, dass der Therapeut die Störung schon bei anderen kennengelernt hat und weiß, was zu tun ist.
- Eine gute Diagnose reflektiert die – auf der Lebensgeschichte und Informationen zum Gehirn basierende – Theorie des Therapeuten über die Ursachen der Angst. Das macht es leichter, sich für eine therapeutische Methode zu entscheiden.

Aus all diesen Gründen sind die Evaluierung und Unterstützung durch einen Psychotherapeuten, der weiß, wie man Angst therapiert, für die meisten Menschen der klügste Weg.

WIE SIE VON DEN 10 BESTEN STRATEGIEN GEGEN ANGST UND PANIK PROFITIEREN WERDEN

Für mich ist mit der Niederschrift der 10 besten Strategien gegen Angst und Panik sowohl ein persönliches als auch ein berufliches

Interesse verbunden. Die meiste Zeit meines Lebens habe ich unter Panikattacken und furchtbaren Angstanfällen gelitten, bis ich früh in meiner Karriere als Therapeutin durch glückliche Zufälle und Studium Techniken fand, die mir halfen, die Angst loszuwerden. Später, als die Gehirnforschung zu entdecken begann, wie das Gehirn Angstsymptome erzeugt, verstand ich schließlich, warum eine Therapie, die sich mit der Lebensgeschichte der Betroffenen beschäftigt oder psychische Konflikte löst, Menschen zu einem besseren Leben verhelfen kann, aber zugleich an ihren Angstsymptomen nur wenig oder nichts ändert. Wir wussten nicht genug darüber, welchen Anteil unser Gehirn – unsere Biologie – an dieser Angst hat. Heute, als Psychologin, die ihren Klienten früh in der Therapie zeigt, wie sie ihre Symptome kontrollieren können, sehe ich, dass diese Strategien Menschen helfen, ihre Therapieziele effektiver zu erreichen – mit weniger Rückfällen in Panik, Besorgnis und Sozialangst. Ich möchte, dass auch andere – Therapeuten wie Betroffene – von dem profitieren, was ich gelernt habe. Wir können Angstsymptome verringern oder eliminieren und uns besser fühlen, selbst wenn wir noch einen weiten Weg in der Psychotherapie vor uns haben. Wenn sich die Angstsymptome bessern, fällt es uns leichter, Konflikte, Traumata oder Probleme in unserem Leben zu lösen, die unsere mentale Gesundheit und zwischenmenschlichen Beziehungen beeinträchtigen.

Sowohl Betroffene, die unter Angst leiden, als auch Therapeuten, die mit Angstpatienten arbeiten, können das Material in diesem Buch nutzen. Ich habe versucht, keinen Fachjargon zu verwenden, sodass jeder und jede von den Strategien profitieren kann. In Teil I dieses Buchs (»Unser Gehirn verstehen«) beschreibe ich, wie das Gehirn funktioniert und wie Medikamente es beeinflussen. In Kapitel 1 (»Wie das Gehirn Angst erzeugt«) geht es um Grundlagen. Wenn man weiß, was im Gehirn geschieht, versteht man besser, warum die Methoden in diesem Buch dazu führen, ein ängstliches Gehirn zu verändern und zu einem ruhigeren, kontrollierteren Gehirn zu machen.

Kapitel 2 (»Gehirn-Management mit Medikamenten«) untersucht die Rolle von Tabletten bei der Angstbehandlung. Medikamente können unter bestimmten Umständen sehr hilfreich sein. Sie können Empfindungen dämpfen, die Furcht auslösen (wie Herzrasen oder Schwindel) oder schwer zu kontrollieren sind (wie zwanghaftes Grübeln und Besorgnisse). Indem sie von diesen tiefer liegenden Empfindungen entlasten, können Medikamente zu einem schnelleren Erlernen der Techniken zum Angstmanagement oder zu ihrer effektiveren Anwendung beitragen.

Teil II des Buchs (»Wie wir die Angst in unserem Körper in den Griff bekommen«) bietet Strategien zum Abbau körperlicher Angstsymptome an. Panik ist die körperliche Erregung, die Menschen zu Medikamenten greifen lässt. Herzklopfen, Pulsrasen, Schwindel, Kribbeln, Kurzatmigkeit sind körperliche Paniksymptome, die wie aus dem Nichts kommen und sich unerträglich anfühlen, wenn man sie nicht versteht. Intensive Angst ist vielleicht nicht so erschreckend wie offene Panik, aber sie ist natürlich trotzdem körperlich und mental äußerst qualvoll. Zu den körperlichen Symptomen der generalisierten Angststörung gehören eine ständige Verspannung im Kiefer-, Nacken- und Schulterbereich sowie ein emotional-körperliches Empfinden von Mulmigkeit oder Bedrückung in der Magengrube. Diejenigen, die an Sozialangst leiden, kennen eher Symptome wie Erröten, Schweißausbrüche (auch im Gesicht), Unsicherheit in der Stimme und zitternde Knie – Zeichen der Verlegenheit, im Angstzustand von anderen Menschen beobachtet zu werden.

So schlimm diese Symptome sein mögen, es gibt Strategien, die – wenn sie befolgt und zur lebenslangen Gewohnheit werden – eine enorme Entlastung bringen. Diese Strategien werden in den Kapiteln 3–6 beschrieben:

- Strategie 1: Was, wann, wo und wie viel? Ernährung und Reiz zufuhr
- Strategie 2: Lassen Sie sich von Ihrer Atmung helfen
- Strategie 3: Achtsamkeit mit verändertem Aufmerksamkeitsfokus
- Strategie 4: Entspannen Sie sich

Teil III (»Wie wir unser Angstbewusstsein in den Griff bekommen«) stellt Methoden vor, mit denen Sie kognitive oder mentale Symptome kontrollieren können. Viele Menschen mit generalisierter Angststörung befinden sich in einem Zustand hoher körperlicher Anspannung, die äußerst unangenehm ist und ihnen das Gefühl gibt, etwas sei grundlegend falsch (ihnen ist »mulmig zumute«). Sie glauben, wenn sie nur einen Grund dafür fänden, ließe sich das Problem lösen und die Angst beseitigen. Doch der größte Teil der ängstlichen Anspannung hat nichts mit realen Problem zu tun, die sich lösen ließen, und so wachsen die Besorgnisse, ohne dass es je zu einer Lösung kommt.

Menschen mit Angst neigen zur Überschätzung eines Gefühls oder Problems. Kleinste Dinge nehmen katastrophenhafte Ausmaße an. Ein weiteres sehr verstörendes mentales Symptom ist das zwanghafte Grübeln – das unaufhörliche Durchspielen der ständig gleichen Gedanken, ohne sie je loswerden zu können.

Viele Besorgnisse und angstgesteuerte Gedanken haben neurobiologische Ursachen. Ob die Spannung in psychischen oder neurobiologischen Ursachen wurzelt, es gibt Mittel und Wege, die Symptome chronischer Besorgtheit und Furcht zu reduzieren. Methoden des Mentaltrainings, die besonders geeignet sind, Schwarzmalerei, zwanghaftes Grübeln, Besorgtheit und Angst zu verringern, finden sich in den Kapiteln 7–10:

- Strategie 5: Schluss mit dem Katastrophendenken
- Strategie 6: Die Angstgedanken abstellen

- Strategie 7: Die Sorgen im Zaum halten
- Strategie 8: Verhaltensänderung durch umgesteuerte Selbstgespräche

Teil IV (»Die Veränderung des Angstverhaltens«) behandelt die dritte Symptomgruppe: das Verhalten. »Es ist so einfach! Wenn es dir Angst macht, lass es einfach bleiben.« So denken Menschen mit Angst oft über alltägliche Aufgaben, die ihnen Angst machen, wie z. B. Autofahren auf der Autobahn, sich in der Klasse melden, im Zentrum der Aufmerksamkeit stehen, indem man vor einer großen Gruppe redet oder sich in einem Restaurant über den schlechten Service beschwert. Doch diese Art des Vermeidungsverhaltens gewinnt schleichend die Oberhand in ihrem Leben. Menschen mit Sozialangst werden, beispielsweise indem sie Begegnungen mit anderen Menschen meiden, immer befangener und gehemmter. Ihre Befangenheit nimmt zu, und sie passen ihr Verhalten immer weiter an. Nach einiger Zeit wird die Liste der Aktivitäten, die sie vermeiden, so groß, dass ihr Sozialleben, ihr Berufsleben und sogar ihre persönliche Freiheit eingeschränkt sind – zuweilen sind sie dann nicht mehr in der Lage, ins Lebensmittelgeschäft zu gehen oder einen Spaziergang im Park zu machen.

Eine weitere Art des Angstverhaltens ist die extrem hohe Bewusstseins- und Körperaktivität von Personen, die Angstzustände vermeiden wollen. Solche Menschen sind oft Workaholics und Perfektionisten. Sie bringen vielleicht einiges zuwege und machen ihre Sache gut, aber die Überaktivität hat ihren Preis. Erschöpfung und Depression sind vorhersagbare Ergebnisse des Zu-viel-Aktivität-Syndroms.

Kapitel 11 und 12 beschreiben Strategien, wie sich Verhaltenssymptome der Angst kontrollieren lassen:
- Strategie 9: Das Zu-viel-Aktivität-Syndrom kontrollieren
- Strategie 10: Einen Plan entwickeln und umsetzen

Diese 10 Strategien, gruppiert nach körperlichen, mentalen und verhaltensbezogenen Angstsymptomen, bieten unterschiedliche Methoden, um das erwünschte Ziel zu erreichen, sodass sie höchst effektiv individuellen Fällen angepasst werden können. Alle Fallbeispiele in diesem Buch haben einen authentischen Hintergrund und sind aus realen Fällen zusammengesetzt. Namen und Begleitumstände wurden jedoch geändert, um die Identitäten meiner Klienten und anderer Personen zu schützen. Die Beispiele zeigen die Effektivität der Techniken und die individuellen Methoden, mit denen unterschiedliche Menschen sie anwenden können. Zwar werden die meisten Leserinnen und Leser von allen Strategien profitieren wollen, aber Sie sollten mit den Techniken anfangen, die den schlimmsten Aspekt Ihrer Symptome betreffen, und von dort aus weitere Schritte tun. Es gibt keine richtige Reihenfolge, in der man die 10 besten Strategien gegen Angst und Panik erlernen kann. Wählen Sie die Strategie und Methode aus, die für Sie am besten funktioniert.

TEIL I

UNSER GEHIRN VERSTEHEN

SIE KÖNNEN IHRE ANGST effektiv in den Griff bekommen, ohne etwas über Ihr Gehirn zu wissen. Die 10 Techniken, die wir in diesem Buch beschreiben, funktionieren zwar, aber ihre Effektivität hängt nicht davon ab, dass Sie wissen, *warum* sie funktionieren. Gleichwohl kann eine Kenntnis der neurobiologischen Vorgänge, auf denen ihr Funktionieren beruht, von Vorteil sein und das Ergebnis günstig beeinflussen. Es fällt leichter, die Anstrengung des Angstmanagements auf uns zu nehmen, wenn wir wissen, dass wir jedes Mal, wenn wir unsere Symptome kontrollieren, unser eigenes Gehirn verändern. Man gewinnt automatisch ein gewisses Maß an Kontrolle über die Angst, wenn man sich selbst sagt: »Das hier macht mein Gehirn. Das bin nicht *ich*, und ich kann es kontrollieren.« Kapitel 1 vermittelt Ihnen die neurowissenschaftlichen Grundlagen, sodass Sie verstehen können, warum die 10 Strategien zum Erfolg führen.

MEDIKAMENTE KONTROLLIEREN DAS GEHIRN, BRINGEN IHM ABER KEINE TECHNIK BEI

Es ist wichtig, zu wissen, was Medikamente gegen Angst tun und wie sie funktionieren. Nur wenn wir wissen, welche positiven Effekte und welche Grenzen mit der medikamentösen Therapie verbunden sind, lässt sich eine wirklich fundierte Entscheidung treffen, ob wir Medikamente zum Angstmanagement einsetzen wollen oder nicht. In der Regel machen sich die Betroffenen nicht klar, dass die Einnahme von Tabletten gegen Angstsymptome allein ihnen nicht hilft, zu lernen, wie sie diese Symptome *ohne* Tabletten kontrollieren oder aus der Welt schaffen können. Viele entwickeln nie das Werkzeug zur Beherrschung der Angst, die aller Wahrscheinlichkeit nach immer dann wieder auftaucht, wenn sie übermäßigem Druck ausgesetzt sind oder ihr Leben tief greifenden Veränderungen unterworfen ist. Wenn sie Medikamente verschrieben bekommen, müsste ihnen gesagt werden, dass in vielen Fällen die richtigen Techniken bereits im Zeitraum weniger Wochen zu einer erheblichen Verbesserung der Angstsituation führen – etwa in dem gleichen Zeitraum, den auch manche Angstmedikamente brauchen, um zu wirken. Am besten ist es, wenn ein Therapeut und ein Arzt mit einem Patienten zusammenarbeiten und eine anfängliche Medikation mit Strategien verknüpfen, die es Betroffenen erlaubt, ein effektives Angstmanagement aufrechtzuerhalten, auch nachdem das Medikament abgesetzt wurde.

EINS

WIE DAS GEHIRN ANGST ERZEUGT

Sie müssen kein Experte in der Neurochemie werden, um zu verstehen, wie Ihr Gehirn Sie mit Angst erfüllt und warum die 10 besten Strategien zur Angstbeherrschung funktionieren. Wie ich schon sagte, funktionieren sie auch ohne das Wissen darüber, warum sie funktionieren, aber ich glaube, dass sie effektiver einzusetzen sind, wenn Sie verstehen, wie die Anwendung dieser Strategien Ihr Gehirn verändert, sodass Sie mit weniger Angst freier leben können.

NEURONEN, NEUROTRANSMITTER UND DIE KOMMUNIKATION IN UNSEREM GEHIRN

Unser Gehirn ist ein kompliziertes Netzwerk von Gehirnzellen, die man *Neuronen* nennt. Sie haben Milliarden von Neuronen, und jede von ihnen kann sich mit 10.000 anderen Neuronen verbinden. Die Möglichkeiten, miteinander zu kommunizieren, sind für solche

Zellen praktisch unendlich. Über die Funktionsweise des Gehirns gibt es mehr zu verstehen, als wir in einer Lebenszeit erforschen können. Aber wir wissen heute immerhin schon so viel, dass jede Funktion in unserem Körper, jeder unserer Gedanken, jedes unserer Gefühle das Ergebnis unserer Gehirnaktivität ist. Wenn unser Gehirn tot ist, dann können auch gesunde Organe nichts mehr bewirken. Und ebenso, wie wir uns schlecht fühlen, wenn ein Organ in unserem Körper nicht richtig funktioniert, können unsere Gedanken und Emotionen in Bedrängnis geraten, wenn nicht jeder Teil unseres Gehirns gut funktioniert.

Neurowissenschaftler haben in den letzten Jahren so viel über das menschliche Gehirn herausgefunden, dass wir heute in der Lage sind zu beschreiben, in welcher Weise manche Teile des Gehirns zu Angstgefühlen beitragen. Das hat durchaus zu Veränderungen in der Angsttherapie geführt. Zwar haben viele der Techniken, die Therapeuten seit Jahren anwenden, nichts an ihrer Effektivität verloren, aber heute wissen wir, *warum* diese Techniken so gut funktionieren, und wir wissen genauer, wann und wie wir sie zum Wohl des Patienten einsetzen müssen. Und wir wissen heute auch, wie Betroffene zumindest eine Linderung ihrer Angstsymptome erreichen können, bevor sie ihre Psychotherapie abgeschlossen haben. Vergessen Sie nicht: Sie können Ihr Gehirn *einsetzen*, um Ihr Gehirn zu *verändern*. *Use your brain to change your brain.*

Die 10 besten Strategien zur Angstbewältigung sind konzipiert, um die häufigsten Angstprobleme zu verringern oder zu beseitigen: Panikattacken, zwanghafte Besorgnis und Sozialängste. Sie basieren auf unserem Wissen, wie diese Symptome durch Störungen im Gehirn verursacht werden.

Wie kommuniziert unser Gehirn?

Alle 10 Milliarden Neuronen müssen miteinander kommunizieren, um Gedanken, Verhaltensweisen und Emotionen auszulösen (die vielen anderen Aufgaben wollen wir hier unberücksichtigt lassen). Wie aber gelingt ihnen das? Neuronen kommunizieren, indem sie Boten im Spalt zwischen den Zellen – *Synapse* genannt – hin- und hersenden. Diese Boten im Gehirn nennt man *Neurotransmitter*. Unterschiedliche Botschaften werden von unterschiedlichen Neurotransmittern transportiert. Ich will Letztere kurz beschreiben.

Jede Botschaft muss empfangen werden. Wie eine Botschaft interpretiert wird und wie sie die Gehirnfunktion beeinflusst, hängt davon ab, wo im Gehirn die Botschaft empfangen wird. Die Bedeutung einer Botschaft, die gesendet wurde, wird davon bestimmt, wer sie empfängt. Nehmen wir zum Beispiel an, Sie senden eine E-Mail, in der Sie Ihre Zuneigung zu einer Mitarbeiterin (oder einem Mitarbeiter) äußern. Wenn diese Botschaft die Person Ihrer Zuneigung erreicht, wird sie vielleicht gern empfangen und Glücksgefühle auslösen – was aber, wenn Sie die Botschaft versehentlich an die Person senden, von der Sie sich gerade getrennt haben? Die gleiche Nachricht in der falschen Mailbox wird der Person, die verlassen wurde, ganz andere Gefühle bescheren. Und was, wenn der Chef die gleiche Nachricht erhält und zu überlegen beginnt, was Sie eigentlich in Ihrer Arbeitszeit anstellen? Gleiche Botschaft, anderes Resultat, je nach Empfänger.

Das in etwa geschieht mit Neurotransmittern. Nehmen wir zum Beispiel Dopamin. Dopamin ist ein Neurotransmitter, der in einem Teil unseres Gehirns als »Ich freue mich« empfangen wird. (Und nicht nur ein bisschen gute Laune, sondern ein richtig pralles Glücksgefühl!) Wenn es jedoch in dem denkenden Teil des Gehirns empfangen wird, erhöht es die Aufmerksamkeit und Konzentration. In einem noch anderen Teil des Gehirns hilft Dopamin, motorische Funktionen zu stabilisieren. Menschen, die an Parkinson erkrankt

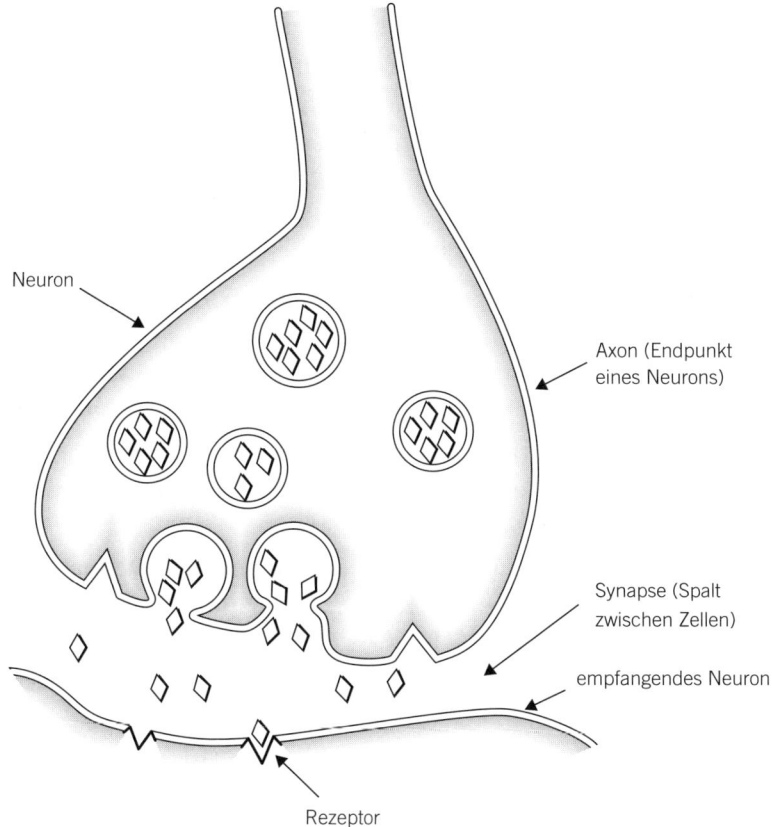

Abb. 1: *Neurotransmitter (als Rauten dargestellt) werden von einem Neuron in die Synapse ausgeschüttet und von einem anderen Neuron empfangen.*

sind, verlieren Dopamin. Wir sehen also, dass Dopamin unterschiedliche Resultate zeigt, je nachdem wo es im Gehirn empfangen wird.

Wenn wir Dopamin im Zusammenhang mit Angst betrachten, dann interessiert uns vor allem die erste Funktion – Freude –, weil die Freude Menschen motiviert, Angst zu überwinden. Wenn Sie erfahren wollen, wie Sie Ihre Reaktion gegenüber angsterregenden

Situationen herabmindern können, dann interessiert Sie wahrscheinlich, wie Dopamin dazu beiträgt, Ihre Angst zu überwinden. Und wenn Sie wissen wollen, wie Sie Ihre Reaktionen in angsterregenden Situationen in den Griff bekommen können, wollen Sie vielleicht außerdem wissen, wie Dopamin Sie in ängstlichen Situationen besonders aufmerksam macht. Bestimmte Therapiemethoden helfen Ihnen, die Ängstlichkeit in Situationen zu verlernen, indem Sie selber entscheiden, wem oder was Sie Ihre Aufmerksamkeit zuwenden.

Um Botschaften von einem Neuron zu einem anderen zu senden, muss es zunächst einmal genug Neurotransmitter geben, die die Botschaft transportieren. Manche Menschen, die unter Angst leiden, nehmen Medikamente, weil sie die Zahl der Neurotransmitter, die die Nachricht übermitteln, erhöhen.

Es ist auch möglich, dass es Probleme mit der Übermittlung gibt. Vielleicht sind genug Neurotransmitter vorhanden, um die Nachricht zu übermitteln, aber sie können nicht vom einen Neuron zum anderen gelangen. Ein Neurotransmitter mit dem Namen Serotonin wird an den verschiedensten Orten empfangen, und wenn er aus irgendeinem Grund nicht durchkommt, ist Besorgnis oder Unruhe das Ergebnis. Eine der Stellen in unserem Gehirn, an der Serotonin benötigt wird, ist für das »Umschalten« in unserem Denken zuständig. Wenn man immer um ein und denselben Gedanken kreist – immer wieder und geradezu zwanghaft –, dann wird man besorgt. Man kann seine eigene Entscheidungsfähigkeit einsetzen, um die Besorgnis außer Kraft zu setzen und so die Besorgnisse gezielt beherrschen (wie ich später in den Strategien zum Umgang mit Sorgen beschreiben werde). Das ist ein Versuch, die Wirkung der Tatsache zu kompensieren, dass Serotonin nicht dorthin kommt, wo es gebraucht wird. Natürlich werde ich auch erklären, wie wir sicherstellen können, dass Serotonin die besten Chancen hat, durchzukommen, sodass Besorgnisse von vornherein ein geringeres Problem darstellen.

Oder aber es können *zu viele* Botschaften gesendet werden. Exzessive Mengen von Neurotransmittern können dafür sorgen, dass Sie aus einer Mücke einen Elefanten machen. Ein relativ nichtiges Ereignis wird sich WIE EINE GROSSE SACHE ANFÜHLEN, aber das liegt nur daran, dass die Ausschüttung von Neurotransmittern so gewaltig ist. So etwas geschieht Personen, die zu viele Stressreaktions-Neurotransmitter haben. Der Spruch mit der Mücke und dem Elefanten ist genau das, was Ihr Gehirn tut – zu viele Botschaften auszusenden, die »Achtung, großer Stress!« kommunizieren. Ihr Gehirn und Ihr Körper werden bei großem Stress überreagieren, weil die zusätzlichen Neurotransmitter der Situation eine hohe Dringlichkeit verleihen. Bewusste Techniken, die dazu führen, dass Sie sich zielgerichtet wieder beruhigen, helfen bei dieser Art von Problem.

Der Empfang von Botschaften

Selbst wenn Zahl und Übertragung von Neurotransmittern in Ordnung sind, kann immer noch Angst entstehen, wenn es auf der Empfangsseite Probleme mit der Botschaft gibt. Neuronen können zum Beispiel in ihrer Funktion, Botschaften aufzunehmen, behindert sein. Wenn das der Fall ist, werden Neurotransmitter möglicherweise nicht empfangen, und die Botschaft (z. B. sich zu beruhigen oder sich wohlzufühlen) kommt nicht an. Insbesondere ein Neurotransmitter namens GABA ist dafür verantwortlich, Prozesse im Gehirn zu verlangsamen, sodass Hirnzellen aufhören, ständig neue Botschaften abzufeuern. Die Kommunikationsnetzwerke müssen freigeräumt werden, um neue Botschaften senden zu können. Wenn also GABA nicht gut empfangen wird, können Sie schließlich Angst oder sogar Panik empfinden, je nachdem in welchem Hirnbereich GABA arbeitet (oder aber nicht arbeitet).

Sie wissen, dass es in der Luft Radiowellen und Handysignale gibt, aber Sie müssen Ihren Apparat anschalten, um mit den ausgesendeten Signalen etwas anfangen zu können. Wenn das Signal einmal empfangen ist, muss Ihr Apparat die Information interpretieren und an Sie weitersenden. An diesem Punkt kommt die Hirnfunktion ins Spiel. Unterschiedliche Bereiche des Gehirns empfangen, senden, interpretieren die empfangenen Signale und kreieren Antworten bzw. Reaktionen. Die Hirnbereiche, die diese Funktionen haben, spielen für die Entstehung von Angst eine entscheidende Rolle – sie empfangen und verstärken die Informationen, sie koordinieren und interpretieren die Signale und helfen so, ein kohärentes Bild der Information für die Hirnbereiche zu schaffen, die neue Reaktionen auslösen, wenn die Information empfangen wird. Unterschiedliche Hirnbereiche haben unterschiedliche Funktionen, doch wie bei einem Handyanruf bedarf es des Apparats, der das Signal empfängt, interpretiert und umgekehrt dann zurückübermittelt, was Sie sagen – ebenso müssen alle Bereiche Ihres Gehirns gut funktionieren, um Botschaften klar empfangen und aussenden zu können.

Für ein gesundes Funktionieren ist Gleichgewicht notwendig

Bevor ich einzelne Neurotransmitter vorstelle und ihre Rolle bei der Entstehung von Angstsymptomen beschreibe, sollten wir uns kurz Zeit nehmen und überlegen, inwiefern das Gehirn in allen Bereichen einen Gleichgewichtszustand anstrebt. Sie wissen bereits, dass Ihr Gehirn sorgfältig überprüft, was in Ihrem Körper vorgeht, und versucht, Ihren ganzen Körper in einem Gleichgewichtszustand zu halten. Denken Sie einmal darüber nach, was geschieht, wenn Sie Sport treiben. Sie erhöhen den Bedarf an Sauerstoff, und wenn der Sauerstoff knapp wird, nehmen Ihre Atmung und Ihre Herzschlagfrequenz zu. Sie können sich dafür entscheiden, Ihre Atmung bewusst und direkt selbst zu steuern, wenn Sie etwa Gewichte heben, Yoga oder eine Kampfsportart machen. Aber auch, wenn Sie nicht bewusst daran denken, wird Ihr Gehirn dafür sorgen, dass die richtige Sauerstoffbalance entsteht, indem es Ihren Körper und Ihren Herzschlag veranlasst, schneller zu atmen bzw. die Frequenz zu erhöhen.

Ebenso wacht Ihr Gehirn darüber, dass unter den Neurotransmittern ein Gleichgewicht herrscht. Wenn ein Ungleichgewicht entsteht, setzt das Gehirn Aktivitäten in Gang, um das Gleichgewicht zurückzugewinnen. Am besten funktioniert das, wenn die Mengenniveaus der Neurotransmitter kaum divergieren. Sauerstoffknappheit macht sich durch schnelleres Atmen bemerkbar. Genauso kommt es auch bei einem Überschuss oder Mangel von Neurotransmittern zu Symptomen, und welche Art von Symptomen Sie erleiden, hängt davon ab, welcher Neurotransmitter in welchem Bereich Ihres Gehirns Schwierigkeiten hat. Ungenügende oder übermäßige Mengen von Neurotransmittern zeigen sich als Stimmungsschwankungen, als Änderung im Verhalten oder Denken. Die Strategien, die wir in diesem Buch vorstellen, können dabei helfen, dass sich das Gehirn selbst wieder ins Gleichgewicht bringt. Wenn Ihr Gehirn kein Gleichgewicht herstellen kann, weil Sie krank sind, sich nicht richtig ernähren, nicht genug Schlaf bekommen oder eine andere körperliche Störung haben, dann werden Sie wahrscheinlich auch Veränderungen in Ihrer Ernährung oder Ihrem Schlafverhalten vornehmen oder Hilfe bei einem Arzt suchen müssen.

Die spezifischen Neurotransmitter und ihre Funktionen

Die Neurotransmitter, die bei Angstzuständen die größte Rolle spielen, sind:
- Glutamat
- GABA (oder Gamma-Aminobuttersäure, kurz für engl. gamma aminobutyric acid)

- Serotonin
- Norepinephrin (auch Noradrenalin genannt)
- Dopamin

Die Funktion der einzelnen Neurotransmitter bei der Verursachung von Angst ist kurz gesagt Folgende:

Glutamat: Stellen Sie sich Glutamat als »Ampel-grün«-Signal vor. Glutamat gibt den Neuronen das Signal, zu feuern, ihre Neurotransmitter auszusenden. Es wird im gesamten Gehirn verteilt, weil alle Neuronen Signale zur Anregung ihrer Aktivität (zum Feuern) brauchen.

GABA: Jedes »Grün«-Signal braucht ein »Rot«-Signal. GABA ist das Stoppsignal. Es verlangsamt und stoppt die feuernden Neuronen. GABA findet sich ebenfalls im gesamten Gehirn. Wenn GABA die neuronalen Prozesse nicht effektiv verlangsamt und anhält oder wenn GABA und Glutamat sich nicht im Gleichgewicht befinden und der Glutamatanteil zu hoch ist, kommt es zu starker Aufgeregtheit, die häufig ein Vorstadium der Angst ist.

Serotonin: Serotonin-Neurotransmitter sind in geringeren Mengen unterwegs als GABA und Glutamat, aber sie haben eine mächtige Wirkung. Wir brauchen Serotonin, um unsere Stimmung zu regulieren, sodass wir nicht zu negativ sind, einen gesunden Appetit und stabile Schlafgewohnheiten haben, unsere Impulse kontrollieren und unsere Schmerzwahrnehmung modulieren. Bei so vielen Funktionen liegt es auf der Hand, dass bei einem Ungleichgewicht im Serotoninhaushalt eine Reihe unterschiedlicher Probleme auftreten kann. Die Art der Probleme hängt davon ab, wie schwer die Störung des Serotoningleichgewichts ist und welcher Hirnbereich unterversorgt ist. Weiter hinten in Kapitel 1, wenn ich die Hirnbereiche beschreibe, die bei Angst eine Rolle spielen, gehe ich auch auf die Probleme ein, die jeder Neurotransmitter in diesen Hirnbereichen auslösen kann.

Norepinephrin: Wenn Ihr Gehirn einen Aktivationsmotor hätte, dann wäre das Norepinephrin. Norepinephrin macht munter und hält Ihren Körper in Schwung. Es ist zum Beispiel wichtig, den Blutdruck im Gleichgewicht zu halten. Wenn Sie schnell Energie brauchen, um eine Stresssituation zu meistern – wenn Sie etwa plötzlich Angst haben, den Bus zu verpassen –, hilft Ihnen Norepinephrin mit neuer Energiezufuhr. Wenn Sie zu viel Norepinephrin haben (und dafür gibt es viele Ursachen), fühlen Sie sich nervös, aufgedreht, »kribbelig« oder insgesamt überspannt.

Dopamin: Wie in meinem früheren Beispiel hängt die Wirkung von Dopamin stark davon ab, in welchem Hirnbereich es empfangen wird. In einem Bereich Ihres Gehirns kann Dopamin die Botschaft »mmmmmmm gut« senden, somit ist es für Glücksgefühle zuständig. Wenn es hingegen in dem denkenden Bereich Ihres Gehirns empfangen wird, hilft es Ihnen bei der Konzentration und Aufmerksamkeit. Glücksempfindungen motivieren einen, das zu tun, was sich gut angefühlt hat – daher ist Dopamin im Umgang mit der Angst sehr wichtig. Motiviert zu sein, um die eigenen Ziele zu erreichen, hilft Ihnen, sich mit Ihren Ängsten auseinanderzusetzen, um sie überwinden zu können. Aufmerksamkeit ist ebenfalls wichtig, weil sie entweder Angst auslöst, indem sie Sie veranlasst, sich auf negative oder Furcht einflößende Dinge zu konzentrieren, oder sie kann Ihnen helfen, die Angst abzustellen, indem sie Ihnen ermöglicht, sich auf positive oder wohltuende Dinge zu konzentrieren.

DIE STRUKTUREN DES GEHIRNS UND DER ANGST

Die Neurotransmitter, die Botschafter im Gehirn, werden in unterschiedlichen Bereichen des Gehirns empfangen. In welchem Teil das jeweils stattfindet, ist von Bedeutung für die Botschaft selbst.

Unser Gehirn hat viele verschiedene Strukturen, und manche davon arbeiten in Systemen zusammen, um eine Aufgabe zu lösen. Auch können unterschiedliche Systeme zusammenarbeiten. Um es zu vereinfachen und nur darauf zu schauen, wie Ihr Gehirn an der Entstehung von Angst beteiligt ist, möchte ich die Teile dieser Systeme vorstellen:

- Das *Nervensystem* besteht aus Nerven, die unsere Organe funktionstüchtig und aktiv erhalten, sowie aus Nerven, die die Aktivität in unseren Organen mindern.
- Das *Stressreaktionssystem* sorgt dafür, dass Hormone wie Adrenalin ausgeschüttet werden.
- Das *limbische System* ist das Zentrum unserer Emotionen und Erinnerungen.
- Die *Basalganglien* koordinieren Motivation und Bewegungsabläufe.
- Der *Kortex* ist für Sprache, Denken, Entscheidungen zuständig – im Wesentlichen für alle bewussten Aspekte unseres Gehirns.

Das Nervensystem

Das Nervensystem besteht aus allen Nerven, die durch den Körper laufen und das Rückenmark mit dem Gehirn verbinden. Nerven teilen unseren Muskeln mit, wann sie sich bewegen sollen, und sie übermitteln Signale an unser Gehirn, wie unser Körper funktioniert. Nerven übermitteln Informationen an die Organe und von den Organen in unserem Körper. Das Nervensystem hat drei große Aktivitätsbereiche, die in Zusammenhang mit Angst stehen:

Das periphere Nervensystem (PNS): Das PNS übermittelt Informationen an die Haut und von der Haut. Wenn wir also erröten, wie es schüchterne Menschen oft tun, handelt es sich um die Aktivität dieses Systems.

Das sympathische Nervensystem (SNS): Dieses System teilt unseren Körperorganen mit, tätig zu werden und auf Situationen, die Aktivität erfordern, zu reagieren. Wenn man eine steile Treppe hinaufsteigt, wird das SNS eine bestimmte zusätzliche Herzaktivität und Atemfrequenz fordern, die den Muskeln mehr Sauerstoff zuführt, während sie sich anstrengen. Wenn man glaubt, man werde das Opfer eines Diebstahls auf offener Straße, wird das SNS die Herzschlag- und Atemfrequenz sofort auf eine Kampf- oder Fluchtsituation vorbereiten.

Das parasympathische Nervensystem (PSNS): Dieser Teil des Nervensystems ist für die Beruhigung im Körper zuständig. Es wird aktiv, wenn Sie ruhiger werden müssen. Man kann das sympathische Nervensystem aktivieren, indem man sich entschließt, schneller zu atmen, und man kann das parasympathische Nervensystem aktivieren, indem man sich entschließt, langsamer und tiefer zu atmen. Wenn es um Angst und deren Kontrolle geht, ist es wichtig, zu verstehen, dass das Nervensystem *automatisch* und ohne unsere Kontrolle agiert, dass man aber gleichwohl zielgerichtet eingreifen kann. Meistens geht es darum, dass wir uns beruhigen wollen. So zielen die Techniken zum Angstmanagement darauf ab, das parasympathische System zur Beruhigung zu animieren, indem man sich auf Selbstbeschwichtigung konzentriert: durch Atmen, Entspannung und Gedankensteuerung.

Das Stressreaktionssystem

Damit unser Körper die Energie hat, die er braucht, wenn das sympathische Nervensystem (SNS) die Körperorgane ankurbelt, brauchen wir die chemische Unterstützung durch Hormone. Unser Hypothalamus, den ich im nächsten Abschnitt beschreiben werde, sendet eine Botschaft an unsere Nebennieren, Adrenalin und

Cortisol auszuschütten, zwei der Hormone, die man in Stresssituationen braucht. Diese Hormone wandern mit der Blutzirkulation und mobilisieren unseren Körper, Treibstoffvorräte (Glukose und Fett) zur Verfügung zu stellen. Diese werden zur Energieverbrennung gebraucht, wenn unsere Muskeln harte Arbeit leisten. Das ist die Stressreaktion: ein System zur Energiegewinnung, wenn man sie braucht. Es kann für unterschiedliche Zeitspannen funktionieren, von kurzen und unbedeutenden kleinen Energieschüben über kurze, kraftvolle Energieausbrüche bis hin zu lange anhaltenden und ausgedehnten Stressreaktionen, wenn man zum Beispiel unter dem Druck schwieriger Emotionen oder Erwartungen steht. Ob Sie neben einem kranken Kind in der Notaufnahme im Krankenhaus sitzen oder am dritten Tag hintereinander sechzehn Arbeitsstunden im Büro verbringen, um einen wichtigen Termin einzuhalten, Ihre Stressreaktion sorgt dafür, dass Sie die benötigte Energiezufuhr erhalten. Es leuchtet Ihnen aber sicher ein, dass eine Stressreaktion nicht fortwährend ohne Pause funktionieren kann. Eine unablässige Stressbelastung kann große Angst hervorrufen.

Das limbische System

Die emotionale Arbeit des Gehirns findet in Hirnbereichen statt, die zusammen das limbische System genannt werden. Der Begriff »limbisch« stammt von dem lateinischen *limbus*, was so viel wie Rand, Saum, Umgrenzung heißt und sich auf den Ort im Zentrum des Gehirns bezieht, wo diese verschiedenen Strukturen angesiedelt sind. Sie arbeiten zusammen, um Emotionen und Erinnerungen zu schaffen. Die Teile des limbischen Systems sind:
- Thalamus
- Hypothalamus
- Hippocampus
- Amygdala

Jeder Teil oder jede Struktur im limbischen System spielt eine bestimmte Rolle bei der Auslösung emotionaler Reaktionen, und jeder Teil ist mit anderen Teilen des Gehirns und der Nervensysteme verbunden, sodass das System funktioniert, ohne dass man darüber nachdenken muss. Wenn Sie zum Beispiel mit einer unmittelbaren Gefahr konfrontiert werden – sagen wir, Ihr Kind reißt sich von Ihnen los und rennt auf eine viel befahrene Straße –, dann wollen Sie keine Zeit damit verschwenden, darüber nachzudenken, ob Sie in diesem Augenblick Energiezufuhr brauchen. Ihr Körper führt sie Ihnen ohne intentionales Denken zu. (Ich werde die Beziehung zwischen Denken und Fühlen an vielen Stellen in diesem Buch erörtern.) Wie diese Teile des limbischen Systems funktionieren, ist von größter Bedeutung, wenn wir verstehen wollen, wie uns unser Gehirn Angstgefühle einflößt, auch wenn wir es nicht wollen.

Thalamus: Der Thalamus hat viele wichtige Funktionen, doch die wichtigste davon sind die Aufnahme von Informationen aus der Außenwelt durch die Sinne und die Weiterleitung dieser Informationen an die richtigen Stellen. Man könnte ihn als Torwart für die sinnlichen Informationen aus der Lebensumwelt bezeichnen. Das heißt, er erhält Informationen und gibt sie weiter an einen anderen Teil des Gehirns, damit rasch gehandelt werden kann. Der »Ball«, die sinnliche Information, die zu Ihrem Thalamus geflogen kommt, wird an die Amygdala weitergegeben, um sofort eine neue Aktion einzuleiten. Zu den vielen Aufgaben, die der Thalamus zu erledigen hat, gehört es, diese Information auch an unsere bewusst denkende Hirnregion, den Kortex, weiterzuleiten.

Hypothalamus: Der Hypothalamus ist wie ein Torwart in Ihrem Inneren, er fängt die Nachrichten aus Ihrer inneren Lebenswelt auf. Er empfängt Signale von den Körperorganen und sendet sie zugleich an diese. Der Hypothalamus ist direkt verantwortlich für die Auslösung Ihrer Stressreaktion, indem er den »Ball« der Information, in einer Stresssituation zu sein, vom Tor abschlägt. Er gibt diese Information an Ihre Nebennieren weiter, damit das von dort stammende Adrenalin sich mit ihr auf den Weg macht und Sie die Energie bekommen, die Sie brauchen. Der Hypothalamus kann zu viele Neuronen haben, die auf Stress reagieren, sodass sie eine Flut von Stressreaktionen anfordern. Das ist eine der Möglichkeiten, weshalb sich für angstbesetzte Menschen Kleinigkeiten sehr groß anfühlen und zu einer emotionalen und körperlichen Überreaktion angesichts normaler, nicht sonderlich stressiger Situationen führen können. Wenn Sie die Dinge auf eine solche Weise wahrnehmen, brauchen Sie wahrscheinlich etwas, das Sie davon überzeugt, dass die Kleinigkeiten wirklich klein sind. Aber wenn Sie einmal davon überzeugt sind, können Sie die Verminderung Ihrer Stressreaktion selbst in die Hand nehmen, indem Sie zu Ihrem Hypothalamus sprechen und ihn mit körperlich beruhigenden Botschaften – wie ruhigem Atmen – versorgen.

Hippocampus: Der Hippocampus ist der Teil des limbischen Systems, der Tatsachen für Sie registriert. Er zeichnet die Details, Daten, Fakten auf und sendet sie zu Ihrem Kortex, der darüber nachdenkt. Wenn Sie sich an kurz oder lang zurückliegende Ereignisse erinnern wollen, die sich aus den vom Hippocampus gemerkten Details zusammensetzen, werden andere Teile des Gehirns aktiviert, um diese Erinnerungen bewusst werden zu lassen.

Amygdala: Die Amygdala ist ein Hauptakteur bei der Entwicklung Ihrer Angst. Sie erinnert manchmal an die Gallier bei Asterix und Obelix, die Angst davor haben, dass ihnen der Himmel auf den Kopf fällt. Das ist keine präzis fassbare Information. Sie ist nur emotional. Die Amygdala ist ein Wichtigkeitsmesser, sie registriert nur die Tonlage und die Intensität und benachrichtigt umgehend das Gehirn, wenn es sich auf Probleme vorbereiten muss. Die Amygdala kann an den Hypothalamus das Alarmsignal geben, die Stressreaktion auszulösen, und sie kann die unmittelbare Ausschüttung von Norepinephrin (der Neurotransmitter, der einen »unter Strom setzt«) veranlassen, sodass man sich auf Kampf oder Flucht vorbereitet. Die ganze Erregung findet statt, lange bevor der Kortex sich ein zusammenhängendes Bild macht, sodass man darüber nachdenken kann, wie ernst die Situation tatsächlich ist. Die Amygdala registriert *alle* Emotionen, nicht nur die negativen, aber sie beachtet bevorzugt die mit Bedrohung und Angst verbundenen Emotionen. Die Amygdala ist eine Art Rauchmelder für unseren Körper und unser Gehirn. Ein Rauchmelder reagiert nicht auf den angenehmen Duft des Brotbackens, aber wenn das Brot zu kokeln beginnt, löst er Alarm aus. Man muss nicht besonders achtsam sein, um Freude zu erkennen, wenn man in dieser Welt überleben will. Kündigen sich dagegen Schwierigkeiten an, zum Beispiel wenn jemand wütend oder aggressiv wirkt, sollte man sie sofort erkennen, wenn man überleben will. Wenn die Amygdala einmal gelernt hat, was gefährlich ist, versucht sie uns vor all dem zu beschützen, was uns Angst einjagt. Auf diese Weise lösen Reize oder Impulse Angst oder Panik aus. Amygdala und Hippocampus wirken zusammen, um Gefahren zu identifizieren.

Die Basalganglien (BG)

Eine Ganglie ist eine konzentrierte Gruppe von Neuronen. Die Basalganglien (BG) sind mehrere Ganglien, die zusammenwirken. Ihre Funktion ist es, Motivation und Energie zu erzeugen, um eine Aufgabe erledigen zu können sowie körperliche Bewegung mit Emotionen zu koordinieren. Die Basalganglien befinden sich unterhalb des Kortex, also der Gehirnrinde, in der unser Denken stattfindet, und oberhalb der limbischen Region. Ein Teil der Basalganglien, der Nucleus accumbens, ist darauf spezialisiert, Freude zu interpretieren, wenn er den Botenstoff Dopamin empfängt. Wenn Sie etwas tun, das Dopamin stimuliert und in diesen Teil des Gehirns gelangen lässt, fühlen Sie sich gut. Daraufhin werden Sie wiederholen wollen, was immer Ihnen dieses Wohlgefühl beschert hat. Aus diesem Grunde haben die Basalganglien einen wesentlichen Einfluss auf Motivation und Energie.

Ein Mensch mit guter Dopaminversorgung in den Basalganglien wird sich motiviert und energiegeladen fühlen, doch wenn der hemmende Neurotransmitter GABA nicht effektiv wirkt, kann der Energielevel zu hoch sein und Spannungszustände erzeugen. Aus dem gleichen Grund kann eine Überaktivität in den Neuronen der Basalganglien grundlos und wie aus heiterem Himmel zu Panikattacken führen. Eine geringe Menge der BG-Energie ist gut, eine größere Menge erfüllt Sie mit Antrieb, aber auch mit innerer Spannung, und zu viel kann in Panik umschlagen.

Der Kortex

Die Strukturen des limbischen Systems arbeiten zusammen, um Botschaften an den Kortex – die denkende Region des Gehirns – zu senden. Kortex bedeutet »Rinde« oder »Hülle«, und beim Menschen ist diese Hülle des Großhirns sehr dick. Ein so dicker Kortex ist nötig, um soziale Informationen verarbeiten zu können. Unsere Fähigkeit, über Denken und Emotionen reflektieren zu können, ist nur durch den Kortex möglich. Um Angst zu verstehen, ist es hilfreich, sich die Aktivität in den folgenden drei Regionen des Kortex anzusehen:
- Der *anteriore Gyrus cinguli* (Anterior Cingulate Gyrus, ACG) ist der Filter und Verstärker von Informationen.
- Der *orbitofrontale Kortex* (OFK) ist der Ort des aktiven Erinnerns.
- Der *präfrontale Kortex* (PFK) ist der »Chef«, der alle Informationen sammelt, analysiert und über eine Reaktion entscheidet.

Viele Informationen unserer Sinne und unserer Körperorgane werden vom präfrontalen Kortex aufgenommen und analysiert. Um effizient verwertet werden zu können, müssen die Informationen geordnet werden, sodass die Antworten des Kortex an das emotionale Gehirn rasch und reibungslos zurückübermittelt werden können.

WIE DAS GEHIRN ANGST ERZEUGT

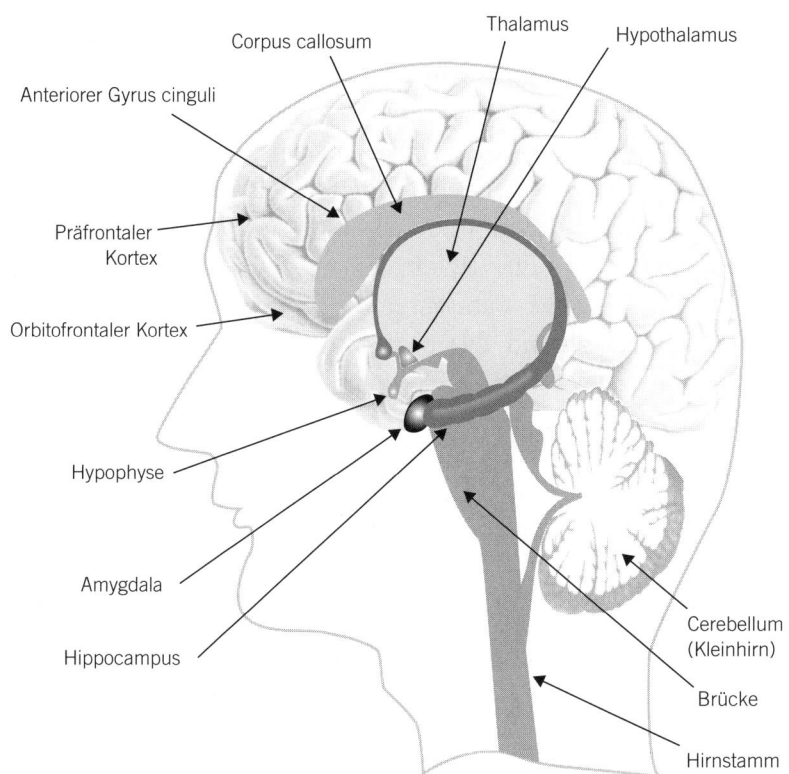

Abb. 2: *Seitenansicht des menschlichen Gehirns*

Der anteriore Gyrus cinguli (ACG): Dieser Teil des Kortex hilft die Informationen zu organisieren. Er befindet sich zwischen dem limbischen System und dem Kortex und sorgt für den Kontext der Informationen. Er bereitet Berichte für den »Chef des Gehirns« – den PFK, den linken präfrontalen Kortex – vor und sendet dessen Empfehlungen weiter. Er nimmt die Details vom Hippocampus und den emotionalen Tonus der Amygdala auf. Er sammelt auch Daten darüber, wie sich der Körper fühlt. Dies zusammen mit den Daten des limbischen Systems bildet den gesamten Kontext einer Situation, mit dem das denkende Gehirn arbeitet. Die Details und ihre

Wichtigkeit neben dem somatischen (körperlichen) Erleben der Situation werden für die Analyse gebündelt. Das Filtern der empfangenen Informationen muss reibungslos vonstattengehen. Wenn im ACG keine richtige Balance der Neurotransmitter herrscht, kann er bei negativen Gefühlen stecken bleiben und diese möglicherweise nicht weitervermitteln, wodurch das Zurücksenden der Analyse an die Amygdala an Effektivität verliert. Wenn Ihr ACG stecken bleibt, empfinden Sie wahrscheinlich Verwirrung und Besorgnis und brüten fortwährend über negativen, gegensinnigen Gedanken oder sind zu unflexibel, neue Optionen oder Reaktionen auf Situationen in Erwägung zu ziehen.

Der orbitofrontale Kortex (OFK): Dieser Teil des Kortex ist für das Brainstorming zuständig. Er leitet das Arbeitsgedächtnis, das Informationsteile lange genug behält, um mentale Alltagsaufgaben erledigen zu können. Auch erlaubt das Arbeitsgedächtnis – oder Kurzzeitgedächtnis – dem OFK, Informationen mit anderen Erinnerungen an ähnliche Situationen zu vergleichen. Das ist notwendig, um unterschiedliche sinnvolle Reaktionen auf Probleme entwickeln zu können. Die daraus resultierenden Daten werden an den präfrontalen Kortex übermittelt, wo sie analysiert werden und als Grundlage zu einer Entscheidung dienen. Wenn dieser Teil des Kortex richtig funktioniert, haben die Menschen eine ausreichende Kontrolle über ihre Impulse. Das heißt: Sie handeln nicht überstürzt aufgrund unreflektierter Ideen. Eher basieren ihre Entscheidungen auf wohl abgewogenen Informationen. Wenn sich Neurotransmitter im OFK im Gleichgewicht befinden, ist Ihre Stimmung optimistisch: Die Dinge lassen sich erklären oder lösen und sind nicht hoffnungslos. Somit spielt der OFK bei Angst eine wichtige Rolle, weil dieser lösungsorientierte Teil des Kortex durch seine optimistische, lösungsorientierte Aktivität dabei hilft, die Angst unter Kontrolle zu halten.

Der präfrontale Kortex (PFK): Der präfrontale Kortex (PFK)

ist der »Chef« des Gehirns. Hier laufen alle Informationen Ihres gesamten Körpers und aller anderen Teile Ihres Gehirns zusammen, und hier werden die Entscheidungen getroffen, wie zu reagieren ist. Wenn der PFK vom übrigen Gehirn gute Daten erhält, kann er analysieren, ob eine Situation bedrohlich ist oder nicht. Er entscheidet, ob die Daten im Langzeitgedächtnis gespeichert werden sollen oder ob sie unnötig sind und gelöscht werden können. Er entwirft neue Lösungen für Probleme und plant, wie sie sich umsetzen lassen. Um das leisten zu können, braucht der PFK Klarheit und Energie. Wenn er zu wenig Neurotransmitter bekommt oder sich diese im Ungleichgewicht befinden, weil einige überproportional vertreten sind, ist das Denken beeinträchtigt.

Sie haben von Unterschieden zwischen der Aktivität der rechten und der linken Hirnhälfte gehört und fragen sich wahrscheinlich, ob dies eine Rolle für die Angst spielt. Die kurze Antwort lautet: Jede oben beschriebene Region des Gehirns hat zwei Seiten, eine rechte und eine linke. Wenn Ihr Gehirn effizient ist – d.h., wenn es in normalem Maß aktiv ist –, dann haben die rechte und die linke Hälfte, Hemisphären genannt, besondere Spezialaufgaben innerhalb ihrer individuellen Funktionen. Beispielsweise erkennt die rechte Hälfte der Amygdala schnell Reizhinweise für Gefahr (die Amygdala, auch Mandelkern genannt, filtert – Sie erinnern sich – das heraus, was wichtig ist, insbesondere Gefahren). Die linke Hälfte der Amygdala vergleicht den aktuellen Reizhinweis mit vergleichbaren vergangenen Reizhinweisen, um zu erkennen, ob die Situation tatsächlich so gefährlich ist, wie sie erscheint. Wenn sich herausstellt, dass sich die neue Situation von einer vorausgegangenen Situation unterscheidet, passt sie die Reaktion so an, dass beim nächsten Mal, wenn der Reizhinweis aufgenommen wird, die Amygdala in der Lage ist, die neue Information zu nutzen.

Die beiden Kortex-Hemisphären teilen sich in die Analyse, aber der linke präfrontale Kortex ist derjenige, der am Ende die Entscheidung trifft. Generell ist die rechte Hemisphäre für die Verarbeitung nonverbaler Informationen zuständig. Sie nimmt die Tonlage und den Gesichtsausdruck wahr, die vermitteln, was die Worte, die gesagt werden, tatsächlich meinen. Sie trägt zum Verstehen räumlicher Informationen bei. Die linke Hirnhälfte versorgt uns mit dem Wortschatz, mit mathematischen Symbolen und der Analyse von Erlebnissen und Erfahrungen sowie deren Bedeutung.

Die Strategien zur Angstbewältigung zielen darauf ab, Ihre Angstsymptome vor allem durch Aktivitäten Ihrer linken Gehirnhälfte unter Kontrolle zu bringen: durch den Gebrauch von Worten, durch Analysen und Entscheidungen, die den Rest Ihres Gehirns und Ihren Körper beeinflussen. Psychotherapeutische Methoden, die andere Teile Ihres Gehirns aktivieren, sind natürlich ebenfalls empfehlenswert und manchmal sogar notwendig. Denn große Probleme wie die Verarbeitung von Traumata, von negativ prägenden Kindheitserfahrungen oder die Veränderung von depressiven Stimmungslagen bedürfen anderer Interventionen als bloßer Techniken zum Angstmanagement. Wenn Ihre Angst auf einem Trauma beruht, brauchen Sie wahrscheinlich eine Psychotherapie, um sich vom Einfluss des Traumas befreien zu können. Ihre Angst wird sich kaum verringern oder immer wiederkehren, wenn keine tiefer greifende psychotherapeutische Behandlung stattfindet.

Wie dem auch sei, die 10 besten Strategien, die wir in diesem Buch präsentieren, werden Ihren linken präfrontalen Kortex aktivieren.

WIE DIE BEREICHE DES GEHIRNS ZUSAMMENWIRKEN, UM ANGSTSYMPTOME HERVORZURUFEN

Der Einfluss der Neurotransmitter in unterschiedlichen Teilen des Gehirns bestimmt darüber, unter welchen Angstsymptomen man leidet. Nachdem wir die Neurotransmitter und die Bereiche des Gehirns beschrieben haben, die für das Verständnis der Angst wesentlich sind, möchte ich kurz darauf eingehen, warum es möglicherweise zu einer mangelhaften Versorgung mit Neurotransmittern kommen kann. Dann werde ich darstellen, wie durch die Aktivität von Neurotransmittern in unterschiedlichen Hirnregionen Angstsymptome ausgelöst werden können.

Es gibt eine Vielzahl von Gründen, warum ein Mensch nicht genug Neurotransmitter hat. Zum Beispiel kann er schlicht mit diesem Mangel geboren worden sein. Das trifft wahrscheinlich bei Leuten zu, die die meiste Zeit ihres Lebens unter Depressionen oder Angstgefühlen gelitten haben. Bestimmte Lebensumstände können das Problem noch verschlimmern. Ein Trauma oder eine Krankheit kann die Versorgung mit Neurotransmittern wie Serotonin verringern oder die Mengen von Norepinephrin erhöhen und so die Wirkung des Traumas oder der Krankheit intensivieren, die, wenn keine Behandlung stattfindet, jahrelang anhalten kann. Chronischer Stress verbraucht Ihre Extrareserve an Neurotransmittern und schafft einen Mangel, während er zugleich den Aufbau neuer Vorräte verhindert. Wenig Schlaf und schlechte Ernährung reduzieren ebenfalls die Versorgung. Je nach Ihren Lebensumständen kann es also einen oder mehrere Gründe dafür geben, warum Ihre Neurotransmitter aus dem Gleichgewicht geraten.

Betrachten Sie die Neurotransmitter einmal einzeln, um zu sehen, wie sie mit den Hirnteilen interagieren und Angstsymptome auslösen (Abb. 3.1). Der Transmitter, der bei der Erzeugung von Angstsymptomen die größte Rolle spielt, ist das Serotonin. Ein ge-

Hirnstruktur	Angstsymptome
Limbisches System (Amygdala) →	Negativität, Besorgnis, Sensitivität für Bedrohung
Präfrontaler Kortex (PFK) →	Geringe Planung, Unfähigkeit, Negativität zu verdrängen oder einen positiven Rahmen zu finden, Verlust der emotionalen Kontrolle oder Affektregulierung
Orbitofrontaler Kortex (OFK) →	Geringe Impulsbeherrschung, irrationale Reaktionen auf Probleme
Anteriorer Gyrus cinguli (ACG) →	Fortwährendes Grübeln, unflexibles Verhalten

Abb. 3.1: Hirnstrukturen unter dem Einfluss zu geringer Serotoninlevel

ringer Serotoninspiegel wirkt sich auf das Gehirn verheerend aus. Die Hauptaufgabe von Serotonin ist die Regulierung. Daher hat der Verlust dieser Regulierung vorhersehbare Folgen für die ruhige, vernünftige Einschätzung einer Gefahr.

Ein weiterer Neurotransmitter, der eine große Rolle bei der Angstentstehung spielt, ist Norepinephrin. Vor allem ein Norepinephrin-Überschuss ist problematisch. Der Norepinephrin-Level setzt das gesamte Gehirn und den gesamten Körper unter Spannung. Norepinephrin, das eigentlich Energie schaffen soll, löst angesichts kleiner Belastungen große Reaktionen aus. Da der Spannungsgrad einer angsterfüllten Person ohnehin schon hoch ist, braucht es nicht viel zusätzliches Norepinephrin, um den Spannungsgrad zu überdehnen, sodass Panik und akute Angst entstehen. Abbildung 3.2 zeigt einige der wesentlichen Angstreaktionen, die das Norepinephrin auslösen kann.

Dopamin ist ein besonders interessanter Neurotransmitter, weil er sowohl im Mangel wie im Überfluss auf den Angstprozess ein-

Hirnstruktur	Angstsymptome
Im ganzen Gehirn	→ Allgemeine Übererregtheit, innere Unruhe, körperliche und mentale Spannung
Präfrontaler Kortex (PFK)	→ Extreme Wachsamkeit (Hypervigilanz), unzusammenhängende Gedanken
Basalganglien (BG)	→ Unruhe, Überdrehtheit
Sympathisches Nervensystem	→ Panikattacken oder akute Angst, Untergangsgefühle

Abb. 3.2: Hirnstrukturen unter dem Einfluss erhöhter Norepinephrinlevel

wirkt, je nachdem wo seine Botschaft empfangen wird. In den Basalganglien (BG) sorgt er für Wohlgefühl, das sich in Motivation überträgt. Wenn die Level dort gering sind, hört das Wohlgefühl auf. Wenn sie hingegen zu hoch sind, kann Dopamin zu viel Schub vermitteln. Im präfrontalen Kortex ist Dopamin für Aufmerksamkeit zuständig: Zu wenig führt zu mangelnder Konzentration, mit genügender Versorgung können wir hoch konzentriert arbeiten. In einer traumatischen Situation kann Dopamin reichlich ausgeschüttet werden, was dann zu Reizhinweisen führt, die Angst auslösen. Die sehr hohen, wenn auch zeitlich begrenzten Dopaminlevel während einer traumatischen Krise beeinflussen das Gehirn anders als chronisch hohe Dopaminlevel. Abbildung 3.3 gibt einen Überblick über die Auswirkung hoher oder niedriger Dopaminwerte in unterschiedlichen Regionen des Gehirns.

Der letzte Neurotransmitter ist sehr wichtig bei der Erzeugung von Angst: GABA. GABA-Neuronen finden sich im gesamten Gehirn in großer Zahl, denn GABA ist das »Rot«- oder Stopp-Signal, das notwendig ist, um die feuernden Neuronen in unserem Gehirn zu beruhigen oder abzuschalten. Es bringt die Wirkungen des Glu-

Hirnstruktur	Angstsymptome
Basalganglien	
hoher Dopaminlevel	→ Starker Antrieb, hohe Motivation, Perfektionismus
geringer Dopaminlevel	→ Verlust von Interesse, Antriebslosigkeit, geringe Motivation
Präfrontaler Kortex (PFK)	
zeitweise hoher Dopaminlevel	→ Eine Überfixierung auf Details kann zu Panik und akuter Angst führen
zeitweise geringer Dopaminlevel	→ Psychose oder Wahnzustände

Abb. 3.3: Hirnstrukturen unter dem Einfluss zu geringer Dopaminlevel

tamats, des Neurotransmitters, der wie ein »Grün«-Signal wirkt, in ein Gleichgewicht. Wenn GABA nicht ausreichend vorhanden ist oder von den Neuronen nicht angemessen aufgenommen wird, kommt es zu einer Überaktivität in den Teilen des Gehirns, in denen GABA nicht funktioniert. Abbildung 3.4 zeigt die wichtigsten Störungen, die daraus resultieren.

FAZIT

Wenn Sie in einen Angstzustand geraten und sich überlegen, wie Sie mit der Situation umgehen sollen, können Sie darüber nachdenken, welcher Teil in Ihrem Gehirn zu Ihrem Zustand beiträgt, Sie müssen es aber nicht. Wichtig ist nur, dass Sie sich erinnern, welche Technik Sie anwenden müssen, um das Symptom unter Kontrolle zu bekommen. Je öfter Sie die Strategien anwenden, desto größer wird die Chance, dass Sie Ihr Gehirn beruhigen – und umso gerin-

Hirnstruktur	Angstsymptome
Im ganzen Gehirn →	Erregungszustände aufgrund des Glutamat-Ungleichgewichts verschärfen andere Störungen, die von anderen Neurotransmitter-Ungleichgewichten verursacht werden
Basalganglien (BG) →	Erhöhter Energietonus, Panikattacken

Abb. 3.4: *So sind Hirnstrukturen betroffen, wenn GABA nicht funktioniert.*

ger die Wahrscheinlichkeit, dass die Symptome Sie weiter quälen. Lesen Sie also weiter – die 10 besten Strategien zur Angstbewältigung stehen in den folgenden Kapiteln!

ZWEI

GEHIRN-MANAGEMENT MIT MEDIKAMENTEN

In der Regel erhalten Menschen mit Angstsymptomen Medikamente, bevor sie eine Psychotherapie beginnen, um ihre Angst in den Griff zu bekommen. Bei Panikattacken gehen die Menschen in die Notaufnahme und bekommen Medikamente verschrieben statt einer Überweisung zum Psychotherapeuten. Wenn sie einen Arzt wegen Beschwerden wie Herzklopfen, häufiger Übelkeit, Kloß im Hals oder Kiefergelenkschmerzen aufsuchen, *erwarten* sie eine medizinische Untersuchung oder eine Verschreibung. Sie interpretieren diese allgemeinen Angstsymptome als Störungen ihres Herzens, ihrer Lunge, ihres Magens und so weiter, sodass ein Besuch beim Arzt nur logisch erscheint.

Es kann einige Zeit dauern und oft bedarf es mehrerer negativer Testresultate, bis ein Arzt sich dazu durchringt, Angst als die Ursache der Symptome zu identifizieren. Doch wenn Angst erst einmal als Ursache feststeht, wird der Arzt in vielen Fällen ein Medikament verschreiben, das von der Angst befreit. Ein Hausarzt hat möglicherweise von der Wirksamkeit der Psychotherapie keine Ahnung. Eine kompetente Psychotherapie kann Ihnen helfen, Ihre Symptome ohne Medikamente zu besiegen. Doch gibt es Zeiten, in denen Medikamente eine wichtige Hilfe sind, um ein besseres Lebensgefühl herzustellen und das Gehirn zu beruhigen, sodass therapeutische Techniken gleich zu Anfang rascher und effektiver wirken können. Medikamente können dazu beitragen, dass Sie sich schnell besser fühlen. Psychotherapie dagegen verändert Ihre Gedanken und Verhaltensweisen und vermittelt Ihnen Strategien, die Sie überall für den Rest Ihres Lebens anwenden können – ohne die Nebenwirkungen oder Notwendigkeit von Medikamenten (Blackburn & Moore, 1997; Clark et al., 2003; Fava et al., 1998; Frank, 1991; Gould, Otto & Pollack, 1995; Kroenke, 2007).

Woher wissen Sie, ob Sie Medikamente nehmen sollten? Natürlich sollten Sie in jedem Fall mit Ihrem Arzt sprechen. In den vielen Jahren, in denen ich mit Angstpatienten zu tun hatte und Forschungsergebnisse las, sind mir bestimmte Indizien aufgefallen, die darauf hinweisen, ob Medikamente eine Psychotherapie unterstützen oder nicht. Wenn Sie auf eine oder mehrere der folgenden Fragen mit »Ja« antworten können, ist die Einnahme von Medikamenten für Sie vielleicht vorteilhaft.

- Haben Sie ein paarmal pro Woche oder sogar öfter Panikattacken? Meine Erfahrung mit panikgestörten Patienten ist, dass Menschen, die so häufig Panikattacken haben, von Medikamenten profitieren können. Ihr Gehirn ist so erregt, dass es einiger Zeit bedarf, um die Panik unter Kontrolle zu bringen. Es kann für sie daher zu entmutigend sein, ihre Gedanken und ihr Verhalten ohne Hilfe durch Medikamente beherrschen zu wollen.
- Sind Sie in der Lage, quälende Gedanken beiseitezuschieben, wenn Sie sich auf eine wichtige Aufgabe konzentrieren müssen, aber das Grübeln kehrt zurück, sowie die Aufgabe beendet ist? Sie kommen vielleicht gut ohne Medikamente aus, aber wenn es eine große Anstrengung für Sie bedeutet, Ihre Besorgnisse auch

nur für kurze Zeit beiseitezuschieben, können Medikamente durchaus sinnvoll sein.
- Ist Ihnen aufgrund von Besorgnissen häufig mulmig, sodass auch Ihr Appetit und Ihr Schlaf darunter leiden? Wenn ja, werden Sie wahrscheinlich mithilfe von Medikamenten besser auf die Techniken zur Angstbewältigung ansprechen, weil der intensive Disstress so schnell wie möglich unterbunden werden sollte. Ein negativ erregtes Gehirn ist weder für Ihr Gefühlsleben noch für Ihren Körper gesund.
- Erröten Sie leicht, haben Sie zittrige Knie, eine unsichere Stimme und Herzklopfen, wenn Sie sich nur vorstellen, dass Sie jemand auf der Straße beobachtet, dass Sie bei einem Geschäftsmeeting sprechen müssen oder Sie bei der Bestellung in einem Restaurant gemustert werden? Sie können vielleicht von der Einnahme von Medikamenten nach Bedarf profitieren, während Sie zugleich Strategien zur Beherrschung dieser Anzeichen von Sozialangst anwenden.
- Haben Sie solche Angst vor einer Party oder vor belebten Orten wie Einkaufszonen, Flughäfen oder Schulen, dass Sie sich weigern, dorthin zu gehen? Wahrscheinlich werden Sie von einer Kombination aus Medikamenten und Behandlungsmethoden profitieren, weil es sich um eine äußerst schwierige Situation handelt, in der Sie sich selbst beruhigen müssen. Medikamente erlauben Ihnen, sich auf die Anwendung angstkontrollierender und sozialer Fähigkeiten zu konzentrieren, die Ihnen bei der Interaktion mit anderen helfen.

WENN SIE BEREITS VOR DEM BEGINN EINER THERAPIE MEDIKAMENTE EINNEHMEN

Häufig bekommen Menschen Medikamente verschrieben, bevor sie sich entschließen, Techniken zum Angstmanagement zu erlernen.

Ob Sie sich die Strategien alleine aneignen oder ob Sie mit einem Therapeuten zusammenarbeiten, es ist *keinesfalls ratsam*, die Medikamente abrupt abzusetzen. Besprechen Sie sich immer mit Ihrem zuständigen Arzt, wenn Sie Ihre Medikamente reduzieren oder absetzen wollen. Bei vielen Medikamenten kommt es zu Entzugserscheinungen. Und wenn Sie von Ihrem Medikament profitieren, heißt das, dass Sie einfach einen Vorsprung im Sich-Wohlfühlen genießen. Der Hauptnachteil von Medikamenten bei der Anwendung von Techniken zur Angstkontrolle ist, dass sich schwer abschätzen lässt, wie sich der Wegfall des Medikaments auf Ihre Emotionen und auf die Angstkontrolle auswirken wird. Aber Sie können sich darauf einstellen. Es muss Ihnen klar sein, dass Sie sich anders fühlen, wenn Sie ein Medikament absetzen – so ist es empfehlenswert, sich noch einmal die Techniken zu vergegenwärtigen oder noch ein paar psychotherapeutische »Vorbereitungsstunden« zu nehmen.

WAS BEWIRKEN MEDIKAMENTE IN IHREM GEHIRN?

Medikamente werden angewendet, um spezifische Hirn- oder Transmitterfunktionen zu verändern. Es gibt unterschiedliche Mechanismen, wie sie zur Angstkontrolle beitragen. Die am häufigsten verschriebenen Medikamente sind die sogenannten selektiven Serotonin-Wiederaufnahmehemmer (SSRI, Selective Serotonin Reuptake Inhibitor) Benzodiazepin und Buspiron.

Selektive Serotonin-Wiederaufnahmehemmer

Wenn nicht genug Serotonin vorhanden ist, neigen Menschen zu negativen Empfindungen, sie machen sich exzessiv Sorgen, können sich nur schwer konzentrieren und haben Mühe, ihre Furcht und Panik zu unterdrücken. Häufig leiden sie unter Aufmerksamkeitsmangel, sie sind zerstreut, übermäßig angespannt und können ihre Probleme nicht lösen. Das limbische System wird überaktiv und produziert unablässig negative, besorgte Gedanken, und der Kortex hat nicht genug Energie, um diese Negativität zu unterdrücken. Der anteriore Gyrus cinguli bleibt in negativen Sorgen stecken und versagt bei der Übermittlung von Informationen zwischen dem limbischen System und dem Kortex. Damit fällt die Instanz zur Modulierung von Sorge und Negativität aus. Der orbitofrontale Kortex kann ebenfalls nur noch eingeschränkt neue Situationen mit alten vergleichen und bewerten, wodurch es erneut zur negativen Einschätzung neuer Situationen kommt – neue, kreative Lösungen für Probleme scheinen vor allem mit Schwierigkeiten verbunden.

Eine Erhöhung des Serotoninspiegels oder der Aktivität im Gehirn fördert die Regulierung von Gedanken und Stimmungen. Dadurch gewinnt das Gehirn Kapazitäten, um Techniken schneller zu erlernen. Selektive Serotonin-Wiederaufnahmehemmer (SSRI) sind dazu da, Ihrem Gehirn die Aufnahme von mehr Serotonin zu ermöglichen. Sie wirken nicht stimmungsverändernd, nach der Einnahme ist die Erleichterung nicht sofort spürbar. Daher machen sie auch nicht süchtig. Diese Medikamente helfen Ihrem Gehirn, mehr Serotonin zu produzieren, indem sie das Wachstum neuer Serotonin-Zellen fördern und zugleich verhindern, dass die Serotonin-Moleküle in die Zelle zurückkehren, die sie ausgesendet hat. Wenn die Zelle, die den Botenstoff aussendet, das Serotonin aus der Synapse (dem Zwischenraum) zwischen den Zellen nicht wieder aufnimmt, bekommt sie die Nachricht, dass nicht genug Serotonin vorhanden ist, und das Gehirn stellt in den Zellen mehr Serotonin-Neurotransmitter her. Abbildung 4 zeigt ein Neuron, das Serotonin (die kleinen Rauten) in die Synapse ausschüttet, während die Rezeptoren durch kurze schwarze Balken verschlossen werden.

GEHIRN-MANAGEMENT MIT MEDIKAMENTEN

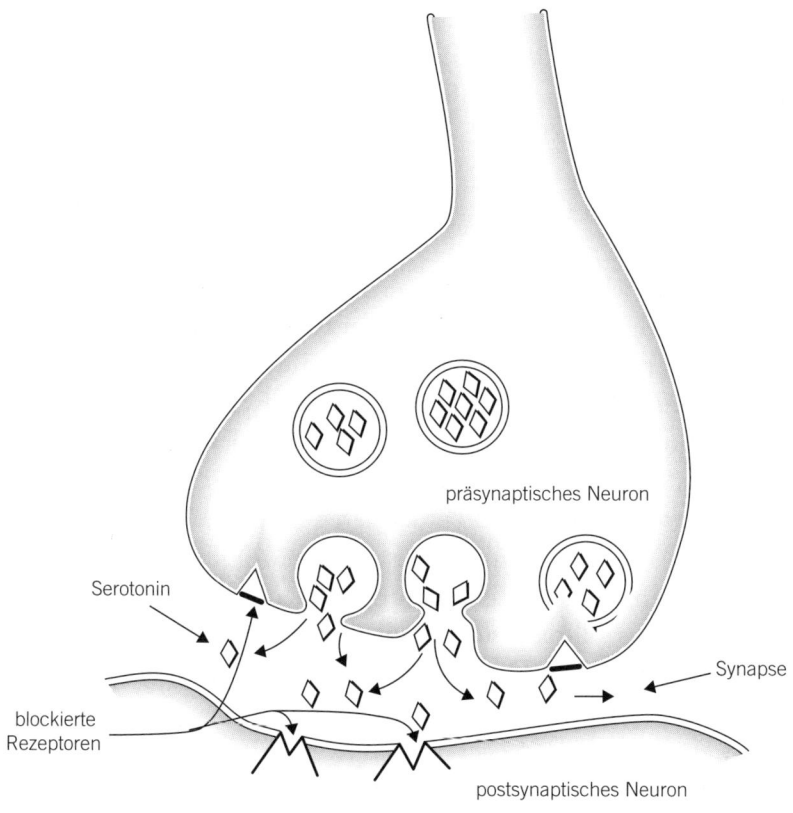

Abb. 4: *SRRI blockiert die Rückkehr von Serotonin in die Zelle.*

Die am häufigsten verschriebenen SSRI sind:
- Prozac (Fluoxetin)
- Zoloft (Sertralin)
- Paxil (Paroxetin)
- Luvox (Fluvoxamin)
- Celexa (Citalopram)
- Lexapro (Escitalopram)

Die folgenden drei Medikamente werden ebenfalls häufig verschrieben. Es handelt sich dabei aber um Serotonin- und Norepinephrin-Wiederaufnahmehemmer (SNRI):
- Effexor (Venlafaxin)
- Cymbalta (Duloxetin)
- Pristiq (Desvenlafaxin)

SSRI und SNRI haben einen nur geringen unmittelbaren Einfluss auf den Serotoninspiegel. Es dauert in der Regel mehrere Wochen, bis das Gehirn beginnt, genug zusätzliche Serotonin-Neurotransmitter zu produzieren, um die Angst zu verringern. Es dauerte Monate, bis das Gehirn die erforderliche Menge ohne Medikamente produziert, und es bedarf in dieser Zeit ausreichender Nährstoffe und genügend Schlafs, um das Serotonin zu produzieren. Menschen, die SSRI oder SNRI einnehmen, sollten sich darauf einstellen, diese Medikamente über einen längeren Zeitraum zu nehmen. Sie sollten nur unter ärztlicher Kontrolle abgesetzt werden.

Wenn ein Arzt eines dieser Medikamente verschreibt, bevor ein Patient begonnen hat, Techniken zum Angstmanagement zu erlernen, ist es in der Regel das Beste, es weiter einzunehmen, bis es genug Zeit hatte, um zu wirken – gewöhnlich nach mehreren Monaten. Wird es zu früh abgesetzt, können die Symptome gleich wieder zurückkehren. Tatsächlich zeigen wiederkehrende Symptome an, dass das Medikament gute Dienste geleistet hat. Man kann Techniken erlernen und sich gleichzeitig von Medikamenten helfen lassen. Wenn der Arzt zustimmt, dass es Zeit ist, die Angst ohne Medikamente zu beherrschen, wird er einen Entwöhnungsplan vorschlagen, der Sie vor den negativen Folgen eines zu raschen Entzugs bewahrt. Es ist empfehlenswert, mit einem Therapeuten zu arbeiten, der Ihnen helfen kann, die Techniken ohne Medikamente auszuprobieren, sodass ein weicher Übergang sichergestellt wird.

Benzodiazepine

Benzodiazepine machen potenziell abhängig, aber das heißt nicht, dass man sie nicht einnehmen sollte – mit Ausnahme von Alkoholikern. Die Wirkung von Alkohol wird von Benzodiazepinen in hohem Maß verstärkt, sodass sie nie in Kombination mit Alkohol eingenommen werden dürfen. Auch Menschen, die Alkoholiker waren, können schnell eine Abhängigkeit von dem Medikament entwickeln, selbst wenn sie nicht mehr trinken. Deshalb ist beim Gebrauch von Benzodiazepinen in dieser Bevölkerungsgruppe Vorsicht geboten. Viele Menschen, die diese Medikamente zur Verminderung ihrer Angst einnehmen, bemühen sich um eine reduzierte Einnahme, was nicht immer sinnvoll ist. Sie wirken besonders gut bei der Herabminderung hoher körperlicher Erregungszustände, wie sie mit Panikattacken oder intensivem akutem Angsterleben einhergehen, und häufig werden sie in den ersten Wochen gemeinsam mit einem SSRI verschrieben. Benzodiazepine sollte man nicht abrupt absetzen, sondern »ausschleichen«, also schrittweise reduzieren, um potenziell unangenehme oder ernste Entzugserscheinungen zu vermeiden, je nach Länge der Einnahmedauer.

Die am häufigsten verschriebenen Benzodiazepine sind:
- Xanax (Alprazolam)
- Ativan (Lorazepam)
- Klonopin (Clonazepam)

Benzodiazepine werden meist an Patienten, die mit Paniksymptomen zum Arzt oder in die Notaufnahme kommen, auf der Basis »bei Bedarf« verschrieben. Wenn man diese Medikamente auf dieser Basis einnimmt, ist es hilfreich, einen Psychotherapeuten zu konsultieren, um zu entscheiden, wie sich die Einnahme am besten mit dem Erlernen von Techniken koordinieren lässt. Manchmal sind Medikamente, die man »bei Bedarf« einnehmen kann, bei der Bewältigung von Angst in sozialen Situationen nützlich. Die

Einnahme dieser Medikamente zu planen, um damit die eigene Beherrschung von Angstsymptomen zu fördern, ist bei diesen stimmungsverändernden Medikamenten am sinnvollsten. Sie können extrem hilfreich sein, um körperliche Angstsymptome in den Griff zu bekommen – am Ende ohne Medikamente.

Die Benzodiazepine beeinflussen GABA, einen Neurotransmitter, der das Feuern zwischen den Hirnzellen dämpft. Die Aktivität in den Basalganglien, die zu Panik, inneren Spannungen und Sozialangst führt, wird gedämpft, um diese Symptome zu reduzieren. Die beruhigende Wirkung von Benzodiazepinen setzt nach 20 bis 30 Minuten ein und kann, je nach Disposition des Patienten, mehrere Stunden anhalten. Das ist der Grund, warum sie als stimmungsverändernd eingestuft werden. Sie unterstützen GABA bei der Arbeit, aber nur, solange sie im System des Patienten aktiv sind.

Die beste Empfehlung für die Einnahme von Benzodiazepin ist eine tägliche Dosis über mehrere Wochen. Auf diese Weise wird das Gehirn verlässlich über eine längere Zeit beruhigt. Oft entscheiden Patienten selbst, das Medikament nur zu nehmen, wenn sie es brauchen, aber diese Unregelmäßigkeit führt nur bedingt zur erwünschten Beruhigung – oft führt sie zu mehr Spannung, Panik und Angst. Wenn Sie das Medikament nicht mehrmals am Tag einnehmen, wie es Ihnen in der Verschreibung empfohlen wurde, entgeht Ihnen die positive Wirkung, die mit der Beruhigung Ihres Gehirns verbunden ist. In der Regel verschreiben Ärzte dieses Medikament für einen kurzen Zeitraum – Wochen, nicht Monate.

Buspiron (Buspar)

Buspiron ist ein atypisches Medikament gegen Angst und gehört der Klasse der Azapirone an. Diese Medikamente wirken anders auf das Serotonin-System ein als die SSRI. Buspiron beeinflusst das Dopamin-System und lindert die Angst eher – »nimmt ihr die Schärfe« –, statt sie auszuschalten. Es wirkt nicht sofort, sondern braucht ein paar Wochen. Menschen mit generalisierter Angststörung können von dem Medikament profitieren, wenn sie es über mehrere Monate einnehmen.

Andere Medikamente

Manche Medikamente werden zulassungsüberschreitend (»Off-Label-Use«) eingesetzt, um Symptome der Sozialangst zu beherrschen. (»Off-Label« bedeutet, dass das Medikament nicht für den Zweck auf dem Markt ist, für den der Arzt es verschreibt. Viele Medikamente helfen bei Störungen oder Erkrankungen, für die sie ursprünglich nicht entwickelt oder auf den Markt gebracht wurden.) Sogenannte Betablocker, eigentlich Herzmedikamente, werden gelegentlich auf »Bei-Bedarf«-Basis verschrieben, um Herzklopfen oder Erröten – die typischen Körpersymptome bei Sozialangst – einzudämmen. Wenn die Betroffenen Techniken einüben, mit denen sie sich vor anderen Menschen sicherer fühlen, können vor der Übungssituation eingenommene Benzodiazepine oder Betablocker von Vorteil sein. Dies sollte allerdings sehr sorgfältig mit dem Psychotherapeuten und dem behandelnden Arzt abgesprochen werden. Außerdem können Medikamente der Klasse der Antikonvulsiva (Arzneimittel gegen epileptische Anfälle) für Menschen mit Sozialangst eingesetzt werden, um ihre körperlichen Symptome zu mildern.

KOMPLIZIERTE SITUATIONEN

Die Wahl eines Medikaments kann komplizierter werden, wenn noch zusätzliche psychiatrische Störungen involviert sind. Menschen mit einer Zwangsneurose können extrem unter Rumination – zwanghaftem Grübeln – leiden. Andere wiederum können

Depressionen oder weitere mentale Gesundheitsstörungen haben. In solchen Fällen lassen sich andere Arten von Medikamenten einsetzen, die gedankliche Klarheit und emotionale Stabilität fördern und zugleich die Wirkung der bereits verschriebenen Medikamente erhöhen. Da es sich um komplexe individuelle Situationen handelt, empfehle ich meinen Klienten, einen Psychiater aufzusuchen. Psychiater wissen besser als andere Ärzte, wie sich diese Medikamente in unterschiedlichen Altersstufen oder bei unterschiedlichen Symptomäußerungen auswirken. Und sie wissen, welche Medikamente für Menschen mit mehreren Angststörungen oder mit zusätzlichen mentalen Problemen am besten geeignet sind. Sie sind auch über die neuesten Entwicklungen im Bereich der Arzneimittel für mentale Erkrankungen auf dem Laufenden. Ein Besuch lohnt sich, um eine richtige Medikation zu erhalten.

Medikamente gelten bei Versicherungen und Ärzten als bevorzugte Behandlungsart bei allen Angststörungen. Medikamente vermitteln aber keine Techniken, die einer Person helfen, das Gehirn einzusetzen, um das Gehirn zu verändern: *Use your brain to change your brain*. Medikamente können jedoch das Gehirn so weit beruhigen, dass es lernbereit ist und Strategien zur Angstbewältigung effektiv anwendet. Der beste Gebrauch von Medikamenten ist dann gewährleistet, wenn ein Psychotherapeut und ein Arzt zusammenarbeiten und einen Plan entwickeln, wie sich Medikamente und Techniken zum Angstmanagement, die sämtliche Angstsymptome vermindern oder ganz eliminieren, am effektivsten miteinander verbinden lassen.

TEIL II

WIE WIR DIE ANGST IN UNSEREM KÖRPER IN DEN GRIFF BEKOMMEN

MENSCHEN MIT PANIK FÜRCHTEN sich vor dem körperlichen Gefühl der Angst. Die Intensität einer Panikattacke ist so unerträglich und beängstigend, dass sie dieses Gefühl nie wieder erleben wollen. Das Herz rast, der Atem wird schnell und kurz, der Brustkorb kann schmerzen, hinzu kommen Benommenheit, trockener Mund, Zittern und unangenehmes Prickeln. Wenn Betroffene sich vor einer weiteren Panikattacke fürchten und ihre Aktivitäten demgemäß einschränken, sprechen wir von einer Panikstörung. Es ist vollkommen plausibel, dass niemand weitere Panikattacken erleiden will. Sie sind körperlich schmerzhaft und beängstigend. Doch sind sie, wie ich später erläutern werde, nicht tödlich. Man kann viele Faktoren beeinflussen, die die Häufigkeit und Dauer solcher Attacken verringern.

Wenn Sie eine Panikstörung haben, kennen Sie folgende Zustände:

- Schneller Herzschlag
- Flaches Atmen oder Hyperventilieren
- Übelkeit
- Prickeln
- Ohrgeräusche
- Kloß im Hals
- Schwindelgefühle

Auch andere Angstformen gehen mit unangenehmen körperlichen Symptomen einher. Menschen mit generalisierter Angststörung (die Schwarzseher unter uns) leiden erheblich an Verspannungssymptomen. Kiefergelenkschmerzen, Nacken- und Kopfschmerzen sowie Magen- und Darmschmerzen sind nur ein paar wenige Beispiele. Außerdem ist auch die akute Empfindung von Angst – das körperliche Gefühl, dass etwas grundlegend falsch ist – entschieden schmerzhaft. Die Kontrolle des Körpers ist für Menschen mit generalisierter Angststörung sehr wichtig, weil sie damit sowohl das körperliche Leiden als auch die Angstgefühle selbst vermindern

können. Eine Person mit generalisierter Angststörung hat folgende Symptome:
- Gefühle der Besorgtheit oder der Bedrohung
- Schmerz
- Muskelspannung
- Erregtheit oder Unruhe

Sozialphobiker haben vor allem Angst davor, dass andere bei ihnen Anzeichen der Angst entdecken. MacDonalds Forschung (2005) zeigt, dass Sozialangst durchaus mit körperlichen Schmerzempfindungen verbunden ist. Erröten, Schweißausbrüche, Herzklopfen, zitternde Muskeln und zittrige Stimmen sind vorübergehende Symptome – unangenehm, aber nicht lange anhaltend, wenn man dem gefürchteten »Kontrollblick« der anderen entfliehen kann. Aber es ist ebenfalls nachgewiesen, dass das Wissen, andere könnten diese Symptome an einem beobachten, Schmerzen auslöst und dass die fortwährende Angst die Gedanken stark belastet. Unsere mentalen Repräsentationen emotionaler Schmerzen lassen uns reale Schmerzen empfinden. Menschen mit Sozialangst neigen dazu, ihre eigenen Gefühle ebenso intensiv wahrzunehmen wie die Geschehnisse um sie herum (Aron, 1996; Lonigan & Phillips, 2001; McNally, 2002). Das schafft mehr Schmerzen als die bloßen äußeren Anzeichen ihrer Angst. Sozialphobiker kennen folgende Zustände:
- Hitzewallungen oder Erröten
- Schweißausbrüche
- Muskelzittern
- Zittern der Stimme
- Herzklopfen

Man kann einzelne oder alle diese Symptome haben, und die Intensität ist oft sehr unterschiedlich. Viele Betroffene befinden sich in einem Teufelskreis, in dem der Körper Angst auslöst und Angst körperliche Erregung auslöst. Das Durchbrechen dieses Kreislaufs hilft, die Erregung herunterzufahren und die Häufigkeit sowie die Intensität der Angstsymptome zu verringern.

VOR DEM BEGINN EINER PSYCHOTHERAPIE EMPFIEHLT SICH EINE ÄRZTLICHE UNTERSUCHUNG

Es gibt zu viele körperliche Ursachen für Angst, als dass wir sie hier alle aufführen könnten, und es würde Sie nur noch nervöser machen, wenn ich es täte. Auch wenn Sie immer schon zu Sorgen, Nervosität und Schüchternheit geneigt haben, ist es wichtig, sich einer medizinischen Untersuchung zu unterziehen, in der das Herz, die hormonelle Versorgung und der Blutzucker kontrolliert werden – insbesondere dann, wenn sich Ihre Symptome in letzter Zeit verschlechtert haben. Zum Beispiel kann eine Veränderung in der Schilddrüsenfunktion Angstzustände imitieren, und ein Mitralklappenprolaps kann Panik auslösen. Änderungen im Östrogen- und Progesteronhaushalt haben Einfluss darauf, wie das Gehirn Neurotransmitter empfängt, und wenn sich die Menge der Neurotransmitter verändert, dann ändern sich auch die Körperempfindungen, Stimmungen, Gedanken und Verhaltensweisen. Wenn Sie eine medizinische Störung haben, die Angst verursacht, kann das den Erfolg der Strategien in diesem Buch mindern, weil das zugrunde liegende medizinische Problem nicht behandelt wird.

Wenn Menschen mit einer Panikattacke ihren Hausarzt oder eine Notaufnahme aufsuchen, werden sie in der Regel einer Fülle von Tests unterzogen, die negativ ausfallen (d. h. keine körperlichen Störungen zeigen). Ihnen wird gesagt, dass ihre Symptome keine evidente medizinische Ursache haben. Frustriert wenden sie sich dann der Psychotherapie zu. Diesen Menschen wurde vielleicht die Vorstellung aufgezwängt, dass sich manifeste körperliche Symptome mit psychologischen Techniken in den Griff bekommen lassen. Sie glauben, wenn keine medizinische Behandlung nötig ist, dann dürften sie eigentlich auch keine körperlichen Symptome haben. Aber Angst ist nun einmal tatsächlich mit körperlichen Symptomen verbunden. Das Gehirn initiiert manifeste körperliche Symptome, und wenn Sie wissen, dass keine Erkrankung oder medizinische Störung Ursache der Symptome ist, werden die Strategien, die ich Ihnen vorstelle, für Sie einen großen Unterschied machen.

Dieser Teil des Buches befasst sich mit Methoden, die körperliche Angstsymptome beruhigen. Die Forschung zeigt, dass die Beruhigung des Körpers auch das Gehirn beruhigt, das schließlich auch ein Teil des Körpers ist (Amen, 2003; Benson, 1975; Childre Martin, 1999; Gallo, 2000; Schwartz, 2005). Bei akuten Angstzuständen können körperliche Veränderungen großen Einfluss auf das Denken und Fühlen der Betroffenen entfalten. Das Gehirn, wie gesagt ein Körperorgan, reagiert auf alle Stressoren außerhalb und innerhalb des Körpers. Das Klingeln des Telefons kann ähnlich verstörend sein wie eine falsche Ernährung. Was immer Ihr Gehirn in Unruhe versetzt, schlägt sich in Ihrem Körper, Ihren Gedanken und Ihrem Verhalten nieder.

Es gibt viele Methoden, mit denen man den ängstlichen Körper besänftigen kann, darunter Energietherapien, Augenbewegungsdesensibilisierung, Neurofeedback, Herzintelligenz und Biofeedback. Doch diese Techniken funktionieren nur unter Anleitung von Spezialisten. Aber glücklicherweise gibt es verschiedene altbewährte Techniken, die Sie vollkommen unabhängig und für sich allein anwenden können. Dieser Teil zeigt vier Strategien, die Ihnen helfen, Ihre Ernährung und die Reize, die auf Sie zukommen, zu verändern, soweit es Ihren Körper negativ erregt, Stressoren und Stresseinflüsse abzubauen und Ihren Körper zu beruhigen, wenn er beginnt, Angstsymptome zu zeigen:

- Strategie 1: Was, wann, wo und wie viel? Ernährung und Reizzufuhr

- Strategie 2: Lassen Sie sich von Ihrer Atmung helfen
- Strategie 3: Achtsamkeit mit verändertem Aufmerksamkeitsfokus
- Strategie 4: Entspannen Sie sich

Diese vier Techniken werden Ihre Hirnaktivität dämpfen und infolgedessen die körperliche Erregung herunterfahren. Je ruhiger Ihr Gehirn ist, desto geringer sind die unangenehmen körperlichen Empfindungen, die bei allen Angsttypen auftreten. Das Ziel ist der erfolgreiche Umgang mit dem ängstlichen Körper.

DREI

STRATEGIE 1:
WAS, WANN, WO UND WIE VIEL?
ERNÄHRUNG UND REIZZUFUHR

Ihr Körper muss alles verarbeiten, was er aufnimmt. Ob Sie chemische Stoffe oder stark stimulierende Reize aus Ihrer Umwelt aufnehmen, Ihr Körper (einschließlich Ihres Gehirns als Körperorgan) reagiert darauf, um die Balance in allen Ihren Systemen wiederherzustellen. Die Beruhigung des angstbesetzten Körpers beginnt mit einer Veränderung dessen, was Sie Ihrem Körper zuführen. Die Veränderung betrifft Nahrungsmittel, Medikamente und Drogen, die Angst auslösen, sowie die Aufnahme stimulierender Reize und der Anforderungen, die Ihr Gehirn und Ihren Körper mit Stress belasten. Strategie 1 ist so angelegt, dass Sie gleich heute mit dem Üben anfangen können. Sie wird Ihnen effektiv helfen, Ihren ängstlichen Körper zu beruhigen.

EINSCHRÄNKUNG VON K.A.T.Z.: KOFFEIN, ALKOHOL, TABAK UND ZUCKER

K.A.T.Z. steht für Koffein, Alkohol, Tabak und Zucker (oder Zuckerersatzstoffe). Die Forschung zeigt, dass diese Substanzen eine Rolle bei der Verursachung von Angst spielen. Verändert eine Person die Aufnahme dieser Substanzen, so wird der Körper unmittelbar weniger ängstlich. Wenn man weiß, wie die Einschränkung des K.A.T.Z.-Konsums ängstliche Körpersymptome verringert, hilft das bei der Entscheidung, ob eine Einschränkung Ihres Konsums einer oder aller dieser Substanzen ein guter erster Schritt für Sie ist.

Koffein

Die Entscheidung, Koffein zu vermeiden, ist ein einfach zu lösendes Problem, wenn Sie die leicht zittrigen, überstimulierten Gefühle nach dem Genuss von Kaffee, Tee oder anderen Softdrinks mit Koffein ohnehin als störend empfinden. Aber vielleicht ist Ihnen nicht bewusst, wie sich diese koffeinhaltigen Substanzen auf Sie auswirken. Die Forschung hat nachgewiesen, dass scheinbar grundlose, erblich bedingte Panikattacken durch Koffeinkonsum ausgelöst werden können (Alsene et al., 2003; Nardi, 2007). Selbst kleine Mengen von Koffein können Panik verursachen. Ein junger Mann, der in meine Praxis kam, weil er täglich Panikgefühle hatte und hin und wieder so starke Panikattacken erlitt, dass er in die Notaufnahme musste, konnte nicht glauben, dass Koffein der Auslöser für seine Panik sei, weil er nur wenig davon zu sich nehme. Er trank eine Tasse Kaffee regelmäßig am Morgen und gelegentlich eine Cola am Nachmittag. Die Häufigkeit und Schwere seiner Panik verbesserte sich durch andere Techniken, aber nach einer weiteren schrecklichen Panikattacke entschloss er sich, ganz und gar auf Koffein zu verzichten. Zu seiner großen Überraschung stellte er sofort einen großen Unterschied fest – seine Panikgefühle gingen deutlich zurück, und er hatte keine starke Panikattacke mehr.

Koffein löst aber nicht nur Panik aus. Menschen, die zum Schwarzmalen neigen, sich immerzu Sorgen machen und vielleicht unter generalisierter Angst leiden, stehen meist unter körperlicher Spannung. Ihr Spannungsgrad nimmt mit der Aufnahme von Koffein zu – aufgrund der Wirkung auf das Nervensystem (Fisone et al., 2004; Fredholm et al., 1999). Koffein beeinträchtigt auch Menschen mit Sozialangst-Symptomen wie Erröten, Schweißausbrüche und Zittrigkeit. Indem die Erregung ihres Nervensystems verstärkt wird, erleben sie genau die Zustände, die sie auf jeden Fall vor der Welt verbergen wollen.

Koffein trägt insgesamt zu allen Formen der Angst bei. Schauen Sie sich einmal die Mengen an Koffein in alltäglichen Produkten wie Cola, Kaffee, Tee, Schokolade, Energie-Drinks und Tabletten an. Im Internet lässt sich der Koffeingehalt in diesen Produkten leicht herausfinden. Menschen reagieren sehr unterschiedlich auf Koffein, und manche vertragen noch nicht einmal sehr kleine Mengen. Doch wenn Sie darauf achten, wie sich Ihre Stimmung, Körperspannung und Angst nach dem Genuss von Koffein verändern, werden Sie schnell entdecken, wo sich Ihr Limit befindet, und Sie können Ihren Konsum darauf einstellen.

Alkohol

Viele Menschen benutzen Alkohol, um Stress zu reduzieren, mit Ängsten fertig zu werden und unerfreuliche emotionale Zustände zu vermeiden. Eine maßvolle Menge Alkohol kann schnell und zeitweilig einen entspannten Zustand im Bewusstsein und im Körper herbeiführen. Doch ist der Einfluss von Alkohol auf den ängstlichen Körper komplexer, als es zunächst scheint.

Menschen unter Stressbelastung neigen zu größerem oder häufigerem Alkoholkonsum als Menschen ohne Stressbelastung. In Zeiten unablässiger Anspannung – z. B. während einer Scheidung, eines besonders schwierigen Projekts, das viele Überstunden erfordert, oder während der Pflege eines schwerkranken Familienangehörigen – konsumieren Menschen nicht selten verstärkt Alkohol. All diese Situationen beeinträchtigen die Entspannung oder die Fähigkeit, einzuschlafen – und Alkohol kann Schlaf herbeiführen. Alkohol kann auch Sozialängste mindern. Er kann einer Person die Angst vor einer sozialen Anforderung nehmen, wie zum Beispiel der Teilnahme an einer Firmenfeier. Bei dem Versuch, unangenehme Gefühle loszuwerden oder einen entspannten Zustand herzustellen, greifen Menschen zum Alkohol und schaffen damit, ohne es zu wissen, ein größeres Angstproblem.

Zwar kann Alkohol für eine gewisse Zeit Entspannung bewirken, aber in Wahrheit ist er ein stark Angst *erzeugendes* Mittel. Wenn er, durch die Leber entgiftet, den Körper verlässt, befinden sich die Nerven in einem erregten Zustand. Menschen, die am Abend ein paar Gläser trinken, mögen früher müde werden und leichter einschlafen, aber oft wachen sie mitten in der Nacht auf und finden nicht wieder in den Schlaf. Das liegt daran, dass Alkohol das Nervensystem in einem erregten Zustand zurücklässt. Neben dem vollständigen Verzicht auf den Alkohol ist das beste Mittel gegen das Aufwachen in der Nacht, ihn auf die frühere Abendzeit zu beschränken, sodass die Phase der Entgiftung vorüber ist, bevor man zu Bett geht.

Eine bessere Lösung ist es, vor dem Zubettgehen Kräutertees mit beruhigenden Eigenschaften (z. B. Kava, Kamille, Katzenminze, Zitronenmelisse, Hopfen und Baldrian) zu trinken, um müde zu werden und Schlaf ohne nächtliches Erwachen zu finden. Wenn Sie Kräuterextrakte benutzen, sollten Sie sich in jedem Fall informieren, wie diese miteinander und in Kombination mit anderen Medikamenten wirken, falls Sie solche einnehmen.

Ein offenkundigeres Problem bei Alkohol und Angst ist der Kater oder Katzenjammer nach zu großem Alkoholgenuss. Junge

Menschen trinken nicht selten exzessive Mengen Alkohol. Das Kampf- oder Komatrinken ist gefährlich weit verbreitet, häufig wird damit in der späten Adoleszenz begonnen. Das ist kein »soziales Trinken« und hat Konsequenzen, die sowohl zu Abhängigkeit als auch zu Angst führen können. Alkoholabhängigkeit bedarf neben dem Angstmanagement einer gesonderten Behandlung – Abhängigkeit hört nicht einfach auf, nur weil eine Person ihre Angst in den Griff bekommen hat.

Bei der Einschätzung des Alkoholkonsums bei gleichzeitiger körperlicher Angst ist es wichtig, herauszufinden, wie der Alkohol Angst auslöst – statt sie zu verringern. Das erregte Gehirn, das versucht, sich vom Alkoholeinfluss zu erholen, neigt zu Angst und Panik. Eine Möglichkeit, den Einfluss von Alkohol auf Ihren Körper festzustellen, ist das Führen eines Angst- oder Paniktagebuchs. Halten Sie fest, wie viel Alkohol Sie am Abend zuvor getrunken haben, und notieren Sie das Angstniveau oder das Auftreten von Panikzuständen am nächsten Tag. Wenn Sie dieses Tagebuch regelmäßig über mehrere Monate führen, bekommen Sie einen sehr guten Überblick darüber, wie Alkohol Ihre Verfassung beeinflusst.

Tabak

Tabakkonsum hat so viele Nachteile, dass es schwerfällt, zu verstehen, warum eine Person überhaupt Tabak konsumiert. Doch trotzdem rauchen die Menschen. Sie finden den Tabakgenuss und die damit verbundenen Handlungen entspannend. Die Rituale des Rauchens – das Anzünden der Zigarette, Pfeife oder Zigarre – werden oft mit Gemütlichkeit und Ruhe assoziiert. Der Raucher lässt den Stress hinter sich, er hat Zeit, sich zu entspannen, nachzudenken und sich zu beruhigen. Es gibt nichts, was einem ängstlichen Menschen mehr Angst macht als die Ankündigung, er müsse mit dem Rauchen aufhören.

Ein besserer Weg ist es, der Beziehung zwischen Angstgefühlen und Tabakgenuss nachzugehen. Rauchen hat viele Angst erregende Wirkungen, darunter Schwindelgefühle, Kribbeln, Kurzatmigkeit oder auch nur das quälende Bewusstsein, dass man aus Gesundheitsgründen nicht rauchen sollte. Es lässt sich nicht exakt voraussagen, wie eine Person vom Rauchen beeinflusst wird, bis man die Reaktionen dieser Person festhält. Ein Rauch-Protokoll kann so einfach sein wie die in Abbildung 5 gezeigte Karteikarte.

Sie können schnell erkennen, ob es eine Beziehung zwischen Ihrem Tabakkonsum und der Intensität Ihrer Angst gibt. Ein Klient berichtete, dass seine ständige Angst vor einer Panikattacke sofort nachließ, als er mit dem Rauchen aufhörte. Er glaubt, das habe damit zu tun, dass er wegen jeder Zigarette Schuldgefühle hatte, sich, dies aber nicht eingestehen wollte. Mehrere meiner Klienten erklärten, dass während des Rauchens ihre Angst gemindert sei, danach aber wieder zunehme. Wenn Sie daran arbeiten, Ihre körperlichen Angstempfindungen zu beherrschen, empfiehlt es sich, vor dem Anzünden einer Zigarette die Zwerchfellatmung oder eine der schnellen Atem-Entspannungsübungen (siehe Kapitel 4) durchzuführen. Diese Übungen können helfen, Ihre tiefer liegenden Ängste abzubauen, sodass Sie sich weniger genötigt sehen, zur Zigarette zu greifen.

	1. Zigarette	2. Zigarette	3. Zigarette	4. Zigarette
Angst davor				
Angst währenddessen				
Angst 15 Minuten danach				

Abb. 5: *Rauch-Protokoll. Bewerten Sie Ihre Angst von 1 –10, wobei 10 extreme Angst bedeutet. Statt der hier genannten Zigaretten können Sie auch Pfeife, Zigarren oder sonstigen Rauch- oder Tabakkonsum bewerten.*

Zucker und Süßstoffe

Die Aufnahme von Zucker und Süßstoffen ist mit einer Reihe von angststimulierenden Problemen verbunden. Vor allem kann Zucker bei Menschen, die an Hypoglykämie leiden, angstähnliche Zustände hervorrufen. Hypoglykämie bedeutet Unterzuckerung, und die Symptome eines zu niedrigen Zuckerspiegels im Blut (z. B. Schweißausbrüche, Hitzewallungen, Übelkeit, Zittern) sind den körperlichen Reaktionen sehr ähnlich, die mit allen Arten von Angst einhergehen. Wie die meisten Krankheiten, die öffentliches Interesse erregen, wurde die Hypoglykämie zeitweise überdiagnostiziert und für alle möglichen körperlichen und mentalen Störungen verantwortlich gemacht. Andrew Weil (1998) schrieb, dass unstabile Zuckerwerte im Blut ungewöhnlich sind, weil das Gehirn von einer gleichbleibenden Versorgung mit Blutzucker abhängig ist und der Körper viele Möglichkeiten hat, diese sicherzustellen. Gleichwohl haben manche Menschen Hypoglykämie, und manche reagieren sehr empfindlich auf einen wechselnden Blutzuckerspiegel in ihrem Körper. Viele Menschen mit Angst spüren körperliche Symptome intensiver und widmen ihnen mehr Aufmerksamkeit als andere. Wenn jemand mit Hypoglykämie Nahrung zu sich nimmt, die sich schnell in Zucker verwandelt (z. B. einfache Kohlenhydrate wie in Kuchen oder Nudeln), steigt der Blutzuckerspiegel in rasantem Tempo an. Kurz darauf sinkt der Blutzuckerspiel wieder ebenso schnell ab und löst Symptome aus, die denen der Angst sehr ähnlich sind. Der Verzehr komplexer Kohlenhydrate statt einfacher, eine ausgewogene Ernährung mit Proteinen sowie eine Reduzierung von Koffein sind gute Mittel, diesem Problem entgegenzuwirken.

Süßstoffe, insbesondere Aspartam, sind ein kompliziertes Feld, weil die Forschung hinsichtlich der negativen Wirkungen zu unterschiedlichen Ergebnissen kommt. Viele Studien berichten keine konsistenten negativen Reaktionen auf diese Substanzen, während andere eine Verbindung zwischen erhöhter Angst und der Einnahme von Aspartam zeigen. Es gibt überzeugende Forschungsstudien darüber, dass Aspartam direkt in den Nerven wirkt, indem es die Markscheide, also die schützende Hülle der Nervenfasern, verändert (Blaylock, 2004; Muller et al., 1995; Walton, 1988). Außerdem legt eine Vielzahl von Erfahrungsberichten über negative Reaktionen auf Aspartam – darunter auch solche meiner eigenen Klienten – die Empfehlung nahe, die Einnahme von Aspartam zu vermeiden, um so seinen Anteil an der Auslösung von Angst oder Panikattacken zu eliminieren.

Im Allgemeinen ist ein vernünftiger Umgang mit Zucker die beste Entscheidung. Für Menschen, die keinen Zucker vertragen, wird ein nicht chemischer Süßstoff angeboten, der aus der Stevia-Pflanze, dem Süß- oder Honigkraut, gewonnen wird und der in allen Naturkostläden erhältlich ist. Chemikalien in unseren Lebensmitteln sind für unsere Körper schwerer zu verdauen, und viele Menschen mit angstbereiten Körpern reagieren nicht nur auf Aspartam, sondern auch auf andere chemische Stoffe. Für die Gesundheit ist es grundsätzlich klug, die Aufnahme von Chemikalien zu verringern. Auf Aspartam zu verzichten ist ein guter Schritt auf diesem Weg. Sie sollten Ihre Angstintensität nach der Aufnahme von Aspartam oder Zucker beobachten. Wenn Sie eine Zunahme der Symptome feststellen, sollten Sie weniger zu sich nehmen oder die Substanz ganz weglassen.

BAUEN SIE VERZÖGERUNGEN EIN

Unsere gegenwärtige Gesellschaft hat eine besondere Form von Stress geschaffen – die Forderung, auf jede Form der Kommunikation unmittelbar zu reagieren. Viele von uns haben sich an den Gedanken gewöhnt, dass wir sofort ans Telefon gehen, wenn es klingelt, sofort eine E-Mail beantworten oder ein Fax zurücksenden statt eines »Schneckenpost-Briefs«. Vielleicht gehören Sie zu den

STRATEGIE 1: WAS, WANN, WO UND WIE VIEL? ERNÄHRUNG UND REIZZUFUHR

Menschen mit starkem Antrieb, haben jede Menge Energie, Dinge zu tun und anzuschieben, egal, was Sie tun – und so merken Sie vielleicht nicht, wie strapaziös diese ständige Forderung nach Kommunikation ist.

Jedes Mal, wenn der Computer oder das Telefon »klingelt«, um uns mitzuteilen, dass uns eine Botschaft erwartet, registriert unser Gehirn einen Alarm. Die Amygdala nimmt das Klingeln als eine Forderung nach erhöhter Aufmerksamkeit wahr. Der Alarmzustand hält an, bis wir darauf reagieren, und wenn wir das nicht sofort tun, müssen wir mentale Energie aufwenden, um den Drang zur Reaktion beiseitezuschieben. Selbst wenn wir das Telefon von jemand anderem hören, führt das in uns zu einer mentalen (und somit auch körperlichen) Spannung. Unsere gesamte Kommunikationstechnologie hat einen künstlichen Zustand geschaffen, in dem wir ständig »auf Abruf« sind. Unser tägliches Leben ist von der Bereitschaft geprägt, immerzu sofort zu antworten. Es ist nicht schwer, den Appell-Charakter von E-Mails, Mailbox-Nachrichten, SMS und Chataufrufen etc. zu spüren. Die Erwartungen am Arbeitsplatz erhöhen dieses Gefühl noch. »Ach«, sagt der Chef mit gerunzelter Stirn, »Sie haben die Nachricht nicht erhalten? Ich habe Ihnen gestern Abend um neun Uhr eine E-Mail geschickt, um Ihnen mitzuteilen, dass die Besprechung heute Morgen um eine Stunde vorgezogen wird.« Die stillschweigende Voraussetzung ist, dass Sie zu jeder Stunde des Tages mit Ihrer Arbeit in Kontakt stehen. Viele Firmen weisen ihre Angestellten an, auch an Wochenenden die E-Mails anzuschauen, und wer im Gesundheitswesen arbeitet, insbesondere im Bereich der Psychologie und Psychiatrie, von dem wird oft erwartet, dass er pausenlos erreichbar ist, oft tagelang. Der Druck, wachsam zu bleiben, ist zwar subtil, aber gleichbleibend, und er spielt eine eindeutige Rolle bei der Entstehung körperlicher Anspannung.

Es kann durchaus sinnvoll sein, den Druck, der mit der ständigen Forderung nach Antwort verbunden ist, zu verringern und zu beobachten, wie sich das auswirkt. Mike, einer meiner Klienten, der gern den Witz machte, sein Bluetooth-Headset sei ihm chirurgisch implantiert worden, vergaß eines Tages auf einer Geschäftsreise sein Handy. Er stellte fest, dass es sehr angenehm war, mit seinem Kunden zusammen zu sein, ohne ständig mit Anrufen und E-Mails bombardiert zu werden. Er konzentrierte sich auf den Kunden und auf seine Arbeit und kam zu dem Schluss, dass er seine Arbeit besser verrichtete als sonst, wo er ständig auf das Geklingel seines Smartphones hätte reagieren müssen. Er hatte etwas Angst ohne das Handy, aber da ihm keine Wahl blieb, konnte er die Angst abstellen, und er fühlte sich bei seiner Aufgabe so ruhig und entspannt wie seit Langem nicht mehr. Sogar die Heimfahrt fühlte sich besser an, weil er Musik hören konnte, statt im Berufsverkehr Anrufe zu beantworten. Da eine Veränderung Ihres Reaktionsmusters auf die Forderung nach Kommunikation kurzfristig die Angst erhöhen kann, bevor sie Erleichterung bringt, sollten Sie sich eine angemessene Versuchszeit einräumen, um sich selbst zu beobachten. Wie viele »Crackberry«-Benutzer (amerikanischer Scherzbegriff für Menschen, die süchtig danach sind, ihre Mailbox-Nachrichten und E-Mail-Eingänge zu kontrollieren; Anm. des Übs.) bestätigen werden, ist das Abschalten von Kommunikation mit der Angst verbunden, etwas zu verpassen. Man muss sich an das Gefühl gewöhnen, nicht erreichbar zu sein.

Um diese Problematik zu verringern, entscheiden Sie bewusst und wohlüberlegt, in welchem Umfang Sie Ihre Erreichbarkeit durch Telefon, E-Mails, SMS, Fax und so weiter reduzieren wollen, und beobachten Sie dann, wie sich Ihr Angstniveau verändert. Man nennt das: Verzögerungen einbauen. Probieren Sie einen der folgenden Vorschläge für mindestens eine ganze Woche aus, und entscheiden Sie sich für das, was sich mit Ihrer Arbeit am besten vereinbaren lässt. Das eigentliche Ziel ist, selber zu entscheiden, *wann* wir auf all die technologischen Kommunikationsforderungen reagieren wollen. Aber übernehmen Sie sich nicht, sondern fangen Sie mit *einem* Vorschlag an. Bewerten Sie dann Ihr tägliches Angst-

STRATEGIE 1: WAS, WANN, WO UND WIE VIEL? ERNÄHRUNG UND REIZZUFUHR

niveau auf einer Skala von 0 bis 10 (10 steht für sehr hoch) vor, während und nach der technologiefreien Zeit, die Sie sich nehmen.
- Bevor Sie Ihre E-Mails checken, lassen Sie sich mindestens eine Stunde Zeit. Versuchen Sie, erst andere Arbeiten zu erledigen.
- Versuchen Sie, Ihre Mailbox zu bestimmten Zeiten innerhalb des Arbeitstages abzuhören, dann, wenn es in Ihren Zeitplan passt, Nachrichten zu empfangen und Anrufe zu erwidern. (Vielleicht wollen Sie Anrufer automatisch darüber informieren, wann sie Ihren Rückruf erwarten können.)
- Stellen Sie, während Sie arbeiten, alles ab, was klingelt, brummt und tutet.
- Stellen Sie zu Hause alles ab, was klingelt, einschließlich Handys. Machen Sie Ihre Mahlzeiten zur »anruffreien Zone«.
- Lassen Sie Ihr Handy im Auto, wenn Sie ins Restaurant gehen, oder schalten Sie wenigstens den Ton ab (auch die Vibration), sodass Sie sich ganz auf Ihr Essen und Ihre Begleitpersonen konzentrieren können. (Machen Sie das Gleiche im Kino, im Theater, in der Kirche, bei Besprechungen, Vorträgen, Lesungen etc.)
- Wenn Sie bei Ihrer Arbeit einen Piepser mit sich herumtragen, sorgen Sie dafür, dass er aus ist, wenn Sie nicht erreichbar sein wollen.
- Halten Sie persönliche und berufliche Telefonnummern auseinander, sodass Sie sich entscheiden können, nicht zu antworten, ohne Anrufe Ihrer Familie oder Freunde zu versäumen. Außerdem: Beantworten Sie keine beruflichen Anrufe in Ihrer persönlichen Freizeit.
- Wenn Sie einen Computer zu Hause haben müssen oder ihn von der Arbeitsstelle mit nach Hause nehmen müssen, vereinbaren Sie mit Ihrem Vorgesetzten, wie viele Stunden Arbeit von Ihnen erwartet werden. Reagieren Sie außerhalb dieser Zeit auf keine berufsbezogenen Nachrichten. Die Versuchung, nonstop zu arbeiten, wird von Ihrem Chef gewiss nicht unterbunden. Sie selbst müssen die Grenzen setzen.

Beobachten Sie den Einfluss der Kommunikationsanforderungen und wie sie sich auf Ihr Angstniveau auswirken. Dieses kann sich eher als Spannung oder Wachheit denn als Nervosität bemerkbar machen. Es ist ebenfalls sinnvoll, zu überprüfen, wie viel Angst es auslöst, wenn Sie sich von der Erreichbarkeit durch elektronische Medien abkoppeln. Beide Arten der Angst sind geeignet, Ihr Gehirn auf Hochtouren zu halten und zu Dingen, die mit Ihren Kommunikationsanforderungen scheinbar nichts zu tun haben, mit Angst zu erfüllen. Eine Methode, Angst zu bewerten und die Veränderung des Angstniveaus festzustellen, wenn Sie Ihre Kommunikationsgrenzen verändern, ist es, Verzögerungen einzubauen und die Ergebnisse zu beobachten. Sie können dazu eine einfache Karteikarte benutzen. Abbildung 6 zeigt das Beispiel einer teilweise ausgefüllten Karte.

AUFGABE: E-Mails erst 1 Stunde nach Arbeitsbeginn öffnen	Tag 1	Tag 2	Tag 3	Tag 4	Tag 5	Tag 6	Tag 7
Vor der Verzögerung	8	7	9	5	3		
Während der Verzögerung	10	10	7	3	0		
15 Min. nach der Verzögerung	3	2	7	1	1		

Abb. 6: *Verzögerung von Kommunikations-Anforderungen: Bewerten Sie täglich Ihr Angstniveau von 0 –10 (10 steht für hoch) vor, während und nach der technologiefreien Zeit, die Sie sich nehmen.*

WENIGER REIZ-INPUT

Eine Auszeit von den hoch stimulierenden Computern am Arbeitsplatz kann sich stressmindernd auswirken (Schaubroeck & Ganster, 1993). Zwar beklagen sich nicht alle Menschen über Lärmbelastung an einem offenen Arbeitsplatz, aber ihre Körper unterliegen dennoch der ständigen Anspannung, den Lärm (oder die Geräusche) auszublenden. Sie zeigen mehr Stresshormone als Menschen, die in ruhigeren Büros arbeiten (Evans & Johnson, 2000). Für Personen, die auf ein hohes Maß an Stimulierung empfindlich reagieren, können solche Auszeiten effektiv zur Reduzierung des Stress- und Spannungsniveaus beitragen (Aron, 1996).

Wenn Sie sich des Ausmaßes der Stimulation, dem Sie sich in Ihrer Umwelt aussetzen, nicht bewusst sind, brauchen Sie möglicherweise Auszeiten, auch ohne den unmittelbaren Druck zu verspüren. Je empfindlicher Sie sind, desto höher ist der Tribut, den Sie der Umwelt zollen. Daher kann eine Auszeit von der Stimulierung zu einem ruhigeren Körper führen. Versuchen Sie, einige der folgenden Pausen mindestens alle 90 Minuten bei der Arbeit einzulegen:

- Nehmen Sie sich einen Moment Zeit, um nach draußen zu sehen.
- Gehen Sie nach draußen, und sei es nur für wenige Minuten.
- Sehen Sie sich Bilder Ihrer liebsten Menschen oder Orte an, und nehmen Sie sich einen Moment Zeit, um Freude und Liebe zu spüren.
- Gehen Sie auf dem Flur auf und ab, trinken Sie einen Schluck Wasser, oder gehen Sie zur Toilette, selbst wenn Sie es nicht müssen, einfach um sich zu bewegen und vom Arbeitsplatz weg zu sein.
- Gönnen Sie sich einen zweiminütigen mentalen Urlaub. Das funktioniert in jedem Alter gut. Schließen Sie die Augen und denken Sie an einen Ihrer Lieblingsorte. Dann gehen Sie mit allen fünf Sinnen durch, was Sie dort empfinden. Wenn Sie das

vollständige Bild haben, nach etwa zwei Minuten, können Sie wieder zur Gegenwart zurückkehren mit dem Gefühl, dass Sie eine kurze Auszeit hatten.

Menschen leiden nicht nur in der Arbeitsumwelt unter Stressbelastung. Manche Schüler zum Beispiel fühlen sich bedrängt und agieren übernervös, weil sie im Klassenzimmer, Pausenhof oder auf den Gängen der Schule zu viel Stimulation ausgesetzt sind. Die meisten Eltern möchten ihre Kinder nach einem im Haus verbrachten Tag gern nach draußen zum Spielen schicken, aber diejenigen, die auf Stimulation empfindlich reagieren, brauchen diese Veränderung tatsächlich dringend, wenn sie Angst auslösende Spannungen vermeiden wollen. Einkaufen (insbesondere in Einkaufszentren), der stressige Berufsverkehr im Auto oder in öffentlichen Verkehrsmitteln, die Teilnahme an Konferenzen mit vielen Menschen und neuen Informationen oder zu viel Lärm, fluoreszierendes Licht und andere Reizerreger in der Umwelt schaffen das Bedürfnis nach einer Stimulationsauszeit. Wenn Sie die Möglichkeit haben, die Zeit, in der Sie sich in stark stimulierenden Situationen befinden, zu begrenzen, ist das eine große Hilfe. Planen Sie Pausen, wenn Sie zum Großeinkauf gehen, nehmen Sie sich Zeit zum Essen oder für eine Tasse Tee. Wenn zu viele Leute im Haus sind, ziehen Sie sich für eine Auszeit in einen stillen Raum zurück. Wenn Sie merken, dass Sie reizbar, müde, wütend oder ängstlich werden, nehmen Sie sich Zeit, um Ihren Körper nach stimulierenden Situationen zu beruhigen. Ruhen Sie sich aus, lesen Sie, hören Sie Musik, machen Sie ein Nickerchen oder lenken Sie sich mit etwas ab, das Sie interessiert, aber keine Intensität verlangt.

Auch ist es wichtig, sich Zeit *zwischen* Aktivitäten zu nehmen, um dem eigenen Nervensystem die Chance zu geben, sich zu regenerieren und neu auszurichten. Zu diesem Zweck sollten Sie sicherstellen, dass Sie nach einem ausgelassenen Vergnügen Ruhe und Entspannung finden; Sie werden entdecken, dass das Vergnügen doppelt so viel Spaß macht. Schaffen Sie Übergänge zwischen Aktivitäten, um so die Stimulation abschütteln und sich selbst neu fokussieren zu können. Desorganisation ist für Menschen, die auf Überstimulierung empfindlich reagieren, ein Stressfaktor. Menschen, die viel Energie haben, deren Basalganglien diesen persönlichen Antrieb schaffen, Dinge zu erledigen, brauchen dazu vielleicht weniger Zeit als andere, die von der Stimulation stärker beeinflusst werden – aber sie brauchen den Übergang zu einer anderen Tätigkeit. Übergänge sind sehr wichtig, um das Antriebsniveau fokussiert und damit weniger stressbeladen zu machen. Sorgen Sie dafür, dass Sie nach einem großen Ereignis Ruhe finden und sich neu organisieren – wie in den Ferien –, bevor Sie wieder zu Ihrer Arbeit zurückkehren. Schließen Sie immer eine Aktivität ab, bevor Sie eine neue beginnen.

Es gibt unterschiedliche Möglichkeiten, eine Pause oder Auszeit zu nehmen. Zum Beispiel:

- Setzen Sie sich in einen stillen Raum und tun Sie etwas Ruhiges wie Lesen, Meditieren oder einfach nur Atmen.
- Lösen Sie sich von der Stimulation, und wenn es nur für 15 Minuten ist.
- Nehmen Sie ein Bad oder lassen Sie kaltes Wasser über Ihre Hände laufen, während Sie langsam ausatmen.
- Hören Sie Musik, die Sie besänftigt.
- Spielen Sie ein paar Minuten ein Computerspiel, das Ihre gesamte Konzentration erfordert.
- Wenn Sie ein kreativer Mensch sind, verbringen Sie Zeit mit Zeichnen/Malen, Handarbeit oder einem Musikinstrument.
- Gehen Sie nach draußen – schauen Sie sich nach Möglichkeit Bäume, Gärten, Wälder an.
- Wenn Sie ans Büro o. Ä. gefesselt sind, versuchen Sie es mit Atmen (Kapitel 4), oder konzentrieren Sie sich auf den wichtigsten Teil der Aktivität, die Sie erledigen müssen, und blenden Sie so die nicht zur Sache gehörige Stimulation aus.

Die folgenden Vorschläge helfen Ihnen, Ihren Stimulationspegel zu senken.
- Legen Sie bei der Arbeit regelmäßig Pausen ein. Überspringen Sie diese Pausen nicht, nur weil Sie im Moment nicht unter Stress stehen.
- Begrenzen Sie die Zeit, die Sie an überstimulierenden Orten (Einkaufszentren, Sportarenen etc.) verbringen. Nehmen Sie nach Großereignissen eine Auszeit oder verbringen Sie Zeit allein.
- Konzentrieren Sie sich auf etwas, das Ihre ganze Aufmerksamkeit erfordert, aber nicht intensiv ist (z. B. ein Instrument spielen, Handarbeit etc.).
- Schaffen Sie Übergänge zwischen stimulierenden Aktivitäten (z. B. zwischen Schulbesuch und sozialer Aktivität nach der Schule).
- Sorgen Sie dafür, dass Ihnen zwischen großen Unternehmungen wie Urlaub und Rückkehr zur Arbeit genug Zeit bleibt, sich zu entspannen und neu zu organisieren. Desorganisation ist für Menschen, die für Überstimulierung empfänglich sind, mit großem Stress verbunden.
- Legen Sie in Situationen, in denen Sie körperlich präsent bleiben müssen, mentale Pausen ein.

NEHMEN SIE MEHR NAHRHAFTE LEBENSMITTEL ZU SICH

Ihr Gehirn produziert Neurotransmitter aus den Nährstoffen, die Sie durch die Nahrung zu sich nehmen. Die meisten Hirnzellen und Neurotransmitter entstehen im Schlaf. Unser Gehirn braucht tierische und pflanzliche Proteine (= Eiweiß) (Delgado et al., 1994; Goldberg, 1997), während wir schlafen, und der Verdauungsprozess braucht zwölf bis fünfzehn Stunden, bevor die Proteine dem Gehirn zugeführt werden. Das ist ein weiterer Grund, warum wir gut frühstücken sollten! Um Protein in der Nacht verfügbar zu machen, sollten wir mehrmals am Tag Proteine aufnehmen.

Wir brauchen auch Vitamine, damit unser Gehirn funktionsfähig bleibt und Neurotransmitter produzieren kann (Amen, 2003; DesMaisons, 1998; Weil, 1998). Am besten ist es, Nährstoffe über die tägliche Nahrung zu sich zu nehmen, doch können Nahrungsergänzungsmittel wie Multivitaminpräparate hilfreich sein, wenn man in gewissen Bereichen Mangelerscheinungen hat. Und nicht verwechseln: Nährstoffe sind keine Kalorien! *Was* wir essen, ist für die Hirngesundheit sehr viel wichtiger, als *wie viel* wir essen.

Folsäure aus dunkelgrünem Gemüse wie Spinat ist für die Herstellung von Serotonin wesentlich (Delgado et al., 1994; Wolfersdorf et al., 1994), und SSRI-Medikamente funktionieren nur in Verbindung damit optimal. Sorgen Sie für genug Vitamine in Ihrer Nahrung, indem Sie orangefarbenes, grünes, rotes und gelbes Gemüse und frische Früchte essen. Gesunde Fette, wie sie in Olivenöl und Fisch vorkommen (z. B. die Omega-3-Fette), sind für das Funktionieren Ihres Gehirns ebenfalls förderlich.

Dann: Schlafen Sie genug! Ihr Gehirn will 8 Stunden in der Nacht, nicht nur, um Stressbelastungen abzubauen, sondern um Zellen zu reparieren und neue zu produzieren (Weil, 1998; Amen, 2000; DesMaisons, 1998). Kapitel 6 enthält Ideen, die besseren Schlaf fördern.

Die folgenden Tipps helfen Ihnen, mehr Nährstoffe zu sich zu nehmen.

- Fügen Sie Ihrem Speiseplan Proteine (Eiweiße) hinzu, die für die Produktion von Neurotransmittern zuständig sind.
- Fügen Sie Ihrem Speiseplan dunkelgrünes, blattartiges Gemüse hinzu, das dem Gehirn bei der Produktion neuer Hirnzellen hilft.
- Sorgen Sie dafür, dass Sie alle Spurenelemente haben, die Sie brauchen, evtl. durch Multivitaminprodukte.

- Essen Sie regelmäßig, sodass Sie eine stetige Zufuhr von Nährstoffen haben.
- Achten Sie auf den Verzehr gesunder Fette, und vermeiden Sie hydrierte bzw. gehärtete Öle.
- Schlafen Sie genug, damit der Körper die Nährstoffe nutzen kann, um Zellen zu reparieren und zu produzieren.

FAZIT

Es ist nicht immer einfach, darauf zu achten, welche Dinge in unserem Körper Angst auslösen, aber immer produktiv. Die Beruhigung körperlicher Erregungszustände lässt sich mit mentaler Anstrengung bewirken, aber auch durch Veränderungen unserer Lebenswelt, sowohl der Innenwelt unseres Körpers als auch der Außenwelt, die uns umgibt. In den nächsten drei Kapiteln stelle ich weitere wichtige Techniken vor, mit denen wir unser übererregtes Gehirn und unseren angstbesetzten Körper beruhigen können.

VIER

STRATEGIE 2: LASSEN SIE SICH VON IHRER ATMUNG HELFEN

Um einen Körper im Angstzustand zu kontrollieren, gibt es keine Technik, die so effektiv ist wie das Atmen. Es ist fast ein Wunder, was kontrolliertes Atmen ausrichten kann, um den Körper zu beruhigen. Die Schönheit des Atmens liegt darin, dass es funktioniert, selbst wenn Sie nicht daran glauben. Sie wissen bereits, wie man atmet, also fangen Sie nicht bei null an, wenn Sie lernen, das Atmen gegen Angstgefühle einzusetzen. Gleichgültig, welche körperlichen Erregungszustände Sie durchmachen, das richtige Atmen wird Sie innerhalb kürzester Zeit entlasten, wenn Sie lernen, wie man es anwendet, und sich daran erinnern, es anzuwenden. Es gibt verschiedene Aspekte des Atmens, die sich auf alle Arten von Angst anwenden lassen. Zu solchen Atemtechniken gehören:
- Die Zwerchfellatmung (Diaphragmatisches Atmen), um die Panik vor ihrem Ausbruch zu stoppen.
- Die Zwerchfellatmung, um die Panik zu verringern und zu stoppen, wenn sie bereits eingesetzt hat.

- Tiefes Atmen mit Muskelentspannung verbinden, sodass das Einatmen die Spannung nimmt, indem es Muskelentspannung auslöst.
- Atmung einsetzen, um den Körper zu beruhigen und so Stress vorzubeugen oder zu vermeiden.

DIE ZWERCHFELLATMUNG (DIAPHRAGMATISCHES ATMEN)

Versuchen Sie Folgendes, bevor Sie weiterlesen: Nehmen Sie einen schön tiefen Atemzug und atmen Sie langsam wieder aus. Wenn Sie das versucht haben, dann haben Sie soeben demonstriert, wie die Zwerchfellatmung Wunder wirkt. Sie haben im präfrontalen Kortex Ihres Gehirns eine exekutive Entscheidung getroffen, und der Kortex hat Instruktionen an die Teile Ihres Gehirns geschickt, die dafür sorgen, dass der Atemvorgang von allen dafür notwendigen Muskeln und Organen ausgeführt wird. In Ihrer Medulla oblongata – dem verlängerten Rückenmark, einem Teil des Hirnstamms – werden Atmung und Herzfrequenz ständig geregelt und überprüft, ohne dass Ihnen das bewusst ist. Aber Sie können durch eine bewusste Entscheidung die Atemfrequenz verlangsamen. Das verringert die Erregung im sympathischen Nervensystem und stimuliert Aktivität im parasympathischen Nervensystem – dem Teil Ihres Nervensystems, der die körperliche Erregung reduziert. Wenn Sie das beibehalten, werden Ihre Paniksymptome nachlassen.

Diaphragmatisches Atmen ist der verlässlichste Weg, eine Panikattacke zu stoppen, wenn sie bereits begonnen hat. Es ist das Einzige, was eine Person aus eigenem Willen tun kann, selbst wenn sie nicht glaubt, dass es funktioniert. Die Atmung ändert den körperlichen Zustand sofort. Ist der Körper angespannt, beeinflusst das die Atmung, noch bevor die Panik angefangen hat. Während der Panik wird das Atmen plötzlich flach und schnell, meist ohne Vor-

STRATEGIE 2: LASSEN SIE SICH VON IHRER ATMUNG HELFEN

warnung, und es kann zu Atemnot oder Hyperventilation führen, die Schwindelgefühle verursacht. Die Zwerchfellatmung ist das Gegenteil von Hyperventilation.

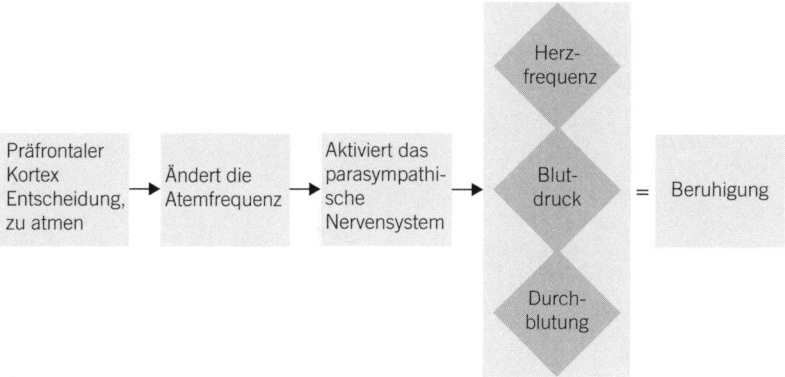

Abb. 7: Die Wirkung der Zwerchfellatmung

Beobachten Sie Ihre Atmung sorgfältig, bevor Sie anfangen. Schreiben Sie Ihre Beobachtungen auf, damit sie nicht verloren gehen. Beantworten Sie folgende Fragen: Atmen Sie regelmäßig ein und aus? Machen Sie Pausen beim Atmen? Wann? Fühlen Sie sich kurzatmig oder gehetzt? Können Sie feststellen, ob Sie nur Ihre Lunge mit Luft füllen oder nur in den Brustraum atmen? Was haben Sie beobachtet?

Das nächste Mal, wenn Sie unter Druck stehen, beobachten Sie, wie sich Ihre Atmung mit der Anspannung verändert. Wenn Sie vor anderen Menschen eine Ansprache halten sollen und deshalb nervös sind, achten Sie auf Ihre Atmung. Wenn Sie eine Meinungsverschiedenheit haben, notieren Sie, wie Sie atmen. Selbst wenn Sie unter Zeitdruck stehen, nehmen Sie sich einen Augenblick Zeit, um Ihr Atmen zu spüren. Es wird Sie dann vielleicht überraschen, dass Sie Ihre Lunge gar nicht füllen oder Ihren Atem anhalten, wenn Sie einatmen müssten.

Legen Sie eine Tabelle an wie in Abbildung 8 und beobachten Sie Ihre Atemweise. Machen Sie ein Häkchen neben alle Punkte, die zutreffen, und fügen Sie eine Notiz hinzu, wenn Ihnen etwas Besonderes bei Ihrem Atmen auffällt.

☐ Kurzes oder eingeschränktes Einatmen Notizen	☐ Gleichmäßig, aber schnell Notizen ....
☐ Keuchen Notizen	☐ Entspannt Notizen ....
☐ Lang ein-, kurz ausatmen Notizen	☐ Atem anhalten Notizen ....
☐ Flach Notizen	☐ Schnaufen (Hecheln) Notizen ....
☐ Rasches Lufteinsaugen Notizen	☐ Hyperventilieren Notizen ....

Abb. 8: *Checkliste zur Atembeobachtung*

Atmen kann man überall und zu jeder Zeit. Ob Sie bei der Arbeit oder zu Hause unter Druck stehen, ob in der Öffentlichkeit oder

STRATEGIE 2: LASSEN SIE SICH VON IHRER ATMUNG HELFEN

in einer privaten Situation: Sie können atmen, ohne aufzufallen. Wenn Sie dies gründlich üben, können Sie auf der Stelle gegen Panikattacken vorgehen. Sehr schnell werden Sie feststellen, dass die Länge der Panikattacken abnimmt. Wenn es Ihnen gelingt, über einen Zeitraum von wenigen Wochen die Wirkung von Panikattacken zu mindern, werden Sie zugleich eine Abnahme in der Häufigkeit der Panikattacken feststellen. Das frühzeitige Stoppen von Panik führt zu einer Beruhigung der Basalganglien und veranlasst diese, solche Attacken seltener auszulösen.

Üben Sie beim ersten Mal im Liegen oder Stehen – danach können Sie überall bewusst atmen, ohne dass es irgendjemandem auffällt. Beachten Sie: Es geht nicht darum, Ihre Atmung zu verändern, wenn Sie Ihren täglichen Beschäftigungen nachgehen, sondern darum, sie bewusst dann zu verändern, wenn Sie den Beginn einer Panikattacke spüren.

1. Legen Sie sich flach auf den Rücken, oder stehen Sie entspannt, die Füße leicht auseinander, die Knie locker. So können Sie die Bewegung Ihres Bauchs besser spüren, der sich wölben sollte, wenn Sie einatmen, und sich einziehen sollte, wenn Sie ausatmen.
2. Legen Sie Ihre Hand auf den Bauch. So können Sie spüren, ob Sie tief genug atmen und ob Ihr Brustkorb sich vorwölbt (was er bei der Zwerchfellatmung nicht tun sollte).
3. Dann atmen Sie die Luft aus Ihren Lungen vollständig aus, um die Übung zu wiederholen.
4. Atmen Sie durch die Nase. Die Einatmung muss gleichmäßig erfolgen, so, als ob Sie Ihre Lungen von oben bis unten gleichmäßig füllen würden. Man kann das bildlich gut mit einem Luftballon vergleichen, der an einem Wasserhahn mit Wasser gefüllt wird. Zuerst füllt und dehnt sich der Boden, dann steigt das Wasser weiter nach oben. Stellen Sie sich vor, wie Ihr Atem einen Ballon in Ihrem Bauch füllt,

er wird schwer und warm, während Sie einatmen. Es hilft Ihnen, wenn Sie gleichmäßig atmen und einen Rhythmus finden, der als Maß für das Ein- und Ausatmen funktioniert. Zählen Sie (z. B. langsam 1, 2, 3, 4), um überprüfbar gleichmäßig zu atmen. Wahrscheinlich werden Sie zwischen 3 und 6 zählen, bevor Ihre Lunge mit Luft gefüllt ist. Für diejenigen, denen die Vorstellung des Zählens unsympathisch ist: Atmen Sie, während Sie einen Satz mit einem gleichmäßigen Rhythmus denken: »Ich fülle meine Lunge stetig mit Luft. Ich leere meine Lunge langsam und gleichmäßig.« Füllen Sie Ihre Lunge gleichmäßig wie in dem Bild mit dem Luftballon, um die Luft dann ebenso gleichmäßig und gemächlich wieder herauszulassen.

5. Atmen Sie gleichmäßig und langsamer aus, als Sie eingeatmet haben, bis Ihre Lunge sich leer anfühlt. Das Ausatmen sollte stetig und langsam erfolgen. Stellen Sie sich vor, Sie blasen in eine Kerzenflamme, um sie zu bewegen, aber nicht auszublasen. Ihr Körper braucht Zeit, um Sauerstoff und Kohlendioxid auszutauschen, andernfalls kann Ihnen schwindlig werden – ein Symptom, das Sie vermeiden, nicht fördern wollen.

6. Wenn Ihnen schwindlig wird, dann atmen Sie nach dem Einatmen zwei Zahlen länger aus, oder machen Sie nach dem Ausatmen zwei Zahlen lang eine Pause, bevor Sie erneut wieder einatmen.

7. Üben Sie! Die Zwerchfellatmung ist dazu da, eine Panikattacke zur Ruhe zu bringen. Die meisten Menschen in Panik vergessen ihre Panikkontrollinstrumente sofort, wenn sie sie nicht ausreichend üben. Es ist wichtig, das Zwerchfellatmen in dem Moment einzusetzen, in dem Sie das Gefühl haben, kurz vor dem Beginn einer Panikattacke zu stehen. Also müssen Sie häufig üben, unabhängig davon, ob Sie eine Panikattacke kommen fühlen oder nicht.

STRATEGIE 2: LASSEN SIE SICH VON IHRER ATMUNG HELFEN

Legen Sie »Atempausen« ein

Versuchen Sie, dreißig Tage lang zehnmal am Tag oder öfter »Atempausen« einzulegen. Jedes Mal sollten Sie dann eine Minute lang Zwerchfellatmen üben, zum Beispiel immer, wenn Sie auf etwas warten. Vergessen Sie nicht, Sie brauchen dazu weder zu liegen noch zu stehen. Sie können das immer praktizieren, wenn Sie:

- vor einer roten Ampel stehen.
- am Telefon in der Warteschleife sind.
- in einem Geschäft in einer Warteschlange stehen.
- Werbeunterbrechungen bei einem Film sehen.
- darauf warten, dass Ihr Essen auf dem Herd oder in der Mikrowelle warm wird.
- in der Schule oder bei der Arbeit auf jemanden warten.
- im Auto sitzen und auf jemanden warten.
- darauf warten, dass sich Ihr Computer hochfährt.
- auf eine Nachricht per Telefon, SMS oder E-Mail warten.
- warten, bevor eine Besprechung beginnt.

Wenn Sie sieben Tage lang geübt haben, suchen Sie sich eine Zeit am Tag aus, in der Sie mehrere Minuten lang nicht gestört werden. Für die meisten ist der frühe Morgen oder der späte Abend oder die Mittagspause am passendsten. Fügen Sie während dieser einen ungestörten Zeit am Tag eine Minute Atmen hinzu. In den nächsten sieben Tagen fahren Sie damit fort, die Ein- bis Zweiminutenübungen 7- bis 9-mal am Tag zu praktizieren, aber Sie fügen der Zeit, die Sie ausgewählt haben und in der Sie ungestört sind, jeweils eine Minute pro Tag hinzu. Am Ende der Woche können Sie in dieser festgelegten Zeit also 7 bis 8 Minuten Atemübungen machen. Wenn Sie einmal so weit sind, dass Sie so lange bewusst atmen können, dann haben Sie die optimalen Voraussetzungen für andere wichtige Anwendungsgebiete geschaffen: für Tiefenentspannung und für Meditation, aber auch dafür, einen Mechanismus auslösen zu können, in dem die Stressreaktion sich selbst ausschalten kann. Wenn es Ihnen immer besser gelingt, automatisch die Zwerchfellatmung einzusetzen, sobald Sie erste Paniksymptome spüren, können Sie mit dem Üben aufhören. Doch wenn Sie unter der Anspannung leiden, die mit Nervosität und Aufgedrehtheit einhergeht, können Sie das tägliche Atemprogramm auch zu einem anderen Zweck fortsetzen – um Ihre Muskeln zu entspannen. Wenn Sie bewusst spüren, wie sich Ihre Muskeln beim Atmen entspannen, schaffen Sie einen Auslösereiz für Entspannung. Später dann, wenn Sie auf diese langsame, tiefe Weise atmen, werden Ihre Muskeln automatisch die Spannung aufgeben, in die sie sich begeben haben. Kapitel 6 beschreibt die auf Auslösereizen beruhenden Techniken zur Muskelentspannung.

Stolpersteine für die Zwerchfellatmung

Ohne Ausnahme stoßen Menschen auf Hindernisse, bevor sie das diaphragmatische Atmen für sich positiv nutzen können. Aber Übung und Training sind notwendig, um diese Atemtechnik zur Gewohnheit zu machen. Häufige Stolpersteine sind:

Man vergisst zu üben oder vergisst, an das Atmen zu denken, wenn die Angst einsetzt: Das ist der Grund, warum ich empfehle, diese Form des Atmens mit unterschiedlichen Zeiten, Orten und Beschäftigungen während des ganzen Tags zu verbinden. Es ist vielleicht einfacher für Sie, wenn Sie:
- sich selbst beim Üben vorstellen, zum Beispiel vor dem Waschbecken, im Auto, vor dem Computer, während er hochfährt, am Telefon oder vor dem Fernseher. Das wird Ihnen helfen, in diesen Situationen zu üben.
- einen Überblick schaffen. Manche Menschen erinnern sich

STRATEGIE 2: LASSEN SIE SICH VON IHRER ATMUNG HELFEN

besser, wenn sie Dinge aufschreiben. Vielleicht halten Sie eine Karteikarte parat, auf der Sie notieren, wann am Tag Sie Atemübungen machen. Die Verstärkung, die das Festhalten Ihrer Übungszeiten bedeutet, hilft Ihnen auch, sich leichter daran zu erinnern, wann die nächste Übungseinheit »dran« ist.

- sich mithilfe eines Notizzettels an die Atemübung erinnern. Es kommt häufig vor, dass das Atmen vergessen wird, wenn die Angst einsetzt. Das beste Mittel dagegen sind häufige und über den ganzen Tag verteilte Übungen: Also platzieren Sie eine Gedächtnisstütze an auffälliger Stelle. Schreiben Sie das Wort »Atmen« auf ein Kärtchen, und ziehen Sie es aus Ihrer Tasche oder Ihrer Geldbörse, wenn Sie Angstgefühle bekommen.

Wenn Atmen Angst auslöst: Manche Menschen bekommen Angst, wenn sie tief zu atmen beginnen. Manche haben Angst vor ihrem Atmen, weil sie sich vor Panik fürchten, wenn sie etwas Neues ausprobieren. Andere erinnert der Vorgang des Atmens an ihre Panik. Das liegt zumeist an der falschen Atemtechnik und daran, dass man den Angstgedanken nachgibt – so brauchen Sie zwei Arten von Hilfe. Arbeiten Sie mit jemandem zusammen, der Ihnen beim Atmen zusieht und Ihre Technik korrigiert. Wenn das keine Abhilfe bringt, werden Sie wissen wollen, ob ein Trauma oder eine andere tiefe Angstursache der Grund dafür ist, dass Sie keine Atemübungen ohne Angst machen können.

Wenn Ihnen diese Atemtechnik nicht zu helfen scheint: Es kommt nur sehr selten vor, dass Zwerchfellatmung keine reduzierende Wirkung auf Panikzustände hat. Beobachten Sie, wie Sie üben. Vielleicht dehnen Sie Ihren Brustkorb, während Sie Ihre Bauchmuskulatur verkrampfen, oder Sie halten Ihren Atem an, wenn Sie eigentlich atmen sollten. Ich habe das einmal mit zwei Studentinnen von mir diskutiert, die meinten, sie müssten ihren Bauch einziehen, wenn sie einatmeten. Sie machten das genaue

Gegenteil von dem, was ihre Körper von Natur aus getan hätten, aber sie hatten so lange in der falschen Weise geatmet, dass sie die umgekehrte Atmung beibehielten. Sie waren sehr erstaunt, wie anders es sich anfühlte, als sie lernten, ihren Bauch beim Einatmen auszudehnen. Es kann hilfreich sein, jemanden zu haben, der Ihnen zusieht, während Sie atmen, denn es ist nicht immer so leicht zu erkennen, was man selber tut.

Wenn Sie Probleme haben, sich zu konzentrieren: Jeder, der Zwerchfellatmung übt oder praktiziert, hat Gedanken, die davon ablenken und durchs Bewusstsein schießen. Das ist besonders wahrscheinlich, wenn man einer der Atemübungen eine Minute pro Tag hinzufügt. Am besten wird man mit Ablenkungen fertig, indem man:
- erkennt, dass man abgelenkt wird und zu sich selbst sagt: »Ach, ein Gedanke.« Stellen Sie es einfach fest, ohne sich selbst dafür zu verurteilen, dass Sie abgelenkt werden. Ärgern Sie sich nicht über sich selbst und werden Sie nicht ungeduldig beim Atmen. Betrachten Sie Gedanken als Wolken am Himmel, die vorüberziehen. Sie brauchen sie nicht anzuhalten, nicht kritisch zu überprüfen oder sich von ihnen irritieren lassen.
- die Aufmerksamkeit auf das Atmen zurücklenkt.
- sich auf das Körperempfinden des Atmens konzentriert, spürt, wie sich die Lungenflügel dehnen, wie sich der Bauch wölbt oder wie der Rücken gegen die Stuhllehne drückt. Spüren Sie, wie der Atem durch Ihre Nasenflügel oder durch Ihren Mund ein- und austritt.
- zählt, um den Rhythmus zu messen und um sich besser auf das Atmen zu konzentrieren.

Wenn sich das Einatmen beengend anfühlt: Vielleicht fühlen Sie sich eingeengt oder blockiert, als ob eine Sperre den Luftstrom verhindert, oder Sie fühlen sich nicht in der Lage, Ihre Lungen voll-

STRATEGIE 2: LASSEN SIE SICH VON IHRER ATMUNG HELFEN

ständig zu füllen. Sorgen Sie zuerst dafür, dass Sie sich in aufrechter Position befinden, und lockern Sie jede zu enge Kleidung, wie hautenge Jeans oder Krawatten. Wenn das Problem nicht so offensichtlich ist, kann die Ursache emotionaler Natur sein, und es wäre besser, die Atemübung in einer Therapiesitzung durchzuführen, um Ihre emotionale Reaktion auf das Atmen zu überprüfen. Stellen Sie sich folgende Fragen:

- Wo ist die Beengung oder Hemmung lokalisiert?
- Wie fühlt es sich an? Gibt es ein Wort oder einen Satz, mit dem es sich beschreiben lässt?
- Wie sieht es aus? Was ist seine Gestalt oder Farbe oder Größe?

Als nächsten Schritt:
- Versuchen Sie, die Hemmung klar zu visualisieren.
- Schicken Sie Ihren Atem ins Zentrum der hemmenden Stelle.
- Beobachten Sie sich beim Atmen. Beengungen oder Hemmungen, die eine emotionale Ursache haben, verschwinden häufig, wenn man sich ihrer bewusst wird – solange man nicht dagegen ankämpfen muss.
- Fragen Sie sich, was es erfordert, um die Hemmung zu verkleinern oder zum Verschwinden zu bringen, und stellen Sie sich vor, dass Sie das Erforderliche tun.

Wenn Sie körperliche Einschränkungen haben: Manchen Menschen fällt es schwer, zu atmen, weil sie Asthma oder andere Lungenerkrankungen haben. Wenn das der Fall ist, sollten Sie vielleicht mit Ihrem Lungenfacharzt zusammenarbeiten, um einen schnelleren Atemrhythmus zu finden und das Atmen weniger beschwerlich zu machen. Die Verminderung der Atemintensität und -dauer ist in der Regel hilfreich, um das Zwerchfellatmen auch denjenigen zu ermöglichen, die chronische Lungenerkrankungen oder Atembeschwerden haben.

Ein abschließendes Wort zum Zwerchfellatmen

Während Sie üben, werden Sie mehr über das Atmen erfahren. Die Strategie, sich von seinem Atem unterstützen zu lassen, ist einfach, aber nicht leicht zu beherrschen. Um mit dem Atmen Spannungen abzubauen, muss man sich zunächst einmal daran erinnern, es einzusetzen! Solange es nicht zur Gewohnheit geworden ist, vergisst man es in angstbelasteten Situationen leicht. Es braucht seine Zeit, bis der Prozess leichtfällt. Effektives Atmen erfordert Übung und Konzentration, bis es natürlich und wie von selbst funktioniert.

ATMEN UND AUFREGUNG

In Situationen, in denen sie sich unwohl fühlen, verkrampfen Menschen sich und bemühen sich, es nicht zu zeigen. Sie neigen zum Stillhalten, ihr Atem wird flach, sie spannen ihre Körper an. Mit anderen Worten, sie erzeugen eine unglaubliche Muskelanspannung und brauchen auf ihren Angstauslöser nur noch zu warten: Sie erröten schnell, schwitzen und zittern, sowie jemand in ihre Richtung guckt. Sie können sogar eine Panikattacke erleiden, wenn sie darüber nachdenken, dass sie nicht in der Lage sein werden, die Situation zu kontrollieren. Bei einem solchen Grad an Spannung ist es wichtig, vorbeugend aktiv zu werden, ruhig zu atmen und sich selbst zur Entspannung anzuhalten, während man sich auf das vorbereitet, wovor man sich fürchtet. Wenn Sie sich auf Ihr Atmen fokussieren, haben Sie weniger Zeit, sich auf Ihre Angst zu konzentrieren, und wenn Sie zwerchfellatmen, kann Ihnen Ihr parasympathisches Nervensystem helfen, unnötige körperliche Erregung zu verhindern. Je weniger angespannt Sie sind, desto weniger Angstsymptome werden Sie wahrscheinlich haben.

Zum Beispiel: Sie sind bei einer Geschäftsbesprechung und sollen über Ihre Aktivitäten berichten, aber Sie mögen die Vorstellung

STRATEGIE 2: LASSEN SIE SICH VON IHRER ATMUNG HELFEN

nicht, dass alle Sie ansehen. Während Sie darauf warten »dranzukommen«, können Sie atmen, um zu verhindern, dass Sie sich zu sehr anspannen. Oder Sie probieren etwas vollkommen Neues aus – Sie wollen bei einem Mannschaftssport mitmachen oder eine Rede halten oder mit Ihrem Vorgesetzten über ein Problem sprechen, das Sie beschäftigt. In all diesen Situationen wirkt Zwerchfellatmen präventiv. Sie bleiben körperlich ruhig, selbst wenn die Situation Ihnen einiges abverlangt.

Eine besonders gute 1-minütige Atemübung, die man anwenden kann, wenn wenig Zeit ist und man nicht auffallen will, ist die »Ein 2, Aus 2–4–6–8–10«-Methode zur Atementspannung:
1. Einatmen bis 2.
2. Ausatmen bis 2.
3. Einatmen bis 2.
4. Ausatmen bis 4.
5. Einatmen bis 2.
6. Ausatmen bis 6.
7. Einatmen bis 2.
8. Ausatmen bis 8.
9. Einatmen bis 2.
10. Ausatmen bis 10.

Oder: Sie befinden sich in einer hektischen oder emotional belastenden Situation und brauchen eine kurze Pause. Eine Atemmethode mit dem Namen »Zähl-bis-5-Energie-Atmen« tut hier gute Dienste, lässt sich aber nicht so unauffällig praktizieren. Vielleicht können Sie für einen Moment den Raum verlassen oder zur Toilette gehen. Tatsächlich wäre es ideal, wenn Sie Ihre Hände parallel zu dieser Atemmethode waschen könnten: Sie schütteln das Wasser von Ihren Händen parallel zu 5-mal kurzem Ausatmen.
1. Atmen Sie zu 5 raschen Zählern ein.
2. Atmen Sie 5-mal kurz aus: Ha-ha-ha-ha-ha.

Nach nur wenigen Minuten außerhalb der hochstimulierenden Umgebung und nachdem Sie die Spannungsenergie, die Sie aufgestaut haben, »weggeatmet« haben, können Sie sich mit geringerer Spannung und frischer Energie der Situation erneut stellen. Sie werden weniger Angst haben, die Situation meistern zu können, und Ihr Bewusstsein wird sich leichter auf Unvorhergesehenes einstellen.

FAZIT

Richtiges Atmen lässt sich leicht lernen, aber es ist nicht immer so leicht, sich daran zu erinnern, wenn man sich in Panik oder Angst oder in angespanntem Zustand befindet. Üben Sie das Atmen deswegen, bis es für Sie natürlich geworden ist, denn Angstzustände lassen Sie gerne vergessen, was Sie eigentlich tun sollten. Selbst wenn Sie ein Meister der Angstkontrolle werden, bleiben Atemtechniken nützlich, da sie eine Basis für Meditation, Entspannung und andere Umgangsweisen mit normalen Lebensspannungen darstellen – und zwar auf sehr positive Weise.

FÜNF

STRATEGIE 3: ACHTSAMKEIT MIT VERÄNDERTEM AUFMERKSAMKEITSFOKUS

Zwar klingt eine Technik mit dem Namen Achtsamkeit nicht unmittelbar so, als ob wir damit unseren angsterfüllten Körper beruhigen könnten, aber sie ist eine sehr effektive Möglichkeit, verstörende körperliche Empfindungen zu akzeptieren, ohne in Panik zu geraten, und den Aufmerksamkeitsfokus von ihnen weg und auf etwas anderes zu lenken. Achtsamkeit ist ein Wahrnehmungszustand, der sich auf vielfältige Weise hervorrufen lässt und viele positive Merkmale hat, die über das Angstmanagement weit hinausgehen. Endlich wird die Achtsamkeit von Psychotherapeuten in Forschung und Praxis so ernst genommen, wie sie es verdient (Kabat-Zinn, 2005; Siegel, 2007). Achtsamkeit ist eine Form der vollständigen Präsenz in einem gegebenen Lebensaugenblick. Eine solche Präsenz ist das Gegenteil von Angst. Angst ist ihrer Natur nach eine Sorge über etwas, das zurückliegt oder noch vor einem liegt. Nur sehr selten hat sie mit dem gegenwärtigen Moment zu tun. In dem Moment, in dem etwas Schlimmes geschieht, hat man in der Regel keine Angst davor. Eher wird man darauf reagieren. Natürlich kann etwas in diesem Moment uns Angst einjagen, aber selbst dann gehen wir auf irgendeine Weise damit um und erstarren nicht in Sorge darüber.

Studien, in denen der Einfluss der Achtsamkeit auf das Gehirn und den Körper erforscht wurden, zeigen, dass Achtsamkeit eine beruhigende Wirkung auf das Gehirn hat. Achtsamkeit verringert die körperliche Stressbelastung, indem sie Menschen ermöglicht, konzentrierter zu sein, sich ungeteilt mit Problemlösungen zu befassen und den üblichen Schwierigkeiten des Lebens mit größerer Gelassenheit zu begegnen (Benson, 1996; Kabat-Zinn, 2005; Schwartz, J. M. et al., 2005; Siegel 2007; Williams et al., 2007).

Um den gesamten positiven Gewinn aus der Achtsamkeit zu ziehen, müssen Sie diszipliniert sein und eine Reihe von Techniken üben. Dann erst kommen Sie in den Genuss dieses sehr lohnenden meditativen In-der-Welt-Seins. Die Arbeiten von Thich Nhat Hanh (1999), Kabat-Zinn (2005), Benson (1996) und Siegel (2007) weisen neben anderen darauf hin, was Achtsamkeit für Sie leisten und wie man sie einüben kann. Dieses Kapitel beschäftigt sich allerdings nur mit einem Aspekt der Achtsamkeit: dem veränderten Fokus.

Auch ohne das Leben meditativ auszurichten, gibt es eine Achtsamkeitsübung, die unmittelbar hilft, den exzessiven ängstlichen Fokus auf das, was im Körper vorgeht, zu lindern. Diese Übung – die ich Ihnen nach dem folgenden Abschnitt vorstellen werde – wird Ihnen mit der Zeit helfen, zwischen dem Realen und dem Imaginierten zu unterscheiden, und sie wird Sie dabei unterstützen, flüchtige und folgenlose körperliche Irritationen zu ignorieren.

WAS ACHTSAMKEIT MIT VERÄNDERTEM FOKUS FÜR SIE LEISTEN KANN

Sara, eine Klientin von mir, die lähmende Panikattacken entwickelt hatte, begann die Atemtechniken zu beherrschen, die zu einer Verringerung ihrer Todesangst während der Attacken führten. Doch gleichzeitig entwickelte sie eine weitere Störung. Sie fürchtete sich davor, immer Angst haben zu müssen. »Am Ende«, sagte sie, »hatte die Panik mich total im Griff, und dabei war ich früher immer so stark.« Sara verwendete zu viel Aufmerksamkeit auf jede kleine körperliche Irritation, sie glaubte, jedes Prickeln oder Kribbeln kündige den Beginn einer neuen Panikattacke an. Im Grunde schuf sie aus kleinen, normalen Veränderungen in ihrem Körperzustand Panikattacken. Ein leichtes Frösteln oder Druckgefühl im Magen war alles, was sie brauchte, um aus Angst vor einer Panikattacke zu hyperventilieren, die sich dann natürlich – mit dem Aufmerksamkeitsfokus auf die Irritation – kaum mehr aufhalten ließ.

Sie musste lernen, ihre Aufmerksamkeit von ihren Körperempfindungen abzuziehen und auf andere Aspekte ihres Lebens zu lenken, nämlich darauf, *was in diesem Augenblick war*. Es war wichtig, dass sie die Außenwelt wahrnahm statt ihrer Innenwelt. Vergessen wir nicht, dass unser Gehirn Daten aus all unseren Sinnen aufnimmt und dass der Hypothalamus Informationen aus unseren Organen und aus unserem Blutkreislauf verarbeitet. Die Außenwelt wahrzunehmen kann die Aufmerksamkeit vollkommen in Anspruch nehmen, und sich auf etwas direkt zu konzentrieren und zu fokussieren ist ein wesentlicher Aspekt der Achtsamkeit.

Wenn Sie Ihre Achtsamkeit auf das fokussieren, was um Sie herum geschieht, gewinnen Sie eine gewisse Kontrolle darüber, wie Sie das Leben wahrnehmen. Sie wählen aus, womit Sie sich beschäftigen wollen. Sie erhöhen damit zugleich Ihre Fähigkeit, sich selbst zu beobachten. Selbstbeobachtung setzt die Aktivität des präfrontalen Kortex voraus, um das Gehirn für die Beobachtung Ihres

Denkens und Fühlens einzusetzen. Unsere einzigartige menschliche Fähigkeit, das Gehirn zu benutzen, um das Gehirn zu kontrollieren (*use your brain to change your brain*), ist der Kern des Angstmanagements, und das wird besonders deutlich bei der Auswahl dessen, was wir wahrnehmen. Wenn uns körperliche Empfindungen beunruhigen und es keinem wirklichen Zweck dient, sich auf sie zu konzentrieren, dann sind eine Ablenkung der Achtsamkeit von diesen körperlichen Empfindungen und eine Hinwendung zur Beobachtung der Außenwelt ein guter Weg, sich selbst zu beruhigen. Diese »Selbstberuhigung« ist eine wichtige Lebenskompetenz.

Die Achtsamkeit mit verändertem Fokus hilft, die Vordringlichkeit der körperlichen Selbstwahrnehmungen zu verringern und den Fokus effektiv von ihnen abzuziehen. Menschen, die unter Panikattacken leiden, achten besonders intensiv auf ihre Körperempfindungen und auf Veränderungen in ihrem Körper. Menschen, die erröten, Schweißausbrüche haben oder zittern, weil sie befürchten, von anderen beobachtet und beurteilt zu werden, nehmen zugleich sehr aufmerksam wahr, wie sie sich fühlen. Jedes Mal, wenn man sich auf diese Art von Gefühlen konzentriert, verurteilt man sich selbst genau zu der körperlichen Reaktion, vor der man sich am meisten fürchtet. Wenn man sich aber beibringt, die Wahrnehmung zu kontrollieren, hilft diese Technik unmittelbar, die Fokussierung auf die Irritation zu beenden, sodass man erst gar nicht die Symptome entwickelt, die man vor allem vermeiden möchte. Man lernt, die Wahrnehmung von der inneren Befindlichkeit zur Wahrnehmung der umgebenden Außenwelt zu verschieben.

ÜBUNG ZUR ACHTSAMKEIT MIT VERÄNDERTEM FOKUS

Es ist empfehlenswert, diese Technik am Anfang mit einem Partner/ einer Partnerin zu üben, der einen durch die Übung geleitet, wäh-

STRATEGIE 3: ACHTSAMKEIT MIT VERÄNDERTEM AUFMERKSAMKEITSFOKUS

rend man selbst die Achtsamkeit auf die eigenen Wahrnehmungen lenkt und somit nicht abgelenkt wird durch das Lesenmüssen der Instruktionen. Ihr Partner/Ihre Partnerin sollte die folgenden Schritte laut vorlesen:

1. Verfolgen Sie mit geschlossenen Augen, wie Ihr Atem beim Einatmen durch die Nase in Ihren Körper eindringt. Achten Sie auf jeden mit dem Einatmen verbundenen Sinneseindruck.
   - Achten Sie auf die Kühle der Luft.
   - Achten Sie auf den Druck des Luftstroms.
   - Achten Sie auf den Luftstrom durch Ihre Nase, Ihren Rachen, Ihre Luftröhre und in Ihre Lunge.
   - Spüren Sie, inwiefern sich beim Einatmen Kleidung und der Stuhl, auf dem Sie sitzen, anders anfühlen.
   - Achten Sie auf den Atem, der Ihren Körper verlässt, wenn Sie durch Nase und Mund ausatmen.
   - Achten Sie auf die Wärme der Luft.
   - Achten Sie auf den umgekehrten Luftstrom, der Ihren Rachen, Ihre Nase oder Ihren Mund passiert.
   - Achten Sie darauf, wie der Luftstrom sich in Ihrer Lunge, Luftröhre, in Ihrem Rachen und Ihrer Nase oder Ihrem Mund anfühlt.
   - Spüren Sie, inwiefern sich beim Ausatmen Ihre Kleidung und der Stuhl, auf dem Sie sitzen, anders anfühlen.

2. Konzentrieren Sie sich beim Ausatmen auf die Umwelt, die Sie umgibt, ohne die Augen zu öffnen.
   - Lenken Sie Ihre Wahrnehmung auf jedes Geräusch in der Umgebung, wobei Sie insbesondere auf die Lokalisierung und Intensität des Geräuschs achten.
   - Wenden Sie Ihre Wahrnehmung den Gerüchen in Ihrer Umgebung zu.

- Wenn Sie sich an einem Ort mit anderen Menschen befinden, wenden Sie Ihre Wahrnehmung den Bewegungen in Ihrer Umgebung zu.

3. Wenden Sie jetzt Ihre Wahrnehmung wieder Ihrem Körper zu und atmen Sie wieder ein.
   - Verfolgen Sie bei geschlossenen Augen, wie Ihr Atem beim Einatmen durch die Nase in Ihren Körper eindringt. Achten Sie auf jeden mit dem Einatmen verbundenen Sinneseindruck.
   - Achten Sie auf die Kühle der Luft.
   - Achten Sie auf den Druck des Luftstroms.
   - Achten Sie auf den Luftstrom durch Ihre Nase, Ihren Rachen, Ihre Luftröhre und in Ihre Lunge.
   - Achten Sie darauf, inwiefern sich beim Einatmen Kleidung und der Stuhl, auf dem Sie sitzen, anders anfühlen.
   - Fügen Sie folgende Wahrnehmung hinzu: Achten Sie auf Ihren Herzschlag.
   - Achten Sie beim Ausatmen auf die Wärme der Luft.
   - Achten Sie auf den Druck des umgekehrten Luftstroms, der Ihren Rachen, Ihre Nase oder Ihren Mund passiert.
   - Achten Sie darauf, wie der Luftstrom sich in Ihrer Lunge, Luftröhre, in Ihrem Rachen und Ihrer Nase oder Ihrem Mund anfühlt.
   - Achten Sie darauf, inwiefern sich beim Ausatmen Ihre Kleidung und der Stuhl, auf dem Sie sitzen, anders anfühlen.

4. Konzentrieren Sie sich jetzt beim Ausatmen auf die Umwelt, die Sie umgibt, ohne die Augen zu öffnen.
   - Lenken Sie Ihre Wahrnehmung auf jedes Geräusch in der Umgebung, wobei Sie insbesondere auf die Lokalisierung und Intensität des Geräuschs achten.

STRATEGIE 3: ACHTSAMKEIT MIT VERÄNDERTEM AUFMERKSAMKEITSFOKUS

- Wenden Sie Ihre Wahrnehmung den Gerüchen in Ihrer Umgebung zu.
- Wenn Sie sich an einem Ort mit anderen Menschen befinden, wenden Sie Ihre Wahrnehmung den Bewegungen in Ihrer Umgebung zu.

5. Wenden Sie jetzt Ihre Wahrnehmung wieder Ihrem Körper zu, während Sie einatmen.
   - Achten Sie auf die Kühle der Luft.
   - Achten Sie auf den Druck des Luftstroms.
   - Achten Sie auf den Luftstrom durch Ihre Nase, Ihren Rachen, Ihre Luftröhre und in Ihre Lunge.
   - Achten Sie darauf, inwiefern sich beim Einatmen Kleidung und der Stuhl, auf dem Sie sitzen, anders anfühlen.
   - Achten Sie auf Ihren Herzschlag.
   - Fügen Sie folgende Wahrnehmung hinzu: Spüren Sie, wie das Blut oder die Energie durch Ihren Körper oder Ihre Gliedmaßen strömt.
   - Achten Sie beim Ausatmen auf die Wärme der Luft.
   - Achten Sie auf den Druck des umgekehrten Luftstroms, der Ihren Rachen, Ihre Nase oder Ihren Mund passiert.
   - Achten Sie darauf, wie der Luftstrom sich in Ihrer Lunge, Luftröhre, in Ihrem Rachen und Ihrer Nase oder Ihrem Mund anfühlt.
   - Achten Sie darauf, inwiefern sich beim Ausatmen Ihre Kleidung und der Stuhl, auf dem Sie sitzen, anders anfühlen.

6. Noch einmal: Konzentrieren Sie sich beim Ausatmen auf die Umwelt, die Sie umgibt, ohne die Augen zu öffnen.
   - Lenken Sie Ihre Wahrnehmung auf jedes Geräusch in der Umgebung, wobei Sie insbesondere auf die Lokalisierung und Intensität des Geräuschs achten.

- Wenden Sie Ihre Wahrnehmung den Gerüchen in Ihrer Umgebung zu.
- Wenn Sie sich an einem Ort mit anderen Menschen befinden, wenden Sie Ihre Wahrnehmung den Bewegungen in Ihrer Umgebung zu.

7. Bereiten Sie sich auf das Öffnen Ihrer Augen vor, indem Sie darauf achten, wie das Licht durch Ihre geschlossenen Augenlider dringt. Dann öffnen Sie langsam Ihre Augen, nehmen die Farbe des Lichts wahr und dann die Dinge, die Sie sehen können, während Sie sich vollständig der Situation öffnen, in der Sie sich befinden.

ACHTSAMKEIT UND PANIKATTACKEN

Wenn Sie die Achtsamkeitstechnik beherrschen, hilft Ihnen das, die Furcht vor körperlich missliebigen Empfindungen zu stoppen, die häufig der Auslöser für die Angst vor einer Panikattacke sind. Die meisten Menschen kontrollieren ihre Panik, indem sie Situationen vermeiden, in denen sie schon einmal panisch reagiert haben. Wenn sie versuchen, sich solchen Situationen abermals auszusetzen, stellen sie in der Regel fest, dass sie mit einem erneuten Ausbruch der Panik rechnen. Manchmal fürchten sich diese Menschen sogar davor, dass sie Panikgefühle ignorieren könnten. Es klingt komisch, aber sie fragen sich tatsächlich: »Wie kann ich so etwas tun? Was, wenn ich in Panik gerate, aber ich fühle sie nicht kommen?« Ich frage dann immer zurück: »Hatten Sie je eine Panikattacke, die Sie nicht gespürt haben?«

Wenn eine Panikattacke im Kommen ist und Sie noch nicht geübt genug sind, sie mit Achtsamkeits- und Atemtechniken abzuwehren, wird die Attacke wahrscheinlich ihren Lauf nehmen. Im dritten Teil des Buchs besprechen wir Strategien zur Kontrolle der

STRATEGIE 3: ACHTSAMKEIT MIT VERÄNDERTEM AUFMERKSAMKEITSFOKUS

Gedanken, die mit einer sich entwickelnden Panikattacke einhergehen. Aber es ist in jedem Fall vorteilhaft, die Haltung zu entwickeln: *Hab keine Angst, wenn du in Panik gerätst.* Alles, was Sie brauchen, ist ein Plan, was Sie zu tun haben, wenn eine Panikattacke kommt. Sie sollten diesen Plan entwickeln und aufschreiben und ihn bei sich tragen für den Fall, dass Sie eine Gedächtnisstütze brauchen. Verhaltensoptionen für Situationen wie Autofahren, Fahrradfahren, Teilnahme an öffentlichen Veranstaltungen usw. sind hier notwendig. Dann können Sie sich Ihre aufgeschriebenen Optionen durchlesen, bevor Sie sich die ersten paar Male in die jeweilige Situation begeben. Schon das Selbstvertrauen, das sich mit dem Vorhandensein eines Plans verbindet, kann die Wahrscheinlichkeit von Angstgefühlen verringern. Häufig ist die beste Option, einfach dort zu bleiben, wo Sie sich gerade befinden, und zu atmen, bis die Panik vorbei ist. Beim Auto- oder Fahrradfahren verhält es sich natürlich anders, da Sie niemanden in Gefahr bringen wollen. Hier könnte der Plan sein, an den Rand zu fahren und die Zwerchfellatmung durchzuführen, bis die Angst vorüber ist.

Eine meiner Klientinnen sprach sehr gut auf eine wunderbar einfache Technik an. Die Umlenkung ihrer Achtsamkeit auf die Außenwelt war besonders nützlich, als sie wieder am Straßenverkehr teilnahm. Wenn Empfindungen aufkamen, die die Vorboten einer Panikattacke sein konnten, machte sie ein paar Zwerchfellatemübungen und lenkte ihre Aufmerksamkeit auf die Straße und auf das Fahren ihres Autos. Obgleich ihr Plan vorsah, dass sie anhielt, wenn die Symptome zunahmen, genügte das Umlenken ihres Aufmerksamkeitsfokus auf die Straße, um eine voll entwickelte Panikattacke zu vermeiden. Es bedurfte nur einiger Autofahrten ohne Panik, und sie hatte das Selbstvertrauen zurückgewonnen, ohne Angst Auto fahren zu können.

ACHTSAMKEIT UND DIE ANGST VOR BESCHÄMUNG (ERRÖTEN, SCHWEISSAUSBRÜCHE ETC.)

Wie schon gesagt, ist die Abwehr der Angst, andere könnten einen beobachten – bei kleinen Anzeichen von Erröten, Schwitzen oder Zittern –, ein entscheidender Schritt, wenn wir weniger Nervositätsattacken haben wollen. Diese Symptome werden durch das periphere Nervensystem ausgelöst, und wenn sie mal unterwegs sind, sind sie schwerer aufzuhalten als die Panik selbst, und zwar teilweise deswegen, weil andere diese Symptome sehen. Letztendlich verringern Sie die Neigung zum Erröten, wenn Sie sich nicht darum kümmern, ob es passiert. Aber der beste Weg, diese Symptome im Zaum zu halten, ist es, zu lernen, wie man in Situationen, die Angst auslösen könnten, diskret ruhig bleiben kann. Achtsamkeit mit wechselndem Fokus kann Sie entweder nach innen oder nach außen führen, je nachdem, was gerade die hilfreichere Variante ist. Wenn man sich auf das innere Atmen konzentriert statt auf den Trubel um einen herum, hilft das schüchternen Menschen, die Überstimulierung zu vermeiden, die Erröten, Schweißausbrüche oder Zittern auslösen kann.

FAZIT

Da sich die Strategie der Achtsamkeit mit verändertem Aufmerksamkeitsfokus überall anwenden lässt, ohne dass Sie dabei auffallen – solange Sie einfach Ihre Augen senken und nicht schließen –, ist sie ein fabelhaftes Instrument, das Bewusstsein von beginnender Verängstigung oder Panik abzuziehen und schlicht Ihre Aufmerksamkeit auf den gegenwärtigen Moment zu konzentrieren. Wie ich anfangs schon sagte, ist das Gegenteil von Beunruhigung, im gegenwärtigen Augenblick zu sein und nicht in der Vergangenheit oder

STRATEGIE 3: ACHTSAMKEIT MIT VERÄNDERTEM AUFMERKSAMKEITSFOKUS

Zukunft. Ob Sie sich unruhig, ängstlich oder panisch fühlen, die Technik bleibt sich gleich – Sie können sie in jedem dieser Zustände anwenden, höchstens das Timing kann verschieden sein. Da Unruhe und Panik überall und aus allen möglichen Gründen auftreten können, ist diese »überall anwendbare« Technik großartig für alle, die unter Angst leiden.

SECHS

STRATEGIE 4: ENTSPANNEN SIE SICH

Der angstvolle Körper lässt sich durch Entspannung auf vielfältige Weise positiv beeinflussen. Man kann sie einsetzen, um in angsterregenden Situationen ruhig zu bleiben, um nach einem anstrengenden Tag abzuschalten, um Stresswirkungen auf den Körper zu verringern und so weiter. Strategie 4, die Entspannung, bietet mehrere Herangehensweisen für die unterschiedlichen Formen der Spannung und Angst, die Menschen empfinden.

Die Beschreibung »angespannt« passt sehr gut auf Menschen, die stark stressbelastet sind. Die meisten Menschen reagieren auf Stress, indem sie sich buchstäblich körperlich anspannen. Dabei bemerken sie die Spannung nicht, bis sie Knoten im Nackenbereich oder Kopfschmerzen bekommen. Körperliche Entspannung kommt nicht von selbst zu Menschen, die unter Angst leiden. Menschen mit hohem Erregungsgrad und dichter Angst nehmen selten wahr, dass sie im Nacken und in den Schultern, im Kreuz, Gesäß und in den Beinen verspannt sind, bis sie irgendwo Schmerzen verspüren.

STRATEGIE 4: ENTSPANNEN SIE SICH

Kopfschmerzen entstehen zum Beispiel durch eine starke Anspannung der Kopf- und Nackenmuskulatur, die den Blutfluss behindert oder die Nerven belastet. Spannung im Körper resultiert oft aus mentaler Spannung, die aus folgenden Situationen herrühren kann:

- Menschen, die zu Panik neigen, sehen häufig Schwierigkeiten voraus, und das löst Spannung aus.
- Menschen mit Sozialangst fürchten sich davor, beschämt zu werden, weshalb sie sich vor einer sozialen Situation verspannen.
- Menschen mit generalisierter Angststörung befinden sich in einer mentalen Übererregung. Auch das führt zu Spannung.

Körperliche Spannung ist die Folge von zu viel Norepinephrin in der Brücke (siehe Abbildung 2 in Kapitel 1), was eine hohe Wachsamkeit (Vigilanz) hervorruft und das Gefühl der »Überdrehtheit« in den Basalganglien verstärkt. Von Muskelentspannung kann jeder profitieren, doch Menschen mit generalisierter Angststörung müssen wahrscheinlich ihr Leben lang Entspannungsübungen praktizieren. Neben der Wahrnehmung ihrer Wachsamkeit und Übererregung müssen sie zusätzlich mit der mentalen Problematik des im Grübeln befangenen anterioren Gyrus cinguli (siehe Abbildung 2 in Kapitel 1) fertig werden, der zu einer immer größeren Anspannung der Muskeln beiträgt. Schwarzmaler und Schwarzseher können lernen, die Spannung, die sich im Laufe des Tages aufbaut, durch gezielte Entspannung aufzulösen. Menschen mit Sozialangst müssen ihren Körper entspannen, bevor sie in soziale Situationen eintreten, vor denen sie sich fürchten.

PROGRESSIVE MUSKELENTSPANNUNG

Die progressive Muskelentspannung ist eine der wirkungsvollsten Methoden, um die Körperspannung des ängstlichen Körpers zu lösen. Sie richtet sich direkt gegen die Symptome und Leiden, die mit kontinuierlicher Verspannung im Nacken, Rücken, Kiefer etc. auftreten. Die intentionale, also die absichtliche Entspannung der Muskeln durch langsames, tiefes Atmen hilft dem parasympathischen Nervensystem, Herzfrequenz, Atmung und Blutdruck zu verlangsamen. Das beseitigt nicht nur spannungsbedingte Steifheit und Schmerzen, sondern verringert auch den Erregungsgrad, sodass sich körperliche Angstsymptome nicht so leicht entfalten können. Techniken wie Yoga oder Meditation oder auch fernöstliche Kampfsportarten sind gute Möglichkeiten, tiefe Entspannung zu lernen, aber sie erfordern ein spezifisches Training, das von Fachleuten angeleitet wird.

Die Form der progressiven Muskelentspannung, die im Folgenden beschrieben wird, ist eine Technik, die jeder erlernen kann. Für Menschen mit generalisierter Angststörung ist sie die beste Option.

Das Hauptziel dieser Technik ist die Entspannung aller Muskelgruppen in systematischer Reihenfolge. Man braucht dazu 10 bis 15 Minuten. Die folgenden Punkte enthalten eine Anleitung für diese besondere Technik (ich werde später in diesem Kapitel noch weitere vorstellen). Sie können mit den Instruktionen frei umgehen, Gedächtnishilfen einbauen (z. B. die Wärme zu spüren, während sich die Muskeln entspannen). Sie können sich auch Bilder dazu vorstellen, wenn Sie mögen. Menschen, die sehr logisch und pragmatisch vorgehen, kommen besser ohne Bilder aus, aber wenn Sie diese Technik verstärken wollen, können Sie zu Schritt 3 und 5 Bilder hinzufügen. Bilder funktionieren besonders gut bei Kindern. Wenn Sie selbst eine Entspannungsübung anleiten, stellen Sie sicher, dass die Entspannungsbilder, die Sie benutzen, auf die andere Person auch tatsächlich beruhigend wirken.

1. Nehmen Sie eine entspannte Position ein, indem Sie flach liegen oder mit entspanntem Nacken aufrecht sitzen.

STRATEGIE 4: ENTSPANNEN SIE SICH

2. Schließen Sie die Augen. Konzentrieren Sie sich vollkommen auf die Empfindungen in jeder Muskelgruppe.
3. Fügen Sie Bilder hinzu. Stellen Sie sich zum Beispiel vor, Sie liegen draußen und die Sonne scheint auf Sie, berührt zuerst Ihre Zehen und wandert dann über Ihren ganzen Körper, während Sie die Übung weiterführen. (Weitere Bilder sind – unter der Sonneneinwirkung – schmelzendes Eis oder weich werdende Butter usw.).
4. Wenn Sie aufrecht sitzen, fangen Sie mit dem Kopf an und gehen Sie dann abwärts. Wenn Sie liegen, beginnen Sie mit Ihren Füßen und gehen Sie dann aufwärts. Beschäftigen Sie sich jeweils immer nur mit einer Muskelgruppe.
- Spannen Sie die Muskelgruppe an, halten Sie sie angespannt, und lassen Sie sie dann los. Zum Beispiel: Spannen Sie Ihre Zehen an – ziehen Sie sie fest, fest, fest an. Jetzt lassen Sie sie locker.
- Fühlen Sie die Wärme in Ihren Muskeln. Spüren Sie die Energie und Wärme, die sie durchströmt. Spüren Sie bei jedem Ausatmen, wie Wärme in Ihre Zehen strömt.
- Wiederholen Sie diese Übung – anspannen, halten und loslassen – dreimal. (Es ist verblüffend, wie viel Spannung nach nur ein oder zweimaligem Anspannen erhalten bleibt.)
5. Achten Sie bei jeder Muskelgruppe auf die Wärme und dann auf die Energie, die durch Ihre Muskeln strömt, wenn Sie die Spannung lösen. Falls Sie ein bestimmtes Bild benutzen – wie die Sonne, die langsam jeden Teil Ihres Körpers berührt –, denken Sie an dieses Bild, während Sie jede Gruppe durchgehen.
6. In dieser Reihenfolge können Sie sich jeder der Muskelgruppen zuwenden:
- Kopfhaut – heben Sie die Augenbrauen, um die Kopfhaut anzuspannen.

- Stirn – ziehen Sie die Brauen zusammen (oder runzeln Sie die Stirn).
- Gesicht – kneifen Sie die Augen zusammen, rümpfen Sie die Nase, spitzen Sie den Mund, um Ihr Gesicht anzuspannen.
- Hals und Nacken – machen Sie keine Kopfdrehungen, weil sie das Rückgrat belasten. Versuchen Sie stattdessen Folgendes:
- Lassen Sie Ihren Kopf nach vorne sinken, wobei Sie Ihr Kinn gegen die Brust drücken. Sie werden den Zug in Ihrem Rücken spüren, sogar bis ins Kreuz, wenn Sie sich sehr anspannen.
- Bringen Sie Ihren Kopf in die aufrechte Position zurück, bevor Sie ihn in die entgegengesetzte Richtung beugen.
- Neigen Sie Ihren Kopf zur einen Seite, mit dem Ohr möglichst nah an der Schulter, und Sie werden die Dehnung bis hinunter ins Schulterblatt spüren. Wenn Ihr Kopf wieder in der aufrechten Position ist, spüren Sie die Wärme in den gedehnten Partien.
- Schultern – ziehen Sie Ihre Schultern hoch, machen Sie einen Buckel, dann entspannen Sie sich wieder.
- Arme – spannen Sie Ihren Unterarm, Ihr Handgelenk und Ihre Hand an, indem Sie die Faust ballen.
- Rücken und Bauch – spannen Sie diese Region an, indem Sie Ihren Bauchnabel zum Rückgrat hin ziehen, und entspannen Sie sich dann langsam.
- Pobacken – ziehen Sie diese zusammen.
- Oberschenkel – spannen Sie die Oberschenkelmuskulatur (den »vierköpfigen Oberschenkelmuskel«) an und lockern Sie sie wieder.
- Waden und Schienbeine – spannen Sie sie an, indem Sie Ihre Fußspitzen zuerst nach unten dehnen und dann

nach oben ziehen. Spüren Sie jeweils, wie sich das Schienbein und die Wade dehnen bzw. zusammenziehen und umgekehrt.

- Füße und Zehen – spannen Sie sie an, indem Sie die Zehen nach oben anziehen oder sie nach unten zusammenziehen.

7. Wenn Sie die Übung Punkt für Punkt von oben nach unten durchgegangen sind, achten Sie darauf, wie sich Ihre Fußsohlen durch den Boden mit der Erde verbunden fühlen. Wenn Sie die Übung von unten nach oben durchgegangen sind, achten Sie darauf, wie Sie sich von Kopf bis Fuß komplett entspannt fühlen.

8. Spüren Sie, wie vollkommen entspannt, warm und ruhig Sie sind. Bleiben Sie in diesem entspannten Zustand, solange Sie es wünschen, oder bleiben Sie körperlich entspannt und zugleich erfrischt, energiegeladen und vollständig präsent, wenn Sie zu einer anderen Aktivität übergehen bzw. ihr nachgehen.

Muskelentspannung mit Kindern und älteren Menschen

Da diese Technik im Sitzen und im Liegen praktiziert werden kann, gibt es keinen Grund, warum ältere Menschen sie nicht ausführen können sollten. Wie bei allen körperlichen Übungen ist es wichtig, nichts zu tun, was einem Schmerzen verursacht. Manchmal kann die Dehnung verkrampfter Muskeln etwas wehtun, aber das ist kein tief greifender Schmerz. Beachten Sie diesen Unterschied oder vergewissern Sie sich, dass die Person, die Sie anleiten, diesen Unterschied kennt.

Wenn Sie die Technik mit Kindern anwenden, können Sie deren Aufmerksamkeit erhöhen, indem Sie das Anspannen und Loslassen der Muskelgruppen in ein Spiel verwandeln. Kinder haben in der Regel keine größeren Muskelverspannungen, aber Entspannungsübungen sind in jedem Fall eine gute Methode, sich gesunde Lebensgewohnheiten anzueignen.

Bei kleineren Kindern bieten sich Vorstellungen von Tieren an, so wie die Katze, die sich in der Sonne streckt, oder der Löwe, der gähnt. Wenn wir von »strecken« statt von »anspannen« sprechen, funktionieren solche Vorstellungen recht gut. Im Klassenzimmer kann eine solche Streckungsübung mit der ganzen Klasse helfen, schwierigere Aufgaben wie eine Klassenarbeit entspannter anzugehen.

DIE »LICHTKUGEL« ALS ENTSPANNUNGSBILD

Wie oben schon festgestellt, können bildhafte Vorstellungen bei der Muskelentspannung sehr gut funktionieren. Sie haben eine ebenso effektive Wirkung wie die Verlangsamung des Atmens und der Herzfrequenz, die Öffnung der Kapillaren und die Animierung des parasympathischen Systems zur Beruhigung. Für die Entspannung gibt es zahlreiche Bildmöglichkeiten, aber die »Lichtkugel« ist besonders wirkungsvoll.

1. Stellen Sie sich vor, über Ihrem Kopf befindet sich eine große Kugel aus Licht und Energie.
2. Das Licht hat die Farbe, die für Sie inneren Frieden, Ruhe, Heilung oder Energie bedeutet. Es ist im Überfluss vorhanden und kann nicht aufgebraucht werden, Sie können davon so viel in sich aufnehmen, wie Sie wollen.
3. Wenn Sie einatmen, nehmen Sie diese wunderbare, warme, strahlende Energie durch die Schädeldecke in sich auf.

STRATEGIE 4: ENTSPANNEN SIE SICH

4. Wenn Sie ausatmen, spüren Sie den Energiestrom, der durch Ihre Schädeldecke fließt.
5. Wiederholen Sie dies mit all Ihren Körperteilen (Gesicht, Kopf, Hals und Nacken, Schultern, Arme, Finger, Oberkörper, Hüften, Pobacken, Oberschenkel, Knie, Schienbeine, Waden, Fußknöchel, Füße und Zehen), atmen Sie Licht und Energie in jede dieser Muskelgruppen und spüren Sie den Energiefluss, der durch diese Muskeln strömt, wenn Sie ausatmen.
6. Spüren Sie in jedem Körperteil den Strom der wunderbaren, warmen, strahlenden Energie.
7. Stellen Sie sich vor, wie die Energie durch Ihr Rückgrat fließt und Sie durchdringt, so als ob Sie Wurzeln in der Erde schlagen.
8. Stellen Sie sich vor, wie die Energie durch Ihre Fußsohlen in die Erde fließt, die unbegrenzt Energie aufnehmen und in Lebensenergie umwandeln kann.
9. Fühlen Sie, wie die Energie aus Ihren Poren austritt und Ihren Körper umgibt.
10. Suchen Sie sich ein Wort aus, das Sie mit dem Gefühl vollkommener Entspannung verbinden – z. B. »Ruhe«, »Frieden« oder auch nur einen Laut wie »Ommm« oder »Ahhh«.
11. Diese Energie ist eine Barriere gegen die Negativität des Tages, sie schützt vor Kritik, Missfallen, harschen Worten oder schlechter Behandlung, die in Ihr Herz dringen. Die Barriere ist durchlässig für alle positive Energie, sodass Lob, Anerkennung und Zuneigung ungehindert das Herz erreichen können.
12. Da der Schutz der Energie im Verlauf des Tages nachlässt, können Sie ihn durch tiefes Atmen, die Vorstellung von Energie und Licht und durch das Aussprechen oder Hören des von Ihnen gewählten entspannenden Worts oder Lauts erneuern.

DIE »1-ATEM«-MUSKEL- ODER »KONDITIONIERTE« ENTSPANNUNG

Beim Praktizieren von Techniken zur Muskelentspannung stellt sich das diaphragmatische oder Zwerchfellatmen fast automatisch ein. Es ist für den Körper natürlich, gleichmäßig zu atmen, wenn man die Spannung in allen Muskelgruppen löst. Achten Sie bei jeder Form der Muskelentspannung darauf, wie sich Ihr Körper anfühlt, wenn er entspannt ist. Wahrscheinlich werden Sie am Ende Ihrer Übung feststellen, dass Ihr Atem tief und gleichmäßig ist, ebenso entspannt wie Ihre Muskeln.

Muskelentspannung ist eine lebenslang funktionierende Methode, um mit körperlicher Verspannung umzugehen. Da körperliche Spannungszustände aus der Aktivität in den Basalganglien oder einer exzessiven Norepinephrin-Produktion resultieren, verschwinden sie nicht nach nur einer Entspannungsübung. Vielmehr werden sie ständig wiederkehren, und keineswegs nur aufgrund von zu großer Stressbelastung. Der Spannungsgrad, der auf der Aktivität in den Basalganglien beruht, kann nur durch eine Muskelentspannung unterbrochen werden, die man erlernen muss und die dann Teil eines andauernden Symptomkontrollplans wird. Für Menschen mit angsterfüllten Körpern verringert die Muskelentspannung den hohen Spannungsgrad und die daraus folgenden Schmerzen.

Die »1-Atem«-Muskelentspannung hilft auch Menschen mit Sozialangst oder Panik. Menschen, die Ruhe bewahren müssen in Situationen, in denen sie schon einmal mit Panik reagierten, oder in sozialen Umgebungen, in denen sie leicht erröten oder schwitzen, kann diese Entspannungstechnik dazu dienen, ihren Körper ruhigzustellen, bevor sie in die problematische Situation geraten. Sowie Sie die Bauch- oder Zwerchfellatmung und die progressive Muskelentspannung beherrschen, können Sie die beiden verbinden

STRATEGIE 4: ENTSPANNEN SIE SICH

und eine konditionierte Entspannung hervorrufen. Die Verbindung von Atmung und Muskelentspannung hat viele Wirkungen:
- Atmen animiert das parasympathische System zur Beruhigung der Organe und des neuroendokrinen Systems, das bei Stress aktiviert wird. Menschen, die eine sehr starke Norepinephrin-Aktivität haben, neigen zu einer Erregung des sympathischen Nervensystems und leiden daher häufig unter körperlicher und emotionaler Anspannung. Die Entscheidung zum bewussten Atmen ist das beste Beispiel für eine Nutzung des Gehirns (der Entscheidungskompetenz des präfrontalen Kortex), um den Körper unter Kontrolle zu bekommen.
- Für Menschen, deren Stressreaktionssystem überaktiv ist – Menschen mit Sozialangst oder mit Traumata –, kann das Atmen mit Muskelentspannung die Stressreaktion unterbrechen oder verringern.
- Die Verbindung von Zwerchfellatmen und tiefer Muskelentspannung führt dazu, dass man mit *ein* oder zwei vollen Atemzügen eine vollständige Entspannung herstellen kann. Wenn diese Verbindung einmal eingeübt ist, kann man sich zu jeder Zeit und an jedem Ort durch kontrolliertes tiefes Atmen entspannen.

Wenn Sie sich die Techniken des Zwerchfellatmens und der Muskelentspannung angeeignet haben, ist es nur noch ein kleiner Schritt zur *konditionierten Entspannung*:
1. Entspannen Sie sich mehrmals täglich durch tiefes Zwerchfellatmen. Erinnern Sie sich dabei, wie es sich anfühlt, tief entspannt zu sein.
2. Benutzen Sie eine innere Bildvorstellung, um die Spannung zu lösen – zum Beispiel die Füße im Sand vergraben –, und wenn Sie ausatmen, senden Sie die gesamte negative Energie aus Ihrem Körper und lassen die Entspannung in Ihrem ganzen Körper hinterherfließen. Ein weiteres gutes Bild ist,

Wurzeln aus den Füßen in die Erde zu treiben und Ruhe daraus zu ziehen, während man die Spannung in die Atmosphäre schickt.
3. Begleiten Sie einen langsamen, tiefen Atemzug mit einem beruhigenden Gedanken, wie zum Beispiel: »Jetzt atme ich alle Ruhe ein. Jetzt atme ich alle Unruhe aus.« Ob Sie ein Bild oder einen Gedanken benutzen, atmen Sie friedliche Entspannung ein und atmen Sie negative Energie aus.
4. Wenn Sie ausatmen, senden Sie die Energie auf die Weise aus, wie Sie es sich vorgestellt haben. Achten Sie darauf, wie die Muskeln vom Schädel bis zu den Zehen die Spannung loslassen. Wiederholen Sie das mehrmals am Tag, um die Muskelspannung abzubauen, die durch den normalen Alltagsstress oder durch die zusätzliche Anspannung des angstvollen Körpers entsteht.

Wenn Sie sich an diese Verknüpfung gewöhnt haben, sind Sie in der Lage, mit *einem* Atemzug all Ihre Muskeln zu entspannen. Auf diese Weise können Sie überall und zu jeder Zeit bei Bedarf die Muskelentspannung vornehmen, ohne dass irgendjemand die Veränderung von Anspannung zu Entspannung bemerkt.

KÖRPERLICHES TRAINING ZUR ENTSPANNUNG

Körperliche Schmerzen, Muskelkrämpfe, Kopfschmerzen, Verdauungsstörungen und so weiter sind unübersehbare Anzeichen des angsterfüllten Körpers bei Menschen, die hochgradig Stress ausgesetzt sind. Wenn Sie zu den Schwarzsehern gehören, die sich ständig wegen allem Sorgen machen, werden Sie stressbelastete Situationen ernster nehmen als andere. Schwarzseher leiden nicht nur mehr unter Alltagsstress als andere, vielmehr sind sie mit zusätzlichen Stressmengen beladen. Andauernder Stress kann für jedermann zu Körperverspannung, erhöhtem Blutdruck und Störungen in fast allen Körperbereichen führen (Hafen, Karren, Frandsen & Smith, 1996), und diese Störungen treten bei denjenigen verschärft auf, die ohnehin zu exzessiver Besorgtheit neigen. Sportliche Betätigung kann ein sehr effektiver Weg sein, sich der Einwirkung von Stress und Sorgen zu entledigen.

Der Teufelskreis von Schmerz und Stress

Unter Stress können Menschen Krankheiten und Schmerzen entwickeln, die jede Art von Angst intensivieren. Es handelt sich hier um einen Teufelskreis. Erhöhter Spannungsdruck kann beispielsweise dazu führen, dass ein bereits bestehendes Reizdarmsyndrom (RDS) sehr viel schlimmer wird, und das RDS kompliziert dann den Druck, indem die Betroffenen sich vor den Magenkrämpfen und der damit verbundenen Störung ihrer Funktionsfähigkeit fürchten. Wenn wir lernen, uns zu entspannen und Stress abzubauen, wird das die Wirkung und die Häufigkeit solcher Krankheiten vermindern.

Sportliche Betätigung für den Stressabbau

Eine verblüffende Zahl von Forschungen zeigt die vielen positiven Auswirkungen, die sportliche Betätigung auf Körper und Seele hat. Sport hat einen ebenso positiven Einfluss auf die Entspannung. Für stark energiegeladene Menschen mit gespannten, angstvollen Körpern bedeutet körperliche Bewegung größere Entspannung als Stillsitzen. Aerobic-Übungen sind am besten geeignet. In Zeiten hoher Stressbelastung verbraucht kraftvolles Aerobic das Adrenalin der Stressreaktion, und es hilft, den Körper von toxischem Kortison zu befreien. Es hilft auch, eine Gewichtszunahme zu verhindern, die aus ständigem Stress resultiert (Talbott, 2002). Schließlich fördern kraftvolle Körperübungen die Entspannung, weil die Muskeln dabei gedehnt und danach entspannt werden. Sportliche Betätigung hat wirklich keine Schattenseite.

Körperliche Bewegung fördert viele Aspekte der mentalen Gesundheit (Bartholomew, 2005; Dunn, 2005) und ist für Kinder genauso wichtig wie für ältere Erwachsene (Larson, 2006; Nelson et al., 2007). Sie unterstützt das Gefühl der Selbstwirksamkeit, das die Bereitschaft fördert, das eigene Leben in die Hand zu nehmen (Craft, 2005). Die körperliche Bewegung ist für die Gesamtgesundheit von größter Wichtigkeit, und ihre positiven Wirkungen sind so breit gefächert, dass man sie als eines der Hauptmittel ansehen sollte, um negative Stressfolgen für das Gehirn und den Körper zu reduzieren.

Körperliche Bewegung erhöht den Blutfluss im Gehirn, der mit zahlreichen Aspekten der Hirngesundheit zusammenhängt, und sie hat einen positiven Einfluss auf die Neurotransmitterspiegel sowie auf die Gesamtfunktion der unterschiedlichen Gehirnbereiche. Therapeuten haben schon eingesehen, dass Bewegung ebenso wichtig für die Genesung von einer mentalen Erkrankung ist wie viele andere Maßnahmen (Bartholomew, 2005; Cynkar, 2007; Penedo & Dahn, 2005). Sie kann sich vorteilhaft auf den Serotoninspiegel auswirken, wie die Forschung bei depressiven Patienten, die vor allem Probleme mit Serotonin haben, nachgewiesen hat (Kiive et al., 2004). Wenn man berücksichtigt, dass bei 50 Prozent aller Menschen, die unter Angst leiden, auch Depressionen auftreten, lässt sich mit einigem Recht annehmen, dass das, was bei Depressionen hilft, auch bei der Behandlung von Angst nutzbringend ist.

Ähnliche Empfehlungen für die allgemeine Gesundheit haben sich als ebenso positiv für die Verminderung von Angstzuständen gezeigt (Lancer, 2005; Manger & Motta, 2005). Michael O'Riordan (2007) zitiert aus einer neueren Studie: »Um die Gesundheit zu fördern und aufrechtzuerhalten, empfiehlt das *American College of Sports Medicine*, dass ›alle gesunden Erwachsenen zwischen 18 und

65 Jahren fünfmal in der Woche mindestens 30 Minuten lang moderate Aerobic-Übungen machen sollten oder aber dreimal in der Woche mindestens 20 Minuten intensive Übungen.‹« Der Kombination von Übungen und anderen Bewegungsformen steht ebenfalls nichts im Wege. Es ist durchaus auch möglich, verschiedene Bewegungsarten zu kombinieren. Man kann die Empfehlungen umsetzen, indem man zweimal pro Woche schnell geht oder etwas anderes macht, das 30 Minuten lang die Atmung deutlich beschleunigt, und dann an zwei anderen Tagen 20 Minuten joggt oder etwas anderes macht, das den Herzschlag steigert.

Ein anderer Forschungsbericht stellt fest, dass weniger als die Hälfte der erwachsenen amerikanischen Bevölkerung die Mindeststandards an körperlicher Bewegung erfüllt (Haskell et al., 2007). Natürlich sollte man dabei nicht vergessen, dass zu viel körperliche Ertüchtigung ebenso schädlich sein kann wie zu wenig (Talbott, 2002). Um die besten Resultate für eine Angstminderung zu erreichen, versuchen Sie folgendes Programm: Erreichen Sie an 5 bis 7 Tagen in der Woche 25 bis 45 Minuten lang 75 Prozent Ihrer maximalen Herzfrequenz, ein Wert, bei dem das Sprechen zwar schwerfällt, bei dem man aber nicht außer Atem kommt (Amen, 2000; Sobel & Ornstein, 1996b).

Aller Anfang muss nicht schwer sein

Für Menschen, die noch nicht regelmäßig Sport treiben, ist das größte Problem, einen Anfang zu finden. Beginnen Sie damit, sich über die Wichtigkeit körperlicher Bewegung zu informieren. Vergessen Sie nicht, dass der anteriore Gyrus cinguli (ACG) und der orbitofrontale Kortex (OFK) in Ihrem Gehirn (siehe Abb. 2 in Kapitel 1), die beide an der Schaffung neuer Optionen für Problemlösungen beteiligt sind, manchmal bei solchen Aufgaben versagen. Der ACG bleibt möglicherweise bei einem »Ich kann nicht« stecken, und der

OFK entwickelt keine Lösungen. Das Gehirn kann dabei versagen, das Programm der körperlichen Bewegung mit einer ausreichenden Motivation zu verknüpfen. Das ist der Moment, in dem die Entwicklung einer Intention (die Arbeit des ausführenden Entscheidungsträgers, des präfrontalen Kortex) auch in Abwesenheit der Motivation notwendig ist, um den Ball ins Rollen zu bringen. Nehmen Sie sich Zeit, um die folgende Methode zu verstehen und auszuprobieren.

Für jemanden, der keinerlei körperliche Übungen macht, kann es ein großer Schritt sein, mit dem Hund 5 Minuten länger spazieren zu gehen oder früher aus dem Bus auszusteigen, um einen längeren Weg zur Arbeit oder nach Hause zu haben. Finden Sie zunächst heraus, welche Aktivität für Sie die richtige ist, und geben Sie sich dann das Versprechen, sie auszuprobieren. Die folgenden Fragen und Vorschläge werden Ihnen helfen, einen Plan zu erstellen.

- *Welche körperlichen Bewegungsformen mögen Sie?* (Wenn Ihre Antwort »Keine« lautet, dann fragen Sie sich: »Was hat mir früher Spaß gemacht?«) Schließen Sie am Anfang nichts aus. Erinnern Sie sich an Ballspiele? Haben Sie früher im Hof Tischtennis oder Federball gespielt? Sind Sie zum Spaß Fahrrad gefahren? Haben Sie Tennis gespielt oder sind Sie in Ihrer Freizeit geschwommen?
- *Welche Möglichkeiten haben Sie, dieser Aktivität heute nachzugehen?* Suchen Sie nach etwas, was dem ähnlich ist, was Ihnen früher Spaß gemacht hat, auch wenn es nicht exakt dasselbe ist. Vielleicht haben Sie früher in der Schule Basketball gespielt. Gibt es im Park oder im Garten einen Basketballkorb? Können Sie sich einer Sportgruppe anschließen? Seien Sie erfinderisch und lassen Sie sich etwas einfallen, was funktionieren könnte. Sprechen Sie in der Therapie darüber, sprechen Sie mit Freunden oder in der Familie – vielleicht erhalten Sie Anregungen, die einer verstörten, ängstlichen Person normalerweise entgehen.
- *Mit wem zusammen könnten Sie die Aktivität unternehmen?* Ein Partner/eine Partnerin kann sowohl die Motivation als auch

STRATEGIE 4: ENTSPANNEN SIE SICH

die Verlässlichkeit erhöhen. Das kann etwas schwieriger sein, wenn Sie ganz von vorne anfangen. Es bereitet Ihnen vielleicht Schamgefühle – insbesondere wenn Sie unter Sozialangst leiden –, nicht so gut (wie jemand anderes) zu sein. Wenn Sie es sich leisten können, ist die Arbeit mit einem Trainer eine sehr gute Möglichkeit, um anzufangen, weil er wissen wird, wie weit Sie körperlich gehen können. Aber auch sich mit einem Freund/einer Freundin im Fitnesscenter oder in einer Gymnastikgruppe zu treffen, um zur gleichen Zeit anzufangen und aufzuhören, oder sich irgendwo draußen zu treffen, um zusammen zu gehen oder zu laufen, wird Sie zum Anfangen und zum Dabeibleiben ermutigen. Selbst wenn Sie nur Ihrem Hund versprechen, längere Strecken mit ihm zu gehen – jemanden zu haben – sei es Mensch oder Tier –, dem Sie verpflichtet sind, wird Sie motivieren, nach draußen zu gehen und es zu tun.

- *Entscheiden Sie! Was ist der größtmögliche Schritt, den Sie in Richtung sportlicher Betätigung tun können?* Beantworten Sie diese Frage jede Woche, bis Sie Ihr Ziel von 25 bis 45 Minuten Aerobic bei 70 Prozent Ihrer maximalen Herzfrequenz erreicht haben. Das wöchentliche Ziel sollte Verbesserungen bringen, selbst wenn sie nur gering sind. Sie wiederum erhöhen die Motivation, denn Erfolge ermuntern dazu, mehr zu tun.
- *Verpflichten Sie sich, einen Aktionsplan zu befolgen.* Eine Verpflichtung sollte mit jemandem zusammen eingegangen werden, der nicht nur fragt, wie es gelaufen ist, sondern ob der Plan eingehalten wurde oder nicht und auf was Sie sich nächste Woche verpflichten wollen.
- *Wie werden Sie verlässlich?* Ein einfacher Weg zur Verlässlichkeit ist, eine Art Tagebuch zu führen, wie in Abbildung 9.
- *Beurteilen Sie Ihren Erfolg* und schreiben Sie das Ziel für die kommende Woche auf. Aerobic ist am besten für kurzfristige Stressentlastung und Muskelentspannung. Es ist auch gut, um die Ausschüttung von Neurochemikalien anzukurbeln. Auf län-

gere Sicht unterstützt es eine gesunde Produktion von Neurochemikalien und fördert die Hirnfunktionen durch eine bessere Durchblutung.

	Tag 1	Tag 2	Tag 3	Tag 4	Tag 5
Trainingsziel (Art und Dauer)					

Abb. 9: *Trainingsprotokoll*

STRECKUNGSÜBUNGEN UND ENTSPANNUNG

Körperliche Lockerheit hilft bei allen Arten von Angst:
- Im Zusammenhang mit Panik hilft körperliche Gelassenheit, das Gehirn zu beruhigen, und erschwert damit die Auslösung von Panik.
- Wenn Menschen Sozialangst haben: Je entspannter sie sich fühlen, desto weniger wird das periphere Nervensystem das Herzklopfen und Erröten auslösen, vor denen sie sich fürchten. Der Zustand körperlicher Ruhe überträgt sich auf das Gehirn.
- Für Schwarzseher und extrem Besorgte ist die Lockerung der Muskelspannung besonders hilfreich.
- Insgesamt fördert Muskelstreckung die Durchblutung und korrigiert die verspannte Haltung, was zu einer größeren Muskelentspannung führt.

Folgen Sie dieser einfachen, allgemeinen Regel für Streck- und Dehnungsübungen: *Tun Sie nichts, was Ihnen wehtut!* Wenn Sie Schmerzen spüren, brechen Sie sofort ab. Streckungsübungen können überall ausgeführt werden. Verschiedene Übungen, die wir unten aufführen, lassen sich bei der Arbeit, in der Schule oder in jeder Sitzhaltung im Auto oder Flugzeug durchführen. Zudem erfordern

STRATEGIE 4: ENTSPANNEN SIE SICH

sie wenig Zeit. Sie können eine Übung durchführen, während Sie über die nächste Testfrage nachdenken oder während Sie anrufen und darauf warten, dass jemand abnimmt, oder während Sie darauf warten, dass Ihr Computer eine Funktion ausübt. Eine 15-sekündige Streckungsübung reicht aus, aber einige Experten empfehlen mehrere 2-Sekunden-Übungen, um die Muskulatur zu entspannen. Tun Sie, was sich für Sie am besten anfühlt. Hier folgt eine Liste von **Streck- und Dehnungsungsübungen**, die Sie überall ausführen können.

- *Strecken des Arms.* Gähnen Sie einfach, strecken Sie Ihre Arme nach oben und lassen Sie sie wieder sinken. Wiederholen Sie die Übung.
- *Strecken des Rückens.* Für eine sanfte Streckung des Rückens sollten Sie den Oberkörper entspannen. Ihre Füße stehen bequem auseinander, sodass Sie guten Halt haben, dann lassen Sie Ihren Oberkörper nach vorne fallen, wobei Ihr Kopf die Richtung nach unten vorgibt, bis er auf der Höhe der Hüfte ist, danach richten Sie sich wieder auf. Stellen Sie sich vor, Sie seien eine Marionette, deren Fäden losgelassen und dann wieder angezogen werden.
- *Strecken über den Kopf hinaus.* Versuchen Sie, die Streckung des Rückens fortzusetzen, indem Sie, wenn Sie wieder aufrecht stehen, sich über den Kopf hinaus dehnen, indem Sie die Arme heben und möglichst hoch über den Kopf hinaus strecken, und neigen Sie dabei den Kopf leicht nach hinten, indem Sie Ihr Kinn heben, bis Sie senkrecht nach oben schauen. Führen Sie das und auch die Entspannung danach schonend aus.
- *Beine ausschütteln.* Wenn Sie nach zu langem Sitzen aufstehen, nehmen Sie sich Zeit, Ihre Beine sanft auszuschütteln.
- *Waden entspannen.* Wenn Sie die Möglichkeit haben, eine Treppe hinauf- oder hinabzugehen, halten Sie inne und lassen Sie Ihre Ferse fallen, während Ihre Zehen auf der Stufe stehen, und

strecken Sie die hintere Beinmuskulatur. Tun Sie das 2 Sekunden lang, dann entspannen Sie. Wiederholen Sie die Übung mehrmals. Sie können das nacheinander mit Ihren Beinen tun, während der jeweils andere Fuß fest auf der Stufe steht, sodass Sie nicht aus dem Gleichgewicht kommen.

- *Kopf beugen am Schreibtisch.* Sie können eine einfache Kopfbeuge machen, wenn Sie telefonieren, auf den Computerbildschirm schauen oder lesen, und Sie verlieren dabei noch nicht einmal Zeit. Lassen Sie Ihren Kopf nicht im Kreis rotieren. Beugen Sie Ihr Ohr zur Schulter, so schnell es geht, ohne dass es wehtut. Dann richten Sie Ihren Kopf wieder auf. Jetzt lassen Sie Ihr Kinn langsam auf Ihre Brust sinken, spüren Sie die Dehnung in Ihrem Rücken, und dann richten Sie Ihren Kopf wieder auf. Dann beugen Sie das andere Ohr zur anderen Schulter, richten Ihren Kopf wieder auf, bevor er zu schwer wird, und kippen ihn langsam nach hinten. Bringen Sie Ihren Kopf in eine aufrechte Position, bevor Sie die Übung wiederholen.

- *Arm strecken am Schreibtisch.* Heben Sie einen Arm ausgestreckt über den Kopf, dann beugen Sie den Ellbogen und legen die Hand an das Ohr auf der anderen Kopfseite. Dann entspannen Sie sich. Legen Sie den gleichen Arm über Ihre Brust und fassen Sie sich mit der Hand an die gegenüberliegende Schulter. Greifen Sie sich mit der freien Hand an den Ellbogen des über die Brust gestreckten Arms und erzeugen Sie Druck, um die Streckung in der Schulter und im Oberarm zu erhöhen.

- *Verändern der Sitzhaltung.* Eine andere Methode, einer Verspannung beim Sitzen vorzubeugen, ist die Veränderung der Sitzhaltung. Diese vorbeugende Maßnahme lässt sich regelmäßig wiederholen, wenn Sie in Ihrem Beruf den ganzen Tag sitzen müssen. Dazu gehört, dass Sie nacheinander mehrere veränderte Sitzpositionen einnehmen. Nehmen Sie einen Stuhl, auf den Sie Ihre Füße legen können. Für 15 Minuten in jeder Position heben Sie einen Fuß an, dann den anderen, dann beide, dann keinen. Stecken Sie sich ein Kissen oder ein zusammengerolltes Handtuch hinter die Gesäßpartie, dann hinters Kreuz, dann versuchen Sie es ohne.

Diese Streck- und Dehnungsübungen helfen Ihnen, locker zu bleiben, wenn Ihre Arbeit oder Ihr Leben viel Druck mit sich bringt.

WENIGER TEMPO

Manche Menschen finden es sehr mühsam, mit einem körperlichen Trainingsprogramm anzufangen. Das ist kein Grund, den Kopf hängen zu lassen. Es gibt andere Möglichkeiten, Stress und Spannung abzubauen. Yoga zum Beispiel ist eine Technik, den inneren Frieden zu fördern, weil es dabei hilft, sich auf den Körper, die Atmung und den Abbau der Spannung zu konzentrieren. Methoden wie Herzintelligenz (*heartmath*; Childre & Martin, 1999) und Neurofeedback (Demos, 2004) bedürfen der Anleitung durch erfahrene Fachleute, sind aber gute Methoden, die man erlernen kann, um tiefe Entspannung und Stressabbau zu erreichen und zugleich die eigenen Gefühle besser zu verstehen. Biofeedback kann für Menschen, die sowohl unter Angst als auch unter chronischen Schmerzen leiden, eine große Hilfe sein.

Man sollte sich aber auch daran erinnern, dass es Dinge gibt, die man langsam und gemächlich angehen kann, ohne sich unter Druck zu setzen. Manche Aktivitäten, die einen entspannten Umgang mit der Zeit erfordern, führen zu einer Beruhigung des angsterfüllten Körpers. Wer unter Angst leidet, braucht häufig einen guten Grund, um etwas zu tun, das sich entspannt anfühlt oder unproduktiv ist, deshalb im Folgenden ein paar gute Gründe für entspannende Aktivitäten:

- *Lassen Sie sich massieren.* Der therapeutische Wert von Massagen ist durch mehrere Studien belegt. Massagen reduzieren Stress und Angst, sie entspannen die Muskulatur, fördern den

Blutkreislauf und die Verdauung, und sie mindern die Schmerzwahrnehmung. Die Körperberührung stimuliert Oxytozin, ein Hormon, das mit Gefühlen der Besänftigung und Beruhigung zusammenhängt (Field 2002; Kosfeld et al., 2005). Es gibt viele verschiedene Arten von Massagen – Effleurage (Streichen, kurze Hautberührungen), Petrissage (Walken, Kneten) und die Entspannungsmassage. Schon die einfachste Massage durch ein Familienmitglied wird als wohltuende Zuwendung empfunden und reduziert die Folgen von Stress. Eine Studie von Field (2002) über Mütter nach der Geburt zeigt, wie Massagen zum Abbau von Stresswirkungen beitragen. Seine Massagegruppe zeigte nach den Behandlungen signifikante Veränderungen im Kortisonspiegel des Speichels und war die einzige Gruppe, deren Angstwerte zurückgegangen waren.

- *Gönnen Sie sich ein warmes Bad und eine Aromatherapie.* Auch ein warmes Bad stimuliert Oxytozin, und Wärme entspannt die Muskeln. Bei der Aromatherapie benutzt man ätherische Öle, um die therapeutischen Kräfte der Pflanzen, aus denen die Öle gewonnen wurden, zur Wirkung zu bringen. Ätherische Öle werden meist benutzt, um Entspannung zu fördern oder Spannungs- und Angstsymptome abzubauen. Wie tropische ätherische Öle funktionieren, ist noch nicht geklärt, aber wahrscheinlich wirken sie durch die Aufnahme durch die Haut und durch die Inhalation körperlich wirksamer Partikel in der Luft. Die Öle, die regelmäßig gegen Depression und Angst eingesetzt werden, sind Lavendel-, Jasmin-, Cananga- (Ylang-Ylang), Sandelholz-, Bergamotte- und Rosenöl. Von mehreren dieser Öle wissen wir, dass sie zur Muskelentspannung und Beruhigung beitragen.
- *Gehen Sie in der Sonne spazieren.* Die Haut sollte vor UV-Strahlung geschützt werden, doch unser Gehirn braucht die Stimulierung durch Licht, um einen guten Tagesrhythmus zu entwickeln (einschließlich guter Schlafphasen) und um depressiven und ängstlichen Zuständen vorzubeugen. Dreißig Minuten Spazie-

rengehen an der frischen Luft bieten eine ausreichende Lichtstimulierung, um dem Serotoninmangel in der grauen Jahreszeit vorzubeugen. Die Sonnenwärme hilft auch, die Muskeln zu entspannen.
- *Verbringen Sie Zeit an plätschernden oder strömenden Gewässern* – an einem See, Fluss oder am Meer – und atmen Sie tief. Die Geräusche sind beruhigend, und die Ionisierung der Luft nahe Gewässern erhöht die Entspannung.

SCHLAFEN SIE!

Das ist die Entschleunigung pur! Guter Schlaf ist die Grundlage nicht nur für körperliche, sondern auch für mentale Gesundheit. Es ist unmöglich, sich zu entspannen, wenn man erschöpft ist. Wenn man unter Angst leidet, leidet der Schlaf – aus unterschiedlichen Gründen, die mit der jeweiligen Angstursache zusammenhängen. Daran sind mehrere Gehirnkomponenten beteiligt. Wenn der Serotoninspiegel niedrig ist, kann die Produktion von Melatonin in der Zirbeldrüse in Mitleidenschaft gezogen werden. Melatonin ist für Schläfrigkeit und Aufwachen zuständig und an die Morgendämmerung bzw. den Einbruch der Dunkelheit gekoppelt. Wenn Angst störend in den Schlaf eingreift, gerät die Melatoninproduktion aus dem Tritt. Wenn der Norepinephrin-Spiegel zu hoch ist, macht die innere Erregung es schwer, tief zu schlafen. Eine Verminderung der körperlichen Erregung ermöglicht tieferen Schlaf. Wenn die Basalganglien für einen hohen Energiegrad sorgen, kann es mühsam werden, abends zur Ruhe zu finden. Achten Sie darauf, was Sie abends tun, lange bevor Sie zu Bett gehen, sodass die Übersteuerung der Basalganglien mit Aktivitäten gedämpft werden kann, die sowohl körperlich als auch mental Beruhigung bringen.

Stressbelastungen können jeden treffen, doch Menschen mit Angst, die zusätzlich unter Stress leiden, müssen mit einer Doppelbelastung fertig werden, zumal wenn sie schlafen wollen. Wenn man lernt, mit Stress umzugehen, hilft das dem Schlaf. In Kapitel 9 stehen Vorschläge, wie man vor dem Einschlafen Unruhe und Angst eindämmen und so das Gehirn beruhigen kann. Die tiefe mentale Entspannung, die guter Schlaf bedeutet, lässt sich auf keine andere Weise erreichen. Auch Meditationstechniken, die viele positive Auswirkungen auf unsere mentale und körperliche Gesundheit haben, können Schlaf nicht ersetzen. Ruheloser Schlaf und kurze Nächte aufgrund von Überarbeitung und des Versuchs, mit Aktivitäten Schritt zu halten, können im Zusammenhang mit Angst alles erschweren. Im Folgenden finden Sie ein paar einfache Vorschläge, wie sich die Qualität Ihres Schlafs verbessern lässt.

Nehmen Sie sich feste Schlafzeiten vor

Für manche Menschen ist es einfacher, einzuschlafen, durchzuschlafen und ausgeruht aufzuwachen, wenn sie zu regelmäßigen Zeiten ins Bett gehen. Schlaf ist Teil des Körperrhythmus, der von der Zirbeldrüse, der Melatoninproduktion und dem Tagesrhythmus bestimmt wird. Wenn der ängstliche Körper gezwungen wird, seinen Rhythmus zu verändern, sei es aus Angstgründen oder durch Koffeinkonsum, Überarbeitung oder zu langes Aufbleiben, wird der Schlaf-wach-Rhythmus zerstört – und der lässt sich nur schwer wiederherstellen. Um wieder in die Spur zu kommen, müssen Sie jeden Tag zur gleichen Zeit ins Bett gehen und aufstehen. Es wird eine Weile dauern, bis es funktioniert – lassen Sie sich also nicht entmutigen, und geben Sie nicht zu früh auf. Selbst an Wochenenden oder arbeitsfreien Tagen sollten Sie Ihre Schlafgewohnheiten nicht verändern und wenn, dann höchstens um eine Stunde.

Auch ist es wichtig, dass man sich Zeit nimmt, um ausreichend Schlaf zu bekommen. Die Menschen in den USA zum Beispiel

STRATEGIE 4: ENTSPANNEN SIE SICH

scheinen Schlaf für ein Zeichen von Krankheit zu halten, doch die meisten Erwachsenen brauchen 7½ bis 8 Stunden, Adoleszente brauchen 9 bis 10 Stunden, und Kinder brauchen noch mehr, je nach ihrer Altersstufe. Menschen, die unter Angst leiden und typischerweise nur wenige Stunden schlafen, haben Probleme, die Notwendigkeit von ausreichendem Schlaf zu akzeptieren, oder sie schaffen es nicht, länger zu schlafen, selbst wenn sie es versuchen. Aber längerer Schlaf hat positive mentale und emotionale Auswirkungen. Die Forschung zeigt, dass eine ausgeruhte Person genauso viel leistet wie die Person, die länger wach bleibt, weil sie tagsüber mehr Energie und Effizienz hat.

Wenn Sie beginnen, sich genug Schlaf zu verschaffen, müssen Sie sich früh genug hinlegen, um 8 volle Stunden im Bett zu bleiben, selbst wenn Sie eine Zeit lang früher aufwachen. Bis Sie die 8 Stunden durchschlafen können, sollten Sie im Bett bleiben und ruhen, während Sie die Techniken zur Schlafhygiene üben (siehe die folgenden Seiten), die Ihnen schließlich dabei helfen werden, durchzuschlafen. Wenn Sie erst einmal einen regelmäßigen Schlafrhythmus haben und einigermaßen gut schlafen, werden Sie feststellen, dass Sie ganz natürlich aufwachen, wenn Sie ausgeruht sind, und Sie werden genau erkennen, wie viel ihr Körper braucht, um sich ausgeruht zu fühlen.

Bei Adoleszenten sollte man sich immer vor Augen halten, dass sie sich in einer besonderen Situation befinden, was ihren Tagesrhythmus anbelangt. Biologisch sind sie oft bis Mitternacht nicht schlafbereit (außer sie sind erschöpft), und morgens wachen sie nicht vor neun Uhr auf. Die Schule beginnt für den adoleszenten Körper exakt zur falschen Zeit! Noch schwieriger wird es, wenn Zeitlimits für Computer- oder Videospiele am Abend gesetzt werden sollen, damit die Schulaufgaben rechtzeitig erledigt werden können, bevor es ins Bett geht.

Ältere Menschen können aus mehreren Gründen unruhig schlafen. Manche müssen nachts öfter auf die Toilette oder sie produzieren nicht mehr genug Melatonin, um den Schlafrhythmus aufrechtzuerhalten. Viele ältere Menschen leben in Pflegeeinrichtungen, wo es zu laut oder zu hell ist. Hier ist es oft hilfreich, die Umgebung schlafzuträglicher zu gestalten. Bevor man zu Medikamenten greift, sollte man, wenn die Gesundheit es erlaubt, Kräutertees wie Grüne Minze oder Kamille versuchen oder kurz Nahrungsergänzungsmittel mit L-Tryptophan oder Melatonin nehmen, um das Gehirn zu beruhigen oder die Melatoninproduktion anzukurbeln (Weill, 1998).

Gestalten Sie Ihre Umgebung schlaffreundlich

Schlafen Sie in einem Zimmer, das kühl und so dunkel wie möglich ist. Das sind die besten Voraussetzungen für einen guten Tagesrhythmus mit regelmäßigen Schlafzeiten. Die Amygdala arbeitet im Schlaf genauso wie im Wachzustand, sie bleibt hellhörig für Warnsignale. Sie reagiert auf abweichende Geräusche, Gerüche und so weiter, sodass das Gehirn aufwacht, wenn es eine Veränderung wahrnimmt. Die Ausblendung von Umweltgeräuschen (wie das Gespräch von Menschen in einem anderen Zimmer oder Straßenlärm) ist sehr wichtig, um Reaktionen der Amygdala abzuschalten.

Zwar ist ein stilles Zimmer ohne Fernseher oder Licht in der Regel vorzuziehen, aber viele Menschen brauchen Licht oder Geräusche (wie Fernsehen oder Radio), um andere unliebsame Geräusche auszublenden. Es gibt zu diesem Zweck aber bessere Mittel als Fernsehen. Ein Fernseher ändert ständig Tonart, Tonhöhe und Lautstärke und hält damit die Amygdala im Alarmzustand. Wenn Sie, um einschlafen zu können, fernsehen müssen, dann denken Sie daran, dass die meisten Fernsehgeräte sogenannte Sleeptimer (Schlummerfunktionen) haben. Stellen Sie den Sleeptimer ein und wählen Sie ein weißes Rauschen, um unliebsame Umweltgeräusche auszublenden.

STRATEGIE 4: ENTSPANNEN SIE SICH

Wie Sie das angsterfüllte Gehirn auf Schlaf vorbereiten

Hier folgen einige Vorschläge, mit denen sich das angsterfüllte Gehirn auf den Schlaf vorbereiten lässt.

- Verzichten Sie mehrere Stunden vor dem Schlafengehen auf gewalttätige oder aufregende Fernsehsendungen – das heißt, schauen Sie keine Spätnachrichten! Die Fernsehprogramme sind voll von schriller Musik, unerwarteten grausamen Bildern und übererregten Stimmen, die allesamt die Amygdala irritieren und in Alarmbereitschaft halten. Der einzige Zweck dieser Programme ist es, Menschen vor dem Bildschirm zu halten aus Furcht, sie könnten sonst etwas Wichtiges verpassen.
- Nehmen Sie 20 Minuten vor dem Schlafen ein warmes Bad. Es entspannt die Muskeln und stimuliert Oxytocin, ein Hormon, das beruhigt.
- Das Gehirn erholt sich selbst von Stress und Angst und regeneriert sich am besten im Schlaf. Es braucht eine ganze Nacht lang Schlaf, um das zu bewerkstelligen, aber es braucht auch Nahrung. Sie können Ihr Gehirn bei der Bildung von Zellen unterstützen, indem Sie tagsüber gut und gesund essen und vor dem Schlafengehen ein kleines kohlenhydratreiches Essen zu sich nehmen. Das versorgt Ihr Gehirn mit der Menge an Insulin und Blutzucker, die notwendig ist, um im Schlaf die Proteine und Nährstoffe zu nutzen, die zur Produktion von Neurotransmittern gebraucht werden.
- Machen Sie Ihr Gehirn müde mit Kräutertees wie Katzenminze oder Kamille. Lassen Sie den Tee 5 bis 10 Minuten ziehen, um die größte Wirkung zu erzielen.
- Halten Sie Ihren Koffeinkonsum so gering wie möglich, insbesondere nach der Mittagszeit, denn Koffein ist ein Stimulans. Wenn Sie unter unruhigem Schlaf leiden, überprüfen Sie Ihre Trinkgewohnheiten – vielleicht wissen Sie nicht, in wie vielen Getränken Koffein enthalten ist. Selbst kleine Mengen können

Sie aus dem Gleichgewicht bringen. Menschen mit einer Panikstörung haben meist eine höhere Koffeinunverträglichkeit als andere.

Wie Sie in den Schlaf zurückfinden

Angst kann aus mehreren Gründen für unruhigen Schlaf sorgen, aber wenn man nicht in die Tiefschlafphase kommt, auch REM-Schlaf genannt, ist das besonders störend. Schwarzseher, die sich ständig Sorgen machen, träumen oft. Sie neigen zu belastenden Träumen – zu ruhelosem Schlaf mit Träumen über alltägliche Probleme, die in der Nacht unlösbar erscheinen. Allgemein ist zu empfehlen, dass unruhige Schläfer, wenn sie aufwachen, im Bett bleiben und versuchen sollten, wieder einzuschlafen. Aber wenn es zu Alb- oder Angstträumen kommt, endet der Versuch, wieder einzuschlafen, damit, dass der Traum sich in endloser Grübelei fortsetzt. In dieser Situation ist es besser, für ein paar Minuten ganz wach zu werden und den Traum abzuschütteln, indem man ihn bewusst beendet, ihm die Wichtigkeit nimmt und sich dann gedanklich auf etwas Schönes konzentriert, während man in den Schlaf zurücksinkt.

Unruhige Schläfer können auch davon profitieren, dass sie, solange sie noch wach sind, für die Nacht vorplanen. Wählen Sie jede Nacht, bevor Sie schlafen, einen Gegenstand oder ein Thema aus, über das Sie nachdenken wollen, falls Sie aufwachen. Vielleicht wachen Sie mit einer düsteren Vorahnung auf, die von Ihrer Hirnchemie ausgelöst wurde und keinen wirklichen Hintergrund hat. (Siehe Kapitel 9, in dem von der Chemie dunkler Vorahnungen ausführlicher die Rede ist.) Es ist am besten, sich dem Nachdenken darüber, was sich hinter der Vorahnung verbirgt, zu verweigern und stattdessen die Gedanken sofort dem Thema zuzuwenden, das Sie sich vor dem Einschlafen zurechtgelegt haben, und mit angenehmen Gedanken zum Schlaf zurückzukehren.

FAZIT

Entspannung lässt sich auf unterschiedlichste Weise erreichen, aber herauszufinden, was am besten funktioniert, kann eine Zeit in Anspruch nehmen. Wenn Sie verstehen, wie die Angst Sie persönlich affiziert, und erkennen, welche der verschiedenen Möglichkeiten der Ablenkung und welche Tipps zur Selbstberuhigung und Entspannung für Sie am besten taugen, dann wird Ihnen das bei der Beherrschung der Angst sehr viel weiterhelfen. Es ist vielleicht die produktivste Zeit und Mühe, die Sie je in Ihrem Leben für das Angstmanagement aufwenden werden.

TEIL III

WIE WIR UNSER ANGSTBEWUSSTSEIN IN DEN GRIFF BEKOMMEN

DIE STRATEGIEN, MIT DEREN Hilfe man den angsterfüllten Körper in den Griff bekommt, setzen nicht unbedingt voraus, dass man an ihre Effektivität glaubt. Sie funktionieren einfach, wenn man sie anwendet. Will man hingegen das ängstliche Bewusstsein in den Griff bekommen, so braucht man Engagement und Zuversicht. Die Angst im Kopf erzeugt unentwegt Sorgen und Furcht. Daher ist auch ein beharrlicher Einsatz vonnöten, wenn man die Techniken in diesem Kapitel meistern will.

Der Glaube an die Wirkungskraft der Strategien ist zudem nötig, um motiviert zu bleiben. Wenn wir wissen, wie sie das Gehirn verändern, unterstützt das unseren Glauben an die Möglichkeit einer Verbesserung. Oft kann eine Psychotherapie wichtig sein, um das Angstbewusstsein unter Kontrolle zu bekommen. Ein Therapeut vermittelt die nötigen Informationen über das Gehirn, und die Therapie bietet den geeigneten Rahmen für das Erlernen der Techniken, was das erforderliche Engagement erheblich steigert. Ein Therapeut ist eine stete Quelle der Ermutigung, der Hilfe und Unterstützung bei der Anwendung der Strategien, was dem Erfolg förderlich ist und auch der Motivation, wenn der Fortschritt nachzulassen droht. Ohne eine fundierte, kenntnisreiche Unterstützung ist es schwieriger, die Techniken beharrlich anzuwenden, wenn das Angstniveau steigt.

Das Angstbewusstsein zeigt sich auf unterschiedliche Weise:

Menschen mit einer Panikstörung neigen dazu:
- sich die Folgen einer Panikattacke drastisch auszumalen.
- sich die Folgen jeder körperlichen Empfindung in den schwärzesten Farben auszumalen.
- zukünftige Panikattacken zu fürchten.

Der Schwarzseher mit generalisierter Angststörung leidet sehr viel mehr unter beständigen negativen Gedanken, aber auch unter katastrophischen Erwartungen. Zusätzlich leidet der Schwarzseher unter:

- einer Neigung, eigene Wutgefühle übermäßig zu dramatisieren
- Schuldgefühlen
- Perfektionismus
- Planungsunfähigkeit
- einem Bedürfnis nach Rückversicherung
- Bedrohungsgefühlen, oft ohne jeglichen Grund

Menschen, die unter Sozialangst leiden, haben eine andere Beziehung zu Sorgen. Sie machen sich übertriebene Sorgen darüber, ob ihre Angstsymptome in Situationen wiederkehren, in denen sie sich schon einmal ängstlich gefühlt oder ängstlich ausgesehen haben. Ihr Gedankenprozess fördert speziell Verhalten, das Angst meidet, statt sie damit zu konfrontieren.

Sie bilden sich ein:
- alle würden sie abweisen
- ihre Probleme seien unvermeidbar
- sie seien inkompetent und es fehle ihnen an Selbstbewusstsein, was zu Vermeidungsverhalten führt

Dieser Teil des Buches beinhaltet vier Strategien, die typische Probleme des Angstbewusstseins behandeln.
- Strategie 5, »Schluss mit dem Katastrophendenken«, beschäftigt sich mit der Neigung zu übermäßigem Dramatisieren, die bei allen Formen von Angst vorkommt – Panikstörung, generalisierte Angststörung und Sozialangst. Wenn man immer das Schlechteste annimmt, verschlimmern sich die Angstsymptome.
- Strategie 6, »Die Angstgedanken abstellen«, zeigt Methoden, die kognitive Kontrolle zu übernehmen und die Richtung und Häufigkeit der Gedanken zu steuern.
- Strategie 7, »Die Sorgen im Zaum halten«, konzentriert sich auf das Beherrschen der Sorgen. Man kann sich auf unterschiedliche Weise Sorgen machen, und manche funktionieren besser als andere.

- Strategie 8, »Verhaltensänderung durch umgesteuerte Selbstgespräche«, handelt vom mentalen Prozess der Sozialangst und dem daraus resultierenden Vermeidungsverhalten.

SIEBEN

STRATEGIE 5: SCHLUSS MIT DEM KATASTROPHENDENKEN

Diese Strategie soll Denkprozesse beenden, die Angst produzieren. Wenn ein Gedanke mit einem »Oh, nein!« beginnt – bekannt als »Katastrophendenken« –, nimmt Ihr Bewusstsein die Situation als schrecklich wahr oder erwartet, dass gleich das Schlimmste geschehen wird.

Katstrophendenken wird definitiv durch Gehirnaktivität erzeugt. Wenn jemand mit einer Panikstörung eine Veränderung der körperlichen Empfindungen bei sich feststellt und daraufhin sofort Angst vor einer Panikattacke bekommt (»Oh, nein!«), ist es wahrscheinlich, dass diese Panikattacke auch tatsächlich eintritt – der vermeintliche Beweis, dass die Angst vor der Panikattacke berechtigt war. Das Gehirn erinnert sich an starke Emotionen, und etwas Stärkeres als Panik ist kaum vorstellbar. Der Zustand von überwältigender körperlicher Erregung, Herzrasen, flachem und schnellem Atmen, Schwindel, Übelkeit, unangenehmem Kribbeln und dem Gefühl von Entsetzen prägt sich sofort ein.

Wenn eine Situation – beispielsweise ein Fehler, der passiert sein könnte – eine Sorge auslöst, schaltet das empfindliche, überaktive limbische System in den »Oh, nein!«-Modus. Fast sofort wird als Antwort auf das »Oh, nein!« Adrenalin ausgeschüttet und bewirkt, dass einem das Herz in die Hose rutscht. Wenn also jemand mit primären Symptomen des Schwarzmalens besorgt ist, ob er vielleicht einen Fehler gemacht hat, kann das »Oh, nein!« blitzschnell zu akuter Angst ansteigen, wodurch der Fehler nicht mehr wie ein einfacher Fehler, sondern wie eine unlösbare Katastrophe scheint.

Leiden Menschen unter den typischen Symptomen des Errötens, Schwitzens und Zitterns aus Angst vor der Reaktion anderer, dann ist das ein Werk des Gehirns. Es ist möglich, dass die Amygdala vergrößert ist oder überempfindlich auf feine Veränderungen in den Gesichtern anderer Menschen reagiert. Das bedeutet, dass Menschen mit Sozialangst während sozialer Interaktionen winzige Veränderungen wahrnehmen, die andere wohl ignorieren würden. Dazu kommt, dass die überaktive Amygdala Negativität in andere hineininterpretiert. Bei der kleinsten Veränderung im Gesicht des anderen erzeugt sie sofort einen »Oh, nein!«-Gedanken und löst die Angstreaktion aus, die die Verlegenheit und das Erröten erzeugt. Wenn die sozial ängstliche Person glaubt, Erröten führe unmittelbar zu sozialer Ablehnung, nimmt sie selbst normale und unbedeutende soziale Interaktionen schon als bedrohlich war. Das katastrophische Denken wird in einer solchen Situation begleitet von der unausgesprochenen Überzeugung, dass es kein Entkommen gibt.

Für den Erfolg von Strategie 5 muss der präfrontale Kortex (PFK) die Kontrolle über die katastrophischen Interpretationen von Gefühlen/Gedanken/Situationen gewinnen und die restlichen Aktivitäten des Gehirns, die solche mentale Angst hervorrufen, beruhigen. Abbildung 10 zeigt, wie der PFK Gedanken und sogar automatische Reaktionen kontrollieren und bewusst beruhigen und verhindern kann.

Strategie 5 behandelt verschiedene Arten von katastrophischem

STRATEGIE 5: SCHLUSS MIT DEM KATASTROPHENDENKEN

Denken. Es gibt verschiedene Möglichkeiten, das Schwarzmalen zu unterbrechen und die eigenen Gedanken zu kontrollieren.

EIN GEFÜHL IST NUR EIN GEFÜHL

Beginnt eine Person, die unter irgendeiner Angstform leidet, sich vor dem Gefühl der Angst zu fürchten, kann der Gedanke »Ein Gefühl ist nur ein Gefühl« wirklich helfen. Es macht dabei keinen Unterschied, ob es sich um Herzrasen, ein mulmiges Gefühl und Schwindel handelt, oder ob die Angst rote Flecken im Gesicht und auf dem Hals, Herzklopfen und übermäßiges Schwitzen verursacht. Diese intensiven Angstempfindungen sind nicht tödlich. Es sind einfach nur Empfindungen. Sind sie unangenehm? Definitiv. Störend? Sicher. Unerwünscht? Oh ja. Verwirrend? Zweifellos. Aber sie sind auch nicht mehr als das. Die Vorstellung, diese Empfindungen seien nicht zu ertragen, verursacht mehr Schwierigkeiten als die eigentlichen Empfindungen, da diese Vorstellung nicht nur die Empfindungen intensiviert, sondern gleichzeitig ein Gefühl der Hilflosigkeit hervorruft, das die Kontrolle der Gedanken erschwert. Das Hauptziel dieser Technik ist, zu verstehen, dass es sich bei Herzklopfen, Mulmigkeit oder Erröten nur um Gefühle handelt.

2. Die »Oh, nein!«-Reaktion schickt eine Botschaft an den PFK: »Dieser Gedanke/dieses Gefühl ist wichtig!«

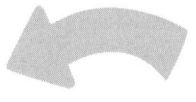

1. Ich nehme ein Gefühl wahr, oder ich glaube, einen Fehler gemacht zu haben, ich erröte oder schwitze.

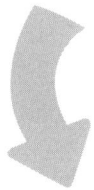

3. Der PFK schenkt den Gedanken und Empfindungen mehr Aufmerksamkeit. Diese Aufmerksamkeit vermehrt den Stress.

5. Angstgedanken/Gefühle der Angst können leichter ignoriert werden, und der Kreislauf wird durchbrochen.

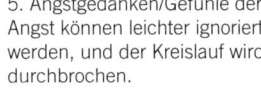

4. Der PFK trifft bewusst die Entscheidung, diese irrationalen Gedanken zu unterbinden, was die Empfindungen reduziert.

Abb. 10: *Der präfrontale Kortex kann katastrophische Gedanken unterbinden.*

Panik ist unangenehm, aber nicht tödlich

Ersticken Sie die Panik im Keim. Sobald Empfindungen eine Panikattacke andeuten, hören Sie sofort auf, dies als grauenhaft anzusehen. Hier ist gutes Zureden nötig, und Sie sollten sich immer wieder vorsagen: »Panik ist unangenehm, aber nicht tödlich.« Diese Botschaft ist entscheidend. Kombinieren Sie den Gedanken

STRATEGIE 5: SCHLUSS MIT DEM KATASTROPHENDENKEN

mit Zwerchfellatmung, um die beunruhigenden Empfindungen, die Sie erleben, zu bändigen. Dass »ein Gefühl nur ein Gefühl« ist, erkennen wir erst, wenn wir unsere Aufmerksamkeit auf die Folgen lenken. Sogar eine ausgewachsene Panikattacke wird vorübergehen und Sie unversehrt lassen. Wenn Sie die katastrophische Überzeugung, Panik sei grauenhaft, unterbrechen und Atemübungen machen können, um Herr Ihres angsterfüllten Körpers zu werden, reduziert diese Methode wirkungsvoll die Gefühle, die Ihnen Probleme bereiten.

> Bedrohung ist nur ein Gefühl – das auch dann
> auftreten kann, wenn alles in Ordnung ist

Der hohe Norepinephrin-Level, der zu extremer Wachsamkeit führt, verursacht manchmal ein ähnlich mulmiges Gefühl im Bauch: als würde gleich etwas schieflaufen – das »Oh, oh«-Gefühl der Bedrohung. Menschen mit einer Neigung zu Überspannung sind dafür besonders anfällig. Das Gehirn des Schwarzmalers möchte die Gefühle im Körper des Schwarzmalers erklären; ein mulmiges Gefühl im Bauch ist nicht unbedingt so dringend wie unmittelbare Gefahr, es sendet aber dennoch ein Signal, wachsam zu sein. Es aktiviert einen Gedankenprozess, die aktuellen Erlebnisse zu durchsuchen (ähnlich einem Radar), um herauszufinden, worüber Sie sich Sorgen machen. Ein übertrieben wachsamer Schwarzmaler wird auf jeden Fall fündig.

Wenn Sie erst einmal erkannt haben, dass das Gefühl der Bedrohung tatsächlich dem Gedanken, etwas laufe falsch, vorausgeht, können Sie es abwehren, indem Sie sich sagen: »Ein Gefühl ist nur ein Gefühl. Es bedeutet nicht, dass etwas falsch läuft.« Das Ziel ist nun, die Suche nach der Bedrohung abzubrechen, sich abzulenken (siehe Kapitel 8 zu Ablenkungsstrategien) oder die Aufmerksamkeit auf das Atmen oder die Achtsamkeit zu richten.

Ich habe Patienten erlebt, die sich dagegen sträuben, sich von ihren Gefühlen abzulenken. Sie fragen oft: »Was ist denn, wenn wirklich etwas nicht stimmt und ich es ignoriere?« Der Trick ist, sich zu fragen, ob das Gefühl dem Drang, wachsam zu sein und Ausschau nach etwas zu halten, vorausging. Wenn das zutrifft, ist es völlig in Ordnung, sich von seinem Gefühl abzulenken. »Aber«, könnte man entgegnen, »wenn ich nun Angst vor etwas haben sollte, es aber ignoriere?« Ich würde antworten, dass echte Schwierigkeiten nichts derart Flüchtiges sind, dass man danach suchen muss. Echte Schwierigkeiten sind normalerweise eindeutig erkennbar. Wir bekommen es schriftlich, schwarz auf weiß, wir erhalten eine Standpauke, weil wir etwas gemacht (oder nicht gemacht) haben, oder irgendein anderes eindeutiges Zeichen, dass etwas falsch gelaufen ist. Außerdem fühlen wir uns generell besser, wenn wir uns darauf einstellen können, etwas wieder in Ordnung zu bringen. Ein tatsächliches Problem, mit dessen Lösung man beschäftigt ist, flößt weniger Angst ein als ein potenzielles Problem.

Ich möchte Bedrohungsgefühle nicht bagatellisieren. Manchmal muss man auf solche Signale reagieren. Ist das der Fall, nimmt Ihr Unterbewusstsein Probleme wahr, die Sie schneller körperlich fühlen, als Ihr Bewusstsein sie erkennen kann. Eine Psychotherapie hilft Ihnen dabei, herauszufinden, ob das Problem das Resultat unbegründeter Bedrohungsgefühle ist oder ob das Unterbewusstsein wirkliche Gefahren wahrnimmt. Abgesehen davon sind Menschen mit einer Angststörung normalerweise so auf das körperliche »Oh, oh«-Gefühl konzentriert, dass sie tatsächliche Gefahrensignale kaum übersehen können. Wenn Sie lernen, die verschiedenen Empfindungen, die mit Ihren Emotionen einhergehen, zu unterscheiden, lernen Sie, Ihren Körper besser zu interpretieren, und verwechseln nicht mehr Angst mit anderen Emotionen. Wenn das Bedrohungsgefühl dann als ein tatsächliches Warnsignal auftritt, werden Sie richtig reagieren und sich nicht darüber Gedanken machen, ob Sie es empfinden dürfen oder nicht.

STRATEGIE 5: SCHLUSS MIT DEM KATASTROPHENDENKEN

Solange Sie das für sich nicht geklärt haben, können Sie getrost das »Oh, oh«-Angstgefühl als eine Art Gehirnpanne, einen mentalen Kurzschluss ansehen. Halten Sie Ihr Katastrophendenken auf, indem Sie ihm mit der Antwort begegnen: »Bedrohung ist nur ein Gefühl, das manchmal auftritt, wenn alles in Ordnung ist.« Lenken Sie sich daraufhin sofort von diesen Gefühlen ab, denn katastrophische Gedanken über hypothetische Probleme sind noch niemandem gut bekommen.

Verlegenheit ist nur ein Gefühl

Erröten, Zittern und Schwitzen, unter denen Menschen mit Sozialangst in der Öffentlichkeit leiden, sind schwer kontrollierbar. Wenn man das Katastrophendenken über diese Symptome beenden will, muss man sich mit den Folgen auseinandersetzen, die man von solchen Situationen erwartet, und dann die körperlichen Symptome ignorieren. Sagen Sie sich: »Bemerkt werden ist nicht dasselbe wie zurückgewiesen werden.« Natürlich sind die typischen Anzeichen von Verlegenheit – Erröten, Schwitzen, Zittern – offensichtlich und werden vermutlich von anderen Menschen wahrgenommen, wenn diese Sie ansehen. Allerdings entspricht es nicht der Wahrheit, dass es andere Menschen interessiert, ob Sie erröten oder schwitzen. Es ist nicht wahr, dass Sie deswegen weniger gemocht werden, abgewiesen werden oder man über Sie lacht. Die meisten Menschen haben schon jemanden in Verlegenheit gesehen und ignorieren es einfach. Vermutlich tut es ihnen einfach leid, wenn man Ihnen ansieht, dass die Symptome Sie bedrücken. Die einzige wirkliche Ausnahme sind hier Jugendliche, die oft lieblos miteinander umgehen und tatsächlich aus dem Erröten oder Schwitzen eine große Sache machen können.

Viele Frauen in meiner Praxis haben mit Gewinn eine Strategie angewendet, die meine Klientin Ingrid gebrauchte. In unserer ersten Sitzung sagte Ingrid: »Sie werden bemerken, dass mein Hals komplett rot wird, wenn ich über Dinge rede, die mich emotional mitnehmen. Machen Sie sich darüber keine Sorgen, das hat nichts zu bedeuten. Meine Mutter und meine Großmutter hatten das auch schon.« Dadurch kam Ingrid jedem Gespräch über ihren rotfleckigen Hals zuvor. Sie entschärfte die Situation, indem sie mir sagte, ich solle mir keine Sorgen machen, was gleichzeitig bewirkte, dass auch sie nicht beunruhigt zu sein brauchte. Ihr Hals wurde rot, aber ich wusste ja bereits, dass es ihr bewusst war, aber kein Problem darstellte, also konnte ich es ignorieren. Sie kündigte einfach an, was geschehen würde, und damit war es erledigt.

Männer haben anscheinend größere Schwierigkeiten damit, solche Symptome anzukündigen, bevor sie eintreten. Für Frauen ist es leichter, im Voraus eine Schwäche zuzugeben, da sie sich oft mit anderen Frauen in Schwierigkeiten oder peinlichen Situationen verbünden. Männer fühlen sich normalerweise wohler, wenn sie wissen, auf welcher Stufe der Hackordnung sie stehen, und sie geben keinen Fehler zu, der sie in den Augen eines anderen Mannes schwächer erscheinen lässt. Ist das der Fall, können sie ihr Unwohlsein dadurch verringern, dass sie beschließen, die Symptome zu ignorieren. (Kapitel 10 und 12 beschäftigen sich mit Strategien, die Angst in den Griff zu bekommen und physische Symptome sozialer Angst zu kontrollieren.) Männer können sich bewusst machen, dass Erröten, Schwitzen und Zittern nicht den Weltuntergang bedeuten und dass Atmen dabei hilft, so ruhig wie möglich zu bleiben.

Schüler, die erröten, müssen mehr tun, als nur zu planen, wie sie reagieren sollen, wenn Symptome in der Öffentlichkeit auftreten. Sie müssen sich gegenüber der Angst, verlegen zu werden, desensibilisieren. Strategie 8 und Strategie 10 (Kapitel 10 und 12) erklären, wie man die körperlichen Reaktionen kontrollieren und die Angst vor der Verlegenheit reduzieren kann. Bis dahin wird das Mantra »Ein Gefühl ist nur ein Gefühl; es bedeutet nicht, dass etwas nicht stimmt« ihre Symptome verringern.

Wir fassen kurz zusammen:
- Panik ist nur ein Gefühl. Es ist unangenehm, aber nicht tödlich. Führen Sie sich das beim ersten Anzeichen eines Panikgefühls vor Augen. Führen Sie dann die Zwerchfellatmung durch.
- Bedrohung ist nur ein Gefühl – das aber oft auch dann auftritt, wenn alles in Ordnung ist. Bekräftigen Sie diese Aussage und lenken Sie Ihre Aufmerksamkeit von der Angst ab.
- Verlegenheit ist nur ein Gefühl. Machen Sie sich einen Plan, wie Sie reagieren, wenn Sie Verlegenheitssymptome zeigen. Wiederholen Sie für sich selbst, dass bemerkt werden nicht dasselbe ist wie abgelehnt werden.

WIE MAN GEDANKEN ÜBER STERBEN, VERRÜCKTWERDEN ODER KONTROLLVERLUST WIDERLEGT

»Ich sterbe!« – »Ich werde wahnsinnig!« – »Ich verliere die Beherrschung!« Auch nach so langer Zeit als Therapeutin erstaunt es mich trotzdem immer wieder, dass Menschen, die unter einer Angststörung leiden, beinahe alle von diesen Gedanken heimgesucht werden. Wenn es genügte, diesen Menschen einfach zu sagen, dass sie nicht sterben, nicht verrückt werden und nicht die Beherrschung verlieren, wäre vieles einfacher. Das Problem ist, dass sie das schon wissen. Ihr linker präfrontaler Kortex ist sich schon darüber im Klaren, dass sie solche Situationen schon oft durchmachen mussten und noch nie dabei gestorben oder verrückt geworden sind oder die Beherrschung verloren haben. Dennoch wartet ihre rechte Gehirnhälfte immer noch auf die Katastrophe. Die linke Gehirnhälfte kann sich mit den Angstgefühlen der rechten Gehirnhälfte in diesen Situationen nicht verbinden. Die Emotion ist zu stark und überzeugend.

Erst kürzlich wurde ich wieder daran erinnert, als ein hochintelligenter, kompetenter Mann, der wegen Panikgefühlen bei mir in Behandlung gewesen war, rückfällig wurde, eine Panikattacke erlitt und daraufhin ins Krankenhaus ging. Er sagte zu sich selbst: »Ich weiß, es ist wahrscheinlich nur eine Panikattacke«, glaubte aber seinen katastrophischen Angstgefühlen, dass es dieses Mal wirklich ein Herzinfarkt sei. Tausende Euro und viele medizinische Tests später glaubten seine limbischen Strukturen endlich seinem linken präfrontalen Kortex und beruhigten die Panik.

Schritt 1: Erfassen Sie die genaue Vorstellung oder den genauen Gedanken

Was also hilft Ihnen gegen das Katastrophendenken bei einer Panikattacke? Vermutlich ist eine Psychotherapie nötig, da Menschen mit einer Panikstörung normalerweise nicht in der Lage sind, während der Panik ihre Gedanken zu identifizieren. Es ist unerlässlich, genau zu spezifizieren, welche inneren Bilder Menschen vor sich sehen, wenn sie sagen: »Ich sterbe!« – »Ich werde verrückt!« – »Ich verliere die Beherrschung!« Der erste Schritt, die Panikgedanken zu entlarven ist, das genaue Bild zu erfassen.

Wir beginnen mit dem Gedanken »Ich sterbe!«. Identifizieren Sie als Erstes die genaue körperliche Empfindung, die Sie am meisten aufregt, wie zum Beispiel Kurzatmigkeit, Schmerzen in der Brust, Schmerzen im Arm, Kribbeln oder Übelkeit. Spielen Sie dann vor Ihrem inneren Auge wie in einem Film genau durch, was Ihnen Angst macht, beispielsweise auf der Straße zusammenzubrechen oder auf der Intensivstation eines Krankenhauses zu liegen. Die meisten Menschen haben kein spezifisches Bild vom Sterben. Selbst wenn Sie sich vorstellen, zusammenzubrechen, ist das noch nicht das Ende, also hören Sie damit nicht auf. Fragen Sie sich: »Was passiert dann?« Diese Frage ist von großer Bedeutung und möglicherweise anfangs schwer zu beantworten. Aber man muss

STRATEGIE 5: SCHLUSS MIT DEM KATASTROPHENDENKEN

sich zwingen, sich immer weiter vorzustellen, wie sich das Szenario entwickelt. Bei jedem Schritt des imaginierten Sterbeprozesses – »Sie schließen mich an Maschinen an« oder »Die Schmerzen in meiner Brust werden schlimmer« oder »Ich werde ohnmächtig« – fragen Sie sich wieder: »Und was passiert dann?«, bis Sie bei dem Gedanken »Dann sterbe ich« ankommen. Fragen Sie dann noch einmal: »Was passiert dann?« An diesem Punkt lachen die meisten Menschen und erkennen, dass dann wenigstens die Panik vorbei wäre. Aber Ihre Antwort auf die Frage führt dazu, dass Sie Ihre Beziehungen, Hoffnungen und Erwartungen und sogar die Bedeutung der Panik besser verstehen.

Auch für eine Person, die Angst davor hat, die Beherrschung zu verlieren, ist das Erfassen des inneren Bildes ein entscheidender Schritt auf dem Weg, die katastrophischen Interpretationen der Paniksymptome zu überwinden. Fragen Sie sich: »Wenn mich jemand beobachten würde, wie würde ich aussehen? Was würde ich tun oder sagen?« Gehen Sie Schritt für Schritt durch, wie es für einen Beobachter aussehen würde. Erfassen Sie jedes Detail. Wenn Sie beispielsweise darüber sprechen, was passieren würde, wenn Sie in der Öffentlichkeit, im Bus oder in einem Restaurant, die Beherrschung verlieren würden, könnten Sie wahrscheinlich berichten: »Ich würde wohl ängstlich aussehen.« Das reicht aber noch nicht. Sie müssen sich das Szenario – wie Sie aussehen, was Sie tun könnten – bis zum Ende vorstellen, indem Sie sich fragen: »Was dann?« Um das zu lernen, müssen die meisten Menschen mit einem Therapeuten arbeiten, der ihnen dabei hilft, ihre Vorstellung des Kontrollverlustes zu erfassen.

Als ich zum Beispiel eine meiner Patientinnen, Shirley, bat, mir zu beschreiben, was passieren könnte, wenn sie im Bus die Beherrschung verlöre, sagte sie: »Ich würde verängstigt aussehen!« Also fragte ich: »Was dann?« Shirley sah verwirrt aus, als ob sie nicht wüsste, was ich meinte, und sagte dann: »Ich glaube nicht, dass ich wirklich den Busfahrer anschreien würde, dass er mich zwischen zwei Stationen sofort rauslassen soll. Er müsste ja ohnehin erst rechts ranfahren, also denke ich, dass ich in Wirklichkeit so schnell wie möglich aussteigen würde.« Ich fuhr fort: »Was dann?« Shirley dachte ernsthaft darüber nach und sagte: »Die Leute würden sehen, wie ich einfach nur auf der Straße stehe.« Woraufhin ich wieder fragte: »Was dann?« Sie sagte, diese Leute wären bald außer Sichtweite, weil der Bus ja weiterführe. Und (Sie haben es erraten) ich fragte: »Was dann?« An diesem Punkt begann Shirley zu lachen: »Ich müsste mir ein Taxi nehmen, um noch rechtzeitig zur Arbeit zu kommen!« Sie erkannte, dass sich ihre Angst, die Beherrschung zu verlieren, auflöste, wenn sie wirklich der Vorstellung der Panik vom Anfang bis zum Ende des Szenarios folgte.

Die Angst, verrückt zu werden, bringt in der Regel nur selten eine realistische, lebendige Vorstellung mit sich. Sie ist meist ein Ausdruck der Furcht, eine Panikattacke könnte bedeuten, man sei bereits verrückt. Aber manchmal, wenn diese unmittelbare Furcht nicht besteht, ist es sinnvoll, die Vorstellung bis zum Ende durchzuspielen: »Wie sieht Verrücktwerden aus?« Auch hier kann dieselbe Methode wie bei den beiden anderen Ängsten angewendet werden. Ich habe das mit einem Klienten namens Norman gemacht, der seine Vorstellung vom Verrücktwerden folgendermaßen beschrieb: Er würde auf und ab gehen und dabei sinnlose Dinge sagen und mit den Armen fuchteln. Er stellte sich vor, andere Menschen hätten Angst vor ihm, und man würde ihn in eine psychiatrische Klinik bringen. Das klang nach einer ziemlich klaren Vorstellung von »Verrücktwerden«, und es beschrieb seine Vorstellung von sich selbst, wenn er in Panik geriet. Wir machten also weiter mit Schritt 2, um seine katastrophischen Gedanken vollständig zu entlarven.

STRATEGIE 5: SCHLUSS MIT DEM KATASTROPHENDENKEN

Schritt 2: Fragen Sie sich, ob Sie je eine
ähnliche Erfahrung gemacht haben

Die Erinnerung an eine reale Erfahrung erlaubt Ihnen, Ihre Panik mit der gefürchteten Katastrophe zu vergleichen. Sie haben beispielsweise den Angstgedanken »Ich sterbe!«. Dieser wird typischerweise von spezifischen körperlichen Symptomen ausgelöst, wie zum Beispiel Schmerzen in der Brust oder Kurzatmigkeit. Wenn Sie erkennen, welche Symptome Ihre Todesangst auslösen, liefert dies Informationen über die tatsächliche Ursache der Angst. Oft sind die Symptome mit der Krankheit oder dem Tod einer anderen Person verknüpft. Eine Frau, deren Vater vor ihren Augen an einem Herzinfarkt gestorben ist, kann durchaus Angst haben, dass die Schmerzen in ihrer Brust die gleichen wie die ihres Vaters sind. Eine Mutter, die mit ihrem Kind wegen Asthmas ins Krankenhaus rasen musste, wird sich bei eigener Kurzatmigkeit sofort hilflos fühlen. Wenn Sie verstehen, womit Sie Ihre Panikerfahrung assoziieren, wird Ihnen das helfen, die Angst zu desensibilisieren.

Als ich zum Beispiel Norman fragte, welchen Erfahrungen seine Panikattacken glichen, antwortete er, sie erinnerten ihn an seinen Onkel, der schizophren war und bei Normans Familie lebte, als Norman noch klein war. Sein Onkel verhielt sich oft irrational und ging die ganze Zeit auf und ab, und er wurde öfter aus dem Haus gebracht, wenn er »durchdrehte.« Das verängstigte den Jungen. Dadurch, dass Norman über seine Vorstellung vom »Verrücktwerden« sprach, erkannte er, dass er nicht sein Onkel war, und seine Angst, verrückt zu werden, verschwand.

Wenn ein Trauma die Wurzel der irrationalen Angst ist

Manchmal ist ein traumatisches Erlebnis aus der Kindheit die Wurzel der katastrophischen Ängste »Ich werde verrückt, verliere die Beherrschung oder sterbe«, und die betroffene Person erkennt nicht, dass die Auslöser für ihre Ängste in der Umgebung oder in Beziehungen liegen. Man kann untersuchen, was ein Angstauslöser sein könnte, indem man diesen Schritten folgt:

- Führen Sie ein Panik-Tagebuch und richten Sie Ihre Aufmerksamkeit besonders auf die Einzelheiten, die einer Panikattacke vorausgehen.
- Identifizieren Sie ein Muster in Ihrer emotionalen Verfassung oder in Ereignissen, die der Panik vorausgehen.
- Suchen Sie dann nach der frühesten Erinnerung eines solchen Gefühls oder Ereignisses.

Die Entdeckung Ihres Panikauslösers kann Ihnen helfen, Panikattacken zu vermeiden. Unter Umständen genügt es aber nicht, den Auslöser zu entdecken; eine Person, die traumatische Erfahrungen durchgemacht hat, sollte vermutlich die Auswirkungen des ursprünglichen Traumas in einer Therapie bearbeiten. Die Herangehensweise des Therapeuten an die Lösung des zugrunde liegenden Traumas hängt von seiner Ausbildung und seiner Erfahrung ab. Wenn der Panikauslöser nicht zu entdecken ist, hat ein Psychotherapeut Vorschläge, wie daran in einer Therapie gearbeitet werden kann.

Sie können also Ihre Panikgedanken über das Sterben, Verrücktwerden oder den Kontrollverlust durch folgende Schritte aufdecken:
1. Finden Sie *im Detail* heraus, wie Sie sich die Realisierung Ihrer Angst vorstellen. Was genau könnte passieren?
2. Finden Sie heraus, ob diese Angst in der Realität begründet ist – ähnelt sie einer Erfahrung, die Sie schon einmal gemacht haben? Es kann schon ausreichen, die erlebte Panik mit der befürchteten Katastrophe zu vergleichen, um Ihre Neigung zu Katastrophengedanken zu beenden.
3. Wenn Schritt 2 Ihre Panikgedanken nicht entlarvt, sollten Sie herausfinden, wann Sie diese Angst das erste Mal erlebt

haben, und feststellen, ob ein traumatisches Erlebnis die Wurzel der Angst ist.
4. Möglicherweise bedarf es einer Psychotherapie, um den Panikauslöser zu identifizieren und zu bearbeiten.

PLANEN SIE, IN PANIK AUSZUBRECHEN

Diese Methode ist einfach und wird Ihnen helfen, sich erfolgreich wieder an Beschäftigungen oder Umstände heranzuwagen, die in der Vergangenheit Panik auslösten. Es geht darum, sich nach sorgfältiger Planung erneut in Situationen zu begeben, in denen Sie schon einmal in Panik geraten sind. Das ist wichtig, weil es leicht passiert, dass man Angst vor den Dingen bekommt, mit denen man beschäftigt war, als man in Panik geriet, auch wenn diese nicht der Auslöser für die Panik waren. Das Bewusstsein erstellt derart schnell Verbindungen und so tief verankerte Symbole, dass Sie nach einer Panikattacke während einer Autobahnfahrt im Regen das nächste Mal, wenn Sie im Regen auf der Autobahn fahren, Angst vor Panik bekommen. Als Folge davon geraten Sie möglicherweise nicht nur während einer Autobahnfahrt im Regen in Panik, sondern auch jedes Mal, wenn es regnet oder Sie Auto fahren, egal, wie trocken die Straße ist.

Es ist nur natürlich, dass Menschen Handlungen vermeiden, bei denen erneut Panik auftreten könnte. Sehr viele vermeiden das Autofahren, aber auch andere alltägliche Situationen werden gemieden, z. B. Menschenmengen, große Partys und Lebensmittelgeschäfte in Stoßzeiten. Das sind keine Symptome von Sozialangst, sondern es ist die Angst, in Panik zu geraten, wenn es keinen Ausweg zu geben scheint.

Statt sich vorzunehmen, *nicht* in Panik zu geraten, zieht man in solchen Situationen ein Sicherheitsnetz ein, indem man sich auf die Panik vorbereitet und darauf, wie man mit ihr klarkommt. Es ist unwahrscheinlich, dass jemand jeden potenziellen Panikauslöser in einer Situation vermeiden kann, in der er oder sie schon einmal in Panik geraten ist. Also *planen* Sie, in Panik auszubrechen. Die Vorbereitung erfordert einige einfache Schritte.

1. Lernen Sie, die Panik zu veratmen (Strategie 2).
2. Überdenken Sie jeden Aspekt der Situation oder des Szenarios, das Sie vermeiden.
3. Desensibilisieren Sie jeden Aspekt der Situation, von dem Sie befürchten, er könnte ein Auslöser sein. Beachten Sie jeden Aspekt der Beschäftigung, die Sie nervös macht, und beruhigen Sie sich, während Sie sich ihn vorstellen. Systematische Desensibilisierung, EMDR (Eye Movement Desensitization and Reprocessing), Energietherapie und andere Methoden können Ihnen dabei helfen, sich den Aspekt der Situation vorzustellen, der Panikgefühle in Ihnen auslöst, und sich zu beruhigen, bevor Sie sich hineinbegeben.
4. Üben Sie. Probieren Sie eine Miniversion des Ereignisses oder der Tätigkeit aus. Planen Sie zum Beispiel, nur ein kleines Stück auf der Autobahn zu fahren, wenn nicht viel los ist und Sie einfach wieder herunter, und zurück nach Hause oder weiter zu Ihrem Ziel fahren können, ohne die Autobahn zu benutzen. Beenden Sie die Übungssitzung zum vorgesehenen Zeitpunkt, auch wenn es gut läuft.
5. Schreiben Sie auf, was genau Sie tun werden, wenn Sie in Panik geraten. Tragen Sie den Plan auf einer Karteikarte bei sich oder in einem Notizbuch, das Sie immer dabeihaben.
6. Gehen Sie Ihren Plan noch einmal durch, bevor Sie sich in die jeweilige Situation begeben, und haben Sie ihn zur Hand für den Fall, dass Sie in Panik geraten.
7. Dann setzen Sie die Sache in die Tat um, in dem Bewusstsein, dass Sie einen Plan haben, sollten Sie in Panik geraten.
8. Werten Sie aus, wie es gelaufen ist.
    - Machen Sie sich Komplimente für den Umgang mit Schwierigkeiten.

- Loben Sie sich dafür, dass Sie sich der Situation ausgesetzt haben, ohne in Panik zu geraten.
- Ändern Sie Ihren Plan, falls Sie ein Problem hatten.
- Machen Sie sich klar, dass Sie überlebt haben, egal, wie es gelaufen ist.

LERNEN SIE IHRE WUT KENNEN (UND SIE ZU ZEIGEN)

Das Ziel dieser Methode ist, sich abzugewöhnen, Wutgefühle als eine Katastrophe zu empfinden. Wenn Menschen Wut als Problem ansehen, ist normalerweise von der Notwendigkeit der Beruhigung und von Wutmanagement die Rede. Manchmal erzeugt Wut aber Angst, sodass die Betroffenen nicht einmal merken, dass sie wütend über etwas sind – sie spüren die körperliche Erregung und geraten sofort in Angst. Dann fällt es ihnen schwer, dieses Angstgefühl zu vertreiben, weil sie nicht wissen, wovor sie Angst haben, und trotz aller Überlegungen gelingt es nicht, sie zu vertreiben. Das liegt daran, dass die Wut, die den Angstempfindungen zugrunde liegt, unentdeckt bleibt.

Es kann tatsächlich riskant sein, Wut zu zeigen. Manche Menschen sind in der Vergangenheit verletzt, misshandelt oder emotional zurückgewiesen worden, weswegen die Erinnerung an Wut ihnen Angst verursacht. Die Gegenwart birgt für sie möglicherweise ähnliche Risiken – sie könnten riskieren, verletzt zu werden oder eine Beziehung oder einen Job zu verlieren, wenn sie ihre Wut zeigen. Wenn man gar nicht weiß, dass man wütend ist, stellt das in solchen Situationen einen Sicherheitsmechanismus dar. Leider zeigt sich die Wut in einer anderen Art und Weise, nämlich indem sie Angst verursacht. Deswegen ist es wichtig, die Wut zu erkennen.

Auch wenn Sie erkannt haben, *dass* Sie wütend sind, kann es sein, dass Sie nicht wissen, *wie* man wütend ist. Wenn Sie in der

Vergangenheit schlechte Erfahrungen mit Wut gemacht haben, hatten Sie vielleicht wenig Gelegenheit, zu üben, wie man Wut auf angemessene Weise äußert. Sie sind vielleicht zu ruhig oder gehen gleich in die Luft – beides ist ineffektiv. Wenn Sie wissen, dass Sie zu exzessiver Wut neigen (Angst kann einige ziemlich erschreckende Formen von Wut erzeugen), können Bücher über den Umgang mit Wut Ihnen dabei helfen, den Ausdruck Ihrer Wut herunterzufahren. Es finden sich außerdem exzellente Bücher über Selbstbehauptung, die sowohl Menschen helfen, die zu exzessiver Wut neigen, als auch denen, die nur zurückhaltend Wut ausdrücken.

Sechs Schritte, der Wut die katastrophischen Züge zu nehmen

Bei dieser Methode geht es nicht darum, Wut zu *zeigen*; es geht darum, die Wut zu *kennen*. Die Methode setzt mit der Versicherung ein, dass es nicht das Gleiche ist, ob man weiß oder ob man zeigt, dass man wütend ist. Sie kontrolliert die Symptome und soll gleichzeitig Spannung reduzieren und die bewusste Wahrnehmung von Wut fördern. Und: Sie ist einfach. Wenn starke Empfindungen der Spannung, der Beunruhigung, der Mulmigkeit usw. Sie im Griff haben, suchen Sie unter der Angst nach unentdeckter Wut.

1. Wenn Sie das nächste Mal starke Angst empfinden, setzen Sie sich sofort hin und schreiben Sie in Stichworten oder kurzen Sätzen möglichst viele Antworten zu folgender spezifischer Frage auf: »Wenn ich wütend wäre, worüber könnte ich wütend sein?« Die hypothetische Natur dieser Frage ist von entscheidender Wichtigkeit. Sie müssen sich nicht verpflichtet fühlen, über irgendetwas auf der Liste wütend zu sein – Sie spekulieren nur.
2. Überlegen Sie, wie es sich angefühlt hat, die Liste zu schreiben. Wie fühlt es sich an, zu sehen, was Sie aufgeschrieben haben? Was ist dabei mit Ihrem Angstniveau passiert?

STRATEGIE 5: SCHLUSS MIT DEM KATASTROPHENDENKEN

3. Sehen Sie sich die Liste noch einmal an. Müssen Sie einer Sache nachgehen? Was können Sie weglassen?
4. Wenn Sie einem Aspekt nachgehen müssen, weil Sie verletzt, ausgenutzt, ignoriert wurden oder Ihnen Schlimmeres widerfahren ist, besprechen Sie Ihren Aktionsplan mit einer anderen Person, damit Sie nicht Gefahr laufen, die Sache falsch aufzuzäumen. Immerhin äußerte sich Ihre Wut als Angst, was ein Zeichen dafür sein könnte, dass Sie mit Wut nicht sehr gut umgehen können.
5. Es kann nützlich sein, Ihre Fähigkeiten, die Wut auszudrücken, auszubauen. Für Menschen, die entweder zurückhaltend oder exzessiv wütend sind, ist es ein guter Anfang, Durchsetzungsfähigkeit zu lernen, statt aggressiv zu sein.
6. Sie können die Liste zerstören oder in der Therapie besprechen. Ich bitte meine Patienten, ihre Reaktionen auf die Liste mit mir zu bereden, und wenn es ihnen nichts ausmacht, kann es helfen, die ganze Liste durchzugehen. Wenn sie erneut mit ihrer Liste und ihren Reaktionen darauf konfrontiert werden, gewinnen sie Einsichten in die Beziehung zwischen Wut und Angst. Das öffnet die Tür für tiefere Schichten der Psychotherapie, um seelische Probleme mit Wutgefühlen zu lösen.

FAZIT

Es ist ein großer Schritt auf dem Weg, Ihr Angstbewusstsein in den Griff zu bekommen, wenn Sie jede Form von Katastrophendenken abstellen. In jeder beliebigen Situation können Gedanken wie »Oh nein!«, »Oh, oh« oder »Ich werde wahnsinnig!« Angst auslösen, die von nervöser Spannung bis zu intensiver Panik reicht. Wenn Sie die Methoden gegen Katastrophengedanken üben, wird es Ihnen möglich sein, Angsterfahrungen zu umgehen, bevor diese einsetzen.

ACHT

STRATEGIE 6: DIE ANGSTGEDANKEN ABSTELLEN

»Was passiert, wenn ich in Panik gerate?« »Wie vertreibe ich die Sorgen, die mir durch den Kopf gehen?« »Wie kann ich anderen Menschen gegenübertreten, ohne mich lächerlich zu machen?« Das angstvolle Bewusstsein lässt den Betroffenen die Dinge, die er fürchtet, immer und immer wieder durchgehen. Alle Menschen mit Angst sind diesem Kreislauf ängstlicher Gedanken ausgesetzt. Wenn wir die Angst in den Griff bekommen wollen, muss jedes angsterfüllte Bewusstsein die Methoden in diesem Kapitel beherrschen lernen – erst dann können wir die Angstgedanken stoppen und ihre Rückkehr verhindern.

WARUM IST ES SO SCHWIERIG, EIN ANGSTVOLLES BEWUSSTSEIN ZU BÄNDIGEN?

Es wird Ihnen helfen, sich noch einmal einige Informationen über das Gehirn und die Neurotransmitter aus Kapitel 1 in Erinnerung zu rufen, um zu verstehen, was es mit schwer zu kontrollierenden Gedanken auf sich hat. Dort finden Sie auch eine Erklärung, warum die Methoden der Strategie 6, die Gedanken abzustellen, funktionieren.

- Sorgen immer wiederzukäuen oder in Gedanken »festzustecken« wird von einer Überaktivität des anterioren Gyrus cinguli (ACG) erzeugt. Es ist notwendig, die Entscheidungskraft des präfrontalen Kortex zu nutzen und »Stopp!« zu sagen.
- Die Amygdala als Teil des limbischen Systems ist darauf spezialisiert, auf jeden Reiz zu achten, der eine potenzielle Gefahr darstellt. Die Amygdala kann einem überbesorgten Menschen schon früh im Leben Probleme bereiten, indem sie seine Neigung bestärkt, immer nach dem Schlimmsten Ausschau zu halten.
- Extreme Wachsamkeit gegenüber eigenen Fehlern, drohender Panik oder potenzieller Zurückweisung und Beschämung ist wahrscheinlich Folge eines erhöhten Norepinephrinspiegels oder einer Überaktivität in den Basalganglien. Das Gehirn ist im »Radar-Modus« und überprüft alle hereinkommenden Reize auf Anzeichen von Problemen. Diesen »Radar-Modus« abzuschalten erfordert die bewusste Absicht, ihn abzulenken, was im Exekutivteil des Gehirns, dem präfrontalen Kortex (PFK) geschieht. Nur darum geht es bei dieser Technik.
- Wenn im limbischen System ein Mangel an Serotonin (SE) herrscht, führt dies schnell zu einer Beunruhigung im angstbesetzten Gehirn, da es sich nur noch darauf konzentriert, was falsch, schwierig oder »schlecht« ist.
- Ein Mangel an Serotonin (SE) trägt zu Grübeleien, Verzweiflung und zur Vorwegnahme von Schwierigkeiten bei.

GEDANKENSTOPP UND GEDANKENTAUSCH

Die Technik, ängstliche Gedanken abzustellen, besteht aus zwei Elementen: 1) dem Gedankenstopp und 2) dem Gedankentausch. Ein Gedankenstopp ist entscheidend, reicht aber alleine nicht aus. Sie müssen Ihre Aufmerksamkeit außerdem auf einen vorausgeplanten Gedankentausch richten. Ihr Gehirn trifft die Entscheidung, dass ängstliche Gedanken unnötig sind, und erlangt dann die Kontrolle über sie. Wenn der präfrontale Kortex (PFK) beständig die ängstlichen Gedanken unterbricht und umleitet, finden über einen gewissen Zeitraum verschiedene Prozesse statt:

- Der anteriore Gyrus cinguli (ACG), der grübelt und sich sorgt, beruhigt sich.
- Das limbische System wird weniger aktiv und damit weniger negativ.
- Sorgen führen in geringerem Maße zu Stressreaktionen.

Die einfachste Methode des Buches: »Hör auf damit!«

Warum brauchen wir einen Gedankenstopp? Jeder Gedanke, den wir wiederholt denken, bildet eine Art neurobiologische Furche in unserem Gehirn. Wenn ein solcher neuronaler Pfad erst einmal entstanden ist, dauert es einige Zeit, diesen Pfad wieder zu verändern. Deswegen müssen der Gedankenstopp und dann die Unterbrechung der Gedanken wiederholt durchgeführt werden, um die Neigung zum Schwarzsehen über einen längeren Zeitraum auszuschalten. Schwarzseher kennen Sätze wie »Hör auf, dir Sorgen zu machen! Entspann dich!«. Wenn ein Mensch einfach aufhören könnte, sich Sorgen zu machen, würde er es tun! Trotzdem ist diese Aussage ein wichtiger erster Schritt für einen Tausch negativer Gedanken. Wenn Sie ängstliche Gedanken haben, die nicht mehr zu kontrollieren sind, sagen Sie sich selbst: »Hör auf damit!« So ein-

STRATEGIE 6: DIE ANGSTGEDANKEN ABSTELLEN

fach ist es wirklich. Nur ist es nicht leicht, das auch in die Tat umzusetzen. An diesem Punkt kommt der nächste Schritt ins Spiel – der Gedankentausch.

Negative Gedanken austauschen

Gedankentausch ist der Schlüssel zu einem erfolgreichen Abbruch ängstlicher Empfindungen, die einen Schwarzseher belasten. Der Gedanke, der »eingetauscht« wird, muss die Intensität des negativen Gedankens besitzen, und er muss im Voraus geplant werden. Ein Schwarzseher kann nicht auf den Moment warten, in dem er oder sie mitten in einer Grübelei steckt, um sich zu überlegen, woran er oder sie stattdessen denken könnte. Welchen Gedanken man auswählt, hängt nur davon ab, was am besten für die eigene Persönlichkeit taugt. Es gibt verschiedene Kategorien von Tauschgedanken:

- *Einen negativen, zwanghaften Gedanken gegen einen positiven eintauschen.* Das ist nützlich, wenn die ängstlichen Gedanken wirklich zwanghaft sind. In diesem Fall sollte der Austausch einfach sein und oft wiederholt werden. Wenn Sie schon einen neuen Pfad in Ihrem Gehirn anlegen, kann es genauso gut ein positiver Pfad sein. Versuchen Sie es mit etwas, das Sie immer wieder und am besten laut hersagen können – ein Zitat, ein Gebet, ein Gedicht oder einen Songtext. Sie wollen den negativen Gedanken vollständig verdrängen. Den Tauschgedanken laut aufzusagen fügt die Dimensionen von Sprechen und Hören hinzu. Dadurch wird Ihre Aufmerksamkeit stärker beansprucht. Obwohl man die Grübeleien nicht ermutigen sollte, gibt es Zeiten, in denen Sie intensiven, negativen Grübeleien entgegenarbeiten müssen, und dazu kann eine alternative, positive Grübelei nötig sein, um die negative zu vertreiben.
- *Gegen ängstliche Gedanken ankämpfen.* Singen Sie, sprechen Sie oder rezitieren Sie etwas. Je mehr Platz der Tauschgedanke

einnimmt, desto mehr wird Ihre Aufmerksamkeit beansprucht. Beim Singen werden mehr Teile Ihres Gehirns aktiviert – und beim lauten Singen sind es noch mehr, da die Dimension des Hörens zu Ihrem positiven Gedanken hinzukommt. Lautes Sprechen oder Rezitieren verleiht dem Tauschgedanken mehr Kraft. Planen Sie die Songs oder die Zitate, die Sie verwenden wollen, im Voraus.

- *Sich von den ängstlichen Gedanken ablenken.* Nachdem Sie »Stopp!« gesagt haben, sollten Sie Ihre Aufmerksamkeit sofort auf etwas lenken, das Ihr Gehirn von den ängstlichen Gedanken ablenkt. Sie können fernsehen, Videospiele spielen, lesen, Ihrem Hobby nachgehen, einen Freund anrufen (und über sein Leben reden, nicht über Ihres) oder etwas anderes tun, das Sie ablenkt. Viele Menschen verwenden den Computer, um sich abzulenken – Spiele, E-Mail, Instant Messengers, Chatrooms, Blogs und so weiter. Achten Sie aber darauf, dass es nicht zwanghaft wird und zu viel Zeit in Ihrem Leben verschlingt und dass der Computer nicht zu Ihrer Angst beiträgt (wenn Sie zum Beispiel nach Informationen zu suchen, wie Sie sich beruhigen können).
- *Refokussieren Sie sich auf die Aufgabe, der Sie nachgingen, als die ängstlichen Gedanken einsetzten.* Konzentrieren Sie sich bewusst und intentional auf das, was Sie tun. Diese Methode zum Gedankentausch ist besonders effektiv, wenn Sie arbeiten; dort, wo Sie nicht einfach singen oder spazieren gehen können, sondern Ihre Aufgabe zu Ende führen müssen. Möglicherweise müssen Sie sich wiederholt intentional refokussieren, wenn die arbeitsbezogenen Aufgaben nicht fesselnd genug sind.

Noch einmal: Der beste Weg, ängstliche Gedanken abzustellen, ist:
1. Sagen Sie sich: »Hör auf damit!«
2. Tauschen Sie die negativen Gedanken aus durch
   - einen positiven, wiederholten Gedanken, zum Beispiel ein Zitat, Gedicht oder Gebet.

- eine entgegenwirkende Maßnahme, zum Beispiel lautes Singen oder Rezitieren.
- Ablenkung durch Fernsehen, Videospiele, Lesen oder Ortswechsel.
- Refokussierung auf die Aufgabe, der Sie nachgingen, als die Angst einsetzte.

BENUTZEN SIE DEN KÖRPER, UM DAS BEWUSSTSEIN ZU VERÄNDERN

Wenn der anteriore Gyrus cinguli (ACG) feststeckt (ein Grund für sich wiederholende, besorgte Gedanken), ist es oft hilfreich, einfach den Körper zu bewegen. Bewegung in Kombination mit der Konzentration auf eine Tätigkeit kann helfen, die Angst zu verdrängen und das Bewusstsein auf andere Gedanken zu lenken. Es gibt verschiedene Arten körperlicher Bewegung. Wenn Sie Aufgaben zu erledigen haben, die Ihnen gestatten, sich zu bewegen, tun sie es. Machen Sie etwas an der frischen Luft, gehen Sie beispielsweise spazieren oder joggen und hören Sie währenddessen Musik oder Hörspiele zur zusätzlichen Ablenkung. Musik beschäftigt durch Melodie und Rhythmus die rechte Gehirnhälfte und bringt Sie noch besser von ängstlichen Gedanken ab. Stellen Sie während der Arbeit im Haushalt Musik an und tanzen Sie beim Fegen, Saugen oder Aufräumen. Oder machen Sie Musik an, einfach um zu tanzen. Spielen Sie ein Videospiel, das Sie zu Bewegung anregt und Ihnen für ein paar Minuten positive Ablenkung verschafft.

Eine andere Möglichkeit, das Gehirn umzulenken, ist die Ortsveränderung. Achten Sie bewusst darauf, wo Sie hingehen und was Sie dort tun. Sie können eine Aufgabe spannender machen, indem Sie Ihre Aufmerksamkeit bewusst und vorsätzlich auf das richten, was Sie gerade tun, und jedes Detail genau wahrnehmen. So können Sie Achtsamkeit als Gedankentausch trainieren. Sie können bewusst Konzentration herstellen, indem Sie als »Augenzeuge« fungieren und alles mit Absicht wahrnehmen, als ob jeden Moment etwas Wunderbares und Wichtiges passieren könnte und Sie genau beschreiben müssten, wie es vorher aussah. Dieses Maß an Konzentration hat eine Sogwirkung, die nötig ist, um das angsterfüllte Bewusstsein zu bekämpfen.

Auch das Spielen eines Musikinstruments erfordert Bewegung, allerdings in der Regel keine so große. Bei Kindern und Teenagern können Sie andere Spiele anregen (wie zum Beispiel »Guitar Hero«), die zwar nicht so körperbetont sind, dafür aber stark fesseln. Selbst das Zusammenstellen einer Musikmix-CD für Tanz und Aerobic geht nicht ohne ein Mindestmaß an körperlicher Aktivität. Zudem bewirken Gedanken darüber, ob man zu einem bestimmten Lied tanzen möchte, die gleiche mentale Veränderung wie tatsächliches Tanzen, und so helfen sie auch, Sie von der Fokussierung auf Ihre Angst abzubringen. Das Zusammenstellen einer CD mit Ihren Lieblingssongs hat einen doppelten Nutzen: Die Musik muntert Sie auf, und die Beschäftigung lenkt Sie ab.

Körperliche Bewegung ist auch eine große Hilfe bei Kindern, die sich sehr widerspenstig verhalten können, wenn sie Angst bekommen. Regen Sie etwas Derartiges an, bevor Sie Ihr Kind mit einer schwierigen Situation konfrontieren. Teenager besitzen oft nicht das erforderliche Maß an Selbstreflexion, um andere Techniken zu üben. Daher funktioniert auch bei ihnen körperliche Bewegung am besten. Finden Sie heraus, was sie am liebsten mögen. Vielleicht ziehen sie Musik und Videospiele vor, die zu Bewegung einladen. Was mögen sie sonst noch? Basketballspielen in der Einfahrt? Radfahren? Erstellen Sie eine Liste oder unterstützen Sie Ihr ängstliches Kind dabei, eine Liste der Bewegungsarten zu erstellen, die bei Angst helfen. Diese Methode ist von größerer Bedeutung für Kinder und Jugendliche, da sie mehr Energie haben und diese entladen müssen, wenn sie Angst haben.

STRATEGIE 6: DIE ANGSTGEDANKEN ABSTELLEN

DIE »ZWEI E« ZUM TÄGLICHEN GEDANKENTAUSCH

Wenn der Gedankentausch bei Ihnen immer besser klappt, muss er nun noch als feste Angewohnheit in Ihren Tagesablauf integriert werden. Einen Tauschgedanken parat zu haben hilft sowohl gegen die Ängste am Tag als auch gegen die in der Nacht. Die beste Gewohnheit, um gegen die Sorgen anzukämpfen, ist eine »Zwei-E«-Liste: erfreulich und ergiebig. Angst ist generell *un*erfreulich und *un*ergiebig. Jede Handlung und jeder Gedankenprozess werden durch Angst blockiert. Sie können allerdings Ihren präfrontalen Kortex (PFK) einsetzen, um spezifische Gedanken zu planen, die die Negativität ersetzen und das angstbesetzte Bewusstsein dazu bringen, ergiebig zu arbeiten.

Das funktioniert so:
1. Nehmen Sie sich täglich 60 Sekunden, um sich Gedanken zurechtzulegen, an die Sie den Tag über denken können – welche Bücher Sie in der Bibliothek ausleihen wollen, welche Hausarbeiten zuerst erledigt werden müssen, in welcher Reihenfolge Sie nach der Arbeit Besorgungen machen, wen Sie als Erstes zurückrufen wollen, welche Insel von Hawaii Sie in den Ferien als Erstes besuchen möchten, ob Sie lieber einen BMW oder einen Mercedes kaufen würden, wenn Sie das Geld dazu hätten, und so weiter. Schließen Sie unerfreuliche und unergiebige Gedanken aus. Notieren Sie die erfreulichen und ergiebigen Gedanken auf einem Post-it oder einer Karteikarte. Verwenden Sie für jede Idee ein einziges Signalwort. Diese Gedanken ändern sich vermutlich täglich. Nehmen Sie sich also jeden Morgen eine Minute Zeit und erstellen Sie eine Liste.
2. Hängen Sie die Liste nun an eine Pinnwand an Ihrem Arbeitsplatz, an ein Clipboard, das Telefon, Ihr Armaturenbrett, den Computermonitor, stecken Sie die Liste in Ihren

Geldbeutel oder Ihre Hosentasche – sodass Sie jederzeit auf sie zugreifen können.

3. Sobald Sie Ihre Grübeleien mit einem Gedankenstopp abgestellt haben, betrachten Sie die »Zwei E«-Liste als Tauschgedanken, um sich abzulenken.
4. Wiederholen Sie diese Schritte täglich, bis die Grübeleien kein Problem mehr darstellen. Grübeleien abzustellen braucht Zeit. Dieses einfache Werkzeug wird Ihnen dabei helfen, leistungsfähig zu bleiben, ohne neue Grübeleien hervorzurufen.

Diese wichtige und dabei einfach Methode beeinflusst das gesamte Gehirn, indem sie ängstliche Gedanken unterbricht. Denken Sie daran:

- Negativität ist das Resultat einer Überaktivität im limbischen System.
- Grübeleien werden hervorgerufen, wenn der anteriore Gyrus cinguli (ACG) nicht in der Lage ist, Informationen zur Verarbeitung und Entscheidung an den präfrontalen Kortex (PFK) weiterzuleiten.
- Die Planungstätigkeit und die gezielte Aufmerksamkeit des PFK sollen negative, zwanghafte Gedanken unterdrücken. Indem Sie eine Liste von Tauschgedanken erstellen und benutzen, helfen Sie dem PFK bewusst, den ACG von ängstlichen Gedanken zu befreien. Dementsprechend wird die Überaktivität des limbischen Systems unterdrückt, und es beruhigt sich (Schwartz, 1996).

NONVERBALE ERINNERUNGSSTÜTZEN FÜR KINDER UND ANDERE

Nicht jedem fällt es leicht, sich an Tauschgedanken zu erinnern, wenn ihn Angst überkommt. Und nicht für jeden ist eine Liste das

STRATEGIE 6: DIE ANGSTGEDANKEN ABSTELLEN

Richtige. In diesem Fall sind nonverbale Erinnerungsstützen hilfreich. Hier folgen einige Möglichkeiten, Erinnerungsstützen für Tauschgedanken zu erstellen, wenn Sie »Hör auf damit!« denken:

- *Flipchart.* Verwenden Sie ein Ringbuch oder einen Spiralblock als Erinnerungsbuch für Tauschgedanken. Sobald Sie eine Idee haben, malen Sie ein Bild, zeichnen Sie ein Symbol, kleben Sie einen Sticker oder einen Zeitungsausschnitt oder dergleichen auf eine Seite des Buchs. Wenn Sie einen Tauschgedanken brauchen, blättern Sie im Buch, bis Sie etwas finden, das in diesem Moment wirkt. Das funktioniert großartig bei Kindern und bei denjenigen, die eher auf visuelle Reize reagieren.
- *Symbolkarte* für den Schul- oder Arbeitstisch. Das Prinzip des Erinnerungsbuchs mit Symbolen und anderen visualisierten Stichworten funktioniert auch auf einer einfachen Karte auf Ihrem Schreibtisch. Bei Kindern ist es sinnvoll, Aufkleber oder Symbole zu nutzen – beispielsweise kann Papas Telefonnummer auf der Karte ein Zeichen sein, sich keine Sorgen machen zu müssen, denn Papa ist nur einen Anruf entfernt, für den Fall, dass es brenzlig wird. Ein kleines Bild des Familienhundes kann eine Erinnerungsstütze für einen schönen Gedanken sein, oder ein Aufkleber mit einem Buch darauf erinnert das Kind daran, dass ein Buch eine gute Ablenkung sein könnte. Eine Erwachsenenversion dieser Symbolkarte mit Erinnerungsstützen für Freunde, Familie, Haustiere und Hobbys kann am Arbeitsplatz helfen.
- *Bilder,* die positive Gedanken auslösen (Urlaubsorte, gute Freunde oder Haustiere), können an einer Pinnwand, auf dem Schreibtisch oder mit einem Magnet am Kühlschrank platziert werden.

Diese Symbole und nonverbalen Erinnerungsstützen können in einer Therapiesitzung oder zusammen mit Lehrern und Eltern entwickelt werden.

DIE ZWEITEINFACHSTE METHODE IN DIESEM BUCH: DAS UNANGENEHME ZUERST

Diese einfache Methode kann viel dazu beitragen, das angsterfüllte Bewusstsein zu beruhigen. Das Motto »Das Unangenehme zuerst« ist eine kleine Erinnerung, die Sachen, die Sie nicht tun wollen, aber tun müssen, so schnell wie möglich zu erledigen. Statt sich den ganzen Tag darüber Sorgen zu machen, was Sie tun müssen (zum Beispiel ein Anruf, den Sie nicht tätigen wollen, oder Rechnungen überweisen), erledigen Sie es einfach gleich und sparen Sie sich die Sorgen. Was für eine Erleichterung!

Diese Methode ist ein erstaunlich gutes Hilfsmittel, um das angsterfüllte Bewusstsein nachhaltig zu beruhigen. Wenn ein negativer Gedanke Sie verfolgt, stehen Sie unter ständiger Anspannung. Ständige Anspannung führt dazu, dass Ihr Gehirn immer weiter unter Druck gerät. Wenn Sie aber die anstehende Aufgabe erledigen, beruhigt sich Ihr Gehirn. Je länger Sie Ihr Gehirn ruhig halten, desto leichter wiederum fällt es Ihrem Gehirn, ruhig zu bleiben.

Diese Methode funktioniert gut in alltäglichen Situationen, etwa wenn wir einen Anruf bei einem unzufriedenen Kunden aufschieben oder wenn wir mangelhafte Ware umtauschen möchten. Sie lässt sich auch nutzbringend auf Arbeiten im Haushalt, auf Hausaufgaben für die Schule oder Arbeitsberichte anwenden.

Obgleich diese Methode fast täglich bei den kleinen Dingen zu Hause oder bei der Arbeit anwendbar ist, tut sie auch in wirklich wichtigen Lebensbelangen ihren Dienst. Die meisten Menschen sehen sich irgendwann in ihrem Leben mit Fragen von großer Tragweite konfrontiert. Tatsächliche Probleme verlangen natürlich sachgemäße Problemlösungen, aber Menschen, die zu imaginären Sorgen neigen, können oft recht gut mit wirklichen Problemen umgehen. Es sind Unschlüssigkeit und Unklarheit, die das Gehirn unter Druck setzen und die Angst verschlimmern. Schwerwiegende, besorgniserregende und furchtbare Dinge, die erledigt werden müssen – beispielsweise eine Beziehung beenden; jemandem sagen müssen, dass er oder sie zu viel trinkt; den Partner damit konfrontieren, dass er lügt; dem eigenen Kind sagen, dass man in seinem Zimmer Drogen gefunden hat, oder andere vergleichbare Probleme – bemächtigen sich unseres angstbereiten Bewusstseins und lenken uns von allem anderen ab.

Wenn Sie Ihre Bewusstseinshaltung dahingehend verändern, das Unangenehme zuerst zu erledigen, hilft Ihnen das, sich selbst zu motivieren. Probieren Sie diesen Vorgang aus:

1. Können Sie sich daran erinnern, wie Sie mit einer ähnlichen Aufgabe konfrontiert waren und wie gut es sich anfühlte, als Sie sie erledigt hatten? Führen Sie sich diesen Zustand der Erleichterung deutlich vor Augen. Wenn Sie eine Aufgabe unnötig in die Länge ziehen, stellen Sie sich vor, wie Sie damit fertig werden – zum Beispiel, wie sehr Sie es mögen, wenn das Badezimmer sauber ist, wie erleichtert Sie sich fühlten, als Sie einem Freund gesagt hatten, dass Sie kein Geld für das Konzert ausgeben wollen, oder einfach nur, wie gut Sie sich fühlten, als irgendeine Arbeit oder ein Problem erledigt war.
2. Finden Sie heraus, wie viele Stunden Ihnen exakt noch bleiben, bis Sie die Aufgabe, die Sie vor sich herschieben, absolut erledigt haben müssen. Denken Sie ernsthaft darüber nach, wie schwer die Aufgabe all diese Stunden auf Ihren Schultern lasten wird.
3. Stellen Sie sich die Frage: »Willst du dich wirklich stundenlang damit herumquälen oder diese Stunden lieber entspannt verbringen?«
4. Wenn Sie die gefürchtete Aufgabe sofort hinter sich bringen, achten Sie genau auf die Vorteile, damit Sie sich beim nächsten Mal in Erinnerung rufen können, warum es sinnvoll ist, das Unangenehme zuerst zu erledigen. Wenn Sie nicht erledigen, was Ihnen Schwierigkeiten bereitet, oder

es bis zum letzten Moment aufschieben, merken Sie sich, wie lange Sie sich schlecht, bedrückt oder ängstlich fühlen. Achten Sie darauf, ob das Tun an sich so schlimm war, wie Sie angenommen hatten, und ob die Erleichterung, es endlich getan zu haben, die Stunden des unerfreulichen Hinausschiebens wert war.

Obgleich Sie wohl einige Zeit darüber nachdenken werden, verschafft Ihnen die Methode »Das Unangenehme zuerst« die Möglichkeit, vorwärtszugehen, statt auf der rasiermesserscharfen Kante der Angst zu sitzen und sich dabei Schmerzen zuzufügen, gleichgültig, wie Sie sich setzen. Je früher Sie von der Kante wegkommen und die Aufgabe, vor der Sie sich fürchten, erledigt haben, desto schneller verschwindet das Unwohlsein, und Ihr angsterfülltes Bewusstsein wird befreit.

ERSTELLEN SIE EINE LISTE MIT ZEITFENSTERN

Holly war sich sicher, eine Panikattacke zu haben. »Ich weiß nicht, wie ich das jemals schaffen soll! Ich habe solche Angst, dass ich kaum atmen kann.« Sie beendete gerade ihr Studium und wollte umziehen, um ihren ersten richtigen Job anzutreten. Sie musste noch Arbeiten für einige Kurse schreiben und ihr Apartment auflösen. Daneben gab es noch einige kleinere Aufgaben, die zu erledigen waren, wie ihre Abschlussarbeit abgeben und sich eine Robe für die Abschlussfeier besorgen. Sie bezeichnete sich selbst als »Wrack«. Als ich sie fragte, wie viel Zeit ihr für all das noch blieb, rief sie, als bliebe ihr bestenfalls noch zwei Stunden: »Eine Woche!« Ich sah, dass sie dringend eine Liste brauchte.

Eine Liste zu erstellen erfordert mehr als das bloße Aufschreiben der Aufgaben, die zu erledigen sind, aber es ist ein guter Anfang. Eine Liste beinhaltet eine genaue Einschätzung der Dauer und der

STRATEGIE 6: DIE ANGSTGEDANKEN ABSTELLEN

Wichtigkeit der Aufgaben. Wenn Sie genau wissen, wie viel Sie an einem Tag schaffen, können Sie vernünftig planen, wie Sie alles bewerkstelligen können. Ein genauer Überblick darüber, was in welcher Zeit zu tun ist, bewirkt zweierlei: Er löst die Unklarheiten darüber, was zu schaffen ist, und vertreibt die ängstlichen Selbstgespräche darüber, dass Sie nicht genug tun oder es nicht gut genug tun.

Ich bat Holly, erst einmal tief durchzuatmen, gab ihr einen Stapel Papier und riet ihr, alles aufzuschreiben, was erledigt werden musste. Wir entwickelten die Liste gemeinsam, denn ich wollte sichergehen, dass sie detailliert genug war. Das war, wie sich herausstellte, keine schlechte Idee. Unter »das Apartment auflösen« kam eine längere Aufzählung:

- Die Kleider beiseitelegen, die ich diese Woche brauche.
- Den Rest der Kleider in Koffer packen.
- Das Geschirr, Töpfe und Pfannen packen.
- Den Badezimmerkram in eine Kiste packen.
- Meine Bettwäsche und Laken in eine Kiste packen.

Wir stellten fest, dass einige Dinge auf ihrer Liste Besorgungen waren und anderes zu Hause erledigt werden konnte. Also teilte sie ihre Liste auf in Besorgungen und in Aufgaben für zu Hause. Das war sinnvoll für die spätere Entscheidung, in welcher Reihenfolge sie vorgehen wollte. Dann fügte sie die kleineren und größeren Aufgaben hinzu, die mit ihrem Abschluss zu tun hatten. Sie erinnerte sich sogar an noch weitere Dinge, wie die Rückgabe der Schlüssel, die ihr sonst später eingefallen wären – wahrscheinlich genau in dem Moment, wenn sie sich beruhigt gehabt hätte.

Im nächsten Schritt ging sie jede Aufgabe noch einmal durch und notierte, wie viele Minuten sie für jede ungefähr brauchen würde. »Die Schlüssel zurückgeben« schien ein unbedeutendes Unterfangen zu sein, aber sie würde 45 Minuten brauchen, zu ihrem Vermieter und wieder zurückzufahren, wenn sie nicht eine Möglichkeit fände, diesen Ausflug mit einer anderen Aufgabe zu verbinden (was ihr anschließend gelang). Sie setzte sich weitere Zeitvorgaben für jeden Punkt auf der Liste. Dann entwarf sie eine Hierarchie ihrer Aufgaben, von der wichtigsten zur unbedeutendsten. Dieser Schritt mindert die Angst. Wenn Sie ein begrenztes Zeitkontingent zur Verfügung haben und wissen, wie viel Sie vernünftigerweise in dieser Zeit erledigen können, beseitigt das den Druck durch die Dinge, die nicht erledigt werden können. Wenn Ihre Hauptaufgabe für den Tag in der Erledigung einer Hausarbeit für Uni oder Schule besteht (oder in der Arbeit, die Sie nach Hause mitgenommen haben), und Sie wissen, dass Sie ungefähr 90 Minuten dafür brauchen werden, können Sie dem Rest entspannt entgegensehen. Sie können ganz gelassen etwas anderes erledigen, ohne sich darüber Sorgen zu machen, ob Sie die Arbeit schaffen werden. Denn Sie wissen, dass Sie dafür nach dem Abendessen 90 Minuten haben. Oder Sie brauchen sich nicht mehr wegen anderer Dinge zu quälen, weil Sie wissen, dass 90 Minuten zu wenig sind, um sie zu erledigen. Holly hatte mehr als einen Tag. Als sie die Liste erstellt hatte, stellte sie fest, wie viel Zeit sie an den einzelnen Tagen zu Verfügung hatte, und begann daraufhin ihre Aufgaben einzutragen, beginnend bei der wichtigsten. Sie hatte einige feste Verabredungen, die sie berücksichtigen musste, und dachte auch daran, Zeit für Mittagessen und andere Pausen einzuplanen. Als sie merkte, dass sie zwei Tage für ihre Aufgaben brauchen würde, dafür aber sieben Tage Zeit hatte, löste sich ihre Panik in Luft auf. Sie war von der Anzahl der Aufgaben so überwältigt gewesen, dass sie nicht mehr weiterkam. In dieser Aufregung wäre sie viel weniger leistungsfähig gewesen. Jetzt konnte sie darüber nachdenken, wie sie ihre letzte Woche entspannt angehen konnte, bevor sie ihren neuen Job antrat.

Wenn Menschen Tageslisten für ihre Arbeiten aufstellen, kommt dabei meist weniger freie Zeit als bei Holly heraus. Das war bei John der Fall. Er machte sich eine Liste der Dinge, die er für

STRATEGIE 6: DIE ANGSTGEDANKEN ABSTELLEN

den Familienurlaub zu erledigen hatte. Es stellte sich heraus, dass er für Aufgaben von 10 ½ Stunden 8 Stunden zu Verfügung hatte. Er musste seine Erwartungen also um 2 ½ Stunden herunterschrauben. Er entschied dann, welche Aufgaben auf der Liste absolut notwendig waren und welche er verschieben konnte. Statt also einen Tag unter ständigem Druck zu verbringen, wusste er nun, dass er genug Zeit hatte, und war dementsprechend weniger nervös. Notfalls hätte er eine neue Liste machen können. Solange aber alles funktionierte, konnte er seine Aufgaben erledigen ohne den ständigen Druck, der solche Tage so belastend macht.

Wenn man sich eine Liste macht, bewahrt einen das auch vor der üblichen Angst, zu spät zu einer Verabredung, einem Meeting oder einer Veranstaltung zu kommen. Die Liste kann im Kopf in nur einer oder zwei Minuten erstellt werden, um herauszufinden, ob man noch genug Zeit hat, beim Supermarkt, der Reinigung oder der Apotheke vorbeizufahren, bevor man die Kinder vom Fußballtraining abholen muss. Selbst wenn Sie merken, dass Sie eine Aufgabe nicht schaffen werden, sind Sie weniger aufgeregt, und weniger Aufregung hilft, das angsterfüllte Bewusstsein zu beruhigen.

Wir fassen zusammen, wie Sie durch eine Liste angstvolle Gedanken verhindern können:
1. Notieren Sie jede einzelne Aufgabe, die Sie erledigen müssen.
2. Schätzen Sie ab, wie viel Zeit jede Aufgabe in Anspruch nimmt (inklusive Autofahrt, Fußweg oder Busstrecke).
3. Setzen Sie Prioritäten.
4. Sortieren Sie die Aufgaben aus, die nicht in Ihren Zeitrahmen passen.

WAS MUSS ICH TUN, DAMIT DIE TECHNIK DES GEDANKENSTOPPS FUNKTIONIERT?

Die Losung für Gedankenstopps ist Beharrlichkeit. Symptome sind normalerweise beharrlich, und die Strategie funktioniert nur, wenn sie beharrlich angewendet wird. Therapeuten, die mit Patienten arbeiten, die unter generalisierter Angststörung leiden, werden immer wieder versuchen, Einfluss auf die Gedankenprozesse zu nehmen und die Methode des Gedankentauschs zu verstärken. Das geht nicht auf die Schnelle. Eine Verbesserung kann fast sofort wahrgenommen werden, aber um das angsterfüllte Bewusstsein dauerhaft zu beruhigen, benötigt man mehrere Wochen oder sogar Monate.

Damit die Technik des Gedankenstopps so schnell wie möglich wirksam werden kann, muss man vor allem beharrlich versuchen, die Gedanken umzulenken. Wenn Sie den Gedankenstopp nur gelegentlich anwenden, stellt sich der Fortschritt nur sporadisch ein. Sie werden auch zu Anfang, wenn Sie mit der Technik beginnen, feststellen, dass die Angstgedanken ein wenig zunehmen (das ist insbesondere der Fall bei regelmäßig wiederkehrenden Angstgedanken). Dieser Phase folgt dann eine rasche Abnahme der Ängste. Zwischen einer beharrlichen Anwendung dieser Strategie und der Abnahme der Überaktivität des Gehirns besteht eine direkte Korrelation.

Jana, die in der Therapie sehr engagiert mitarbeitete, ist ein gutes Beispiel dafür, wie wichtig Beharrlichkeit ist. Von Angstgedanken geplagt, übte Jana jede Technik, die ich während der Therapie vorschlug – fürwahr eine ungewöhnliche Patientin! Sie grübelte ständig und extrem verstört darüber nach, ob ihr Krebs wiederkehren würde. Nachdem sie gelernt hatte, ihren Körper zu beruhigen, war sie bereit, die Technik des Gedankenstopps anzuwenden, um ihren zwanghaften Gedankenfluss zu unterbrechen. Nach nur einer Woche berichtete sie, dass ihre zwanghaften Gedanken nachließen. Sie meinte, der Schlüssel für den Erfolg sei meine Warnung an sie

STRATEGIE 6: DIE ANGSTGEDANKEN ABSTELLEN

gewesen, wie anstrengend es sei, beharrlich zu bleiben. Sie sagte: »Ich dachte, Sie wollen mich auf den Arm nehmen, als Sie mir erklärten, ich müsste jedes Mal, wenn der Krebsgedanke auftaucht, einen Gedankenstopp vollziehen, auch wenn es 1000-mal an einem Tag wäre. Wenn Sie mich nicht gewarnt hätten, hätte ich schon nach 100-mal am ersten Tag verzweifelt aufgegeben. Ich hätte gedacht, dass die Technik bei mir nicht wirkt. Aber Sie sprachen von 1000-mal am Tag, deswegen wusste ich, dass ich besser dranbleibe.« Was für ein Beispiel dafür, wie man beharrlicher Angst ein Ende macht!

FAZIT

Will man mentale Angst in den Griff kriegen, wird man zuerst Fortschritte bei der Beruhigung des angstbesetzten Körpers feststellen. Die schlechte Nachricht ist: Anders als bei der körperlichen Beruhigung, die sofort stattfindet, dauern die Beruhigung des angstbesetzten Bewusstseins und der Gedankenstopp länger und erfordern Übung. Es gibt aber auch eine gute Nachricht: Die viele Energie des angstbesetzten Gehirns kann so umgelenkt werden, dass die ängstlichen Gedanken abgewehrt und durch positive Gedanken ersetzt werden.

NEUN

STRATEGIE 7: DIE SORGEN IM ZAUM HALTEN

Jeder macht sich dann und wann einmal Sorgen, aber Menschen mit generalisierter Angststörung erheben die Sorge zu einem bestimmenden Lebensmerkmal. Sie steigern normale Sorgen zu gigantischen Ausmaßen, die keinen Bezug mehr zur Wirklichkeit haben – bis kein klares Denken mehr möglich ist, sondern nur noch zwanghaftes Grübeln. Das ängstliche Bewusstsein kann sich an die merkwürdigsten Dinge heften: Gesetzesübertretung, Keime und Ansteckungsgefahr, Vergiftung, Unfälle usw. Diese Übertreibung normaler Sorgen kann bis zu Paranoia oder Wahnvorstellungen führen.

Diese Art der Besorgnis ist schwer zu kontrollieren. Sie wird zur Angststörung, wenn eine Person so davon eingenommen wird, dass die Lebensfreude darunter leidet und die Dinge, die das Leben bereichern oder inspirieren, nicht mehr wahrgenommen werden können. Wenn ein Mensch nicht mehr in der Lage ist, seine Sorgen abzuschütteln, ist es höchste Zeit, das Problem in die Hand zu nehmen

STRATEGIE 7: DIE SORGEN IM ZAUM HALTEN

und zu lernen, wie man sinnvoll damit umgehen kann. Niemand kann sämtliche Sorgen vermeiden, aber jeder kann sie eindämmen. Diese Technik basiert auf der Erkenntnis, dass manche Menschen einfach nicht aufhören können, sich über eine Sache Sorgen zu machen, auch wenn Familie und Freunde schon längst sagen: »Hör auf damit!« Sie müssen vielmehr Strategien lernen, wie sie ihre Sorgen eindämmen können.

Diese Strategie führt nicht zu einer unmittelbaren Entlastung von den Sorgen, aber sie führt dazu, dass das Problem zukünftig seltener auftritt, weil das überaktive limbische System beruhigt wird, das bei Anzeichen von Schwierigkeiten mit exzessiven Sorgen überreagiert. Wie bei den anderen Techniken ist das Ziel, die Häufigkeit, die Intensität und die Dauer der Angstsymptome zu minimieren, sodass das ängstliche Bewusstsein Ruhe findet. Entlastet von Angstsymptomen, wird sich das ängstliche Bewusstsein von seiner Erregung erholen und weniger Angst entwickeln.

WAS IST DER GRUND FÜR DIE SORGEN?

Es ist diese verflixte negative, im limbischen System entstandene Sorge, die sich dann im anterioren Gyrus cinguli festsetzt! Der präfrontale Kortex ist zu müde, um sich einzuschalten, vielleicht wegen der niedrigen Serotoninlevels, die zur Verstärkung der Negativität und Erregung führen und zum Abbau der Energie, die zur Eindämmung der Sorge gebraucht wird. Selbst wenn das Gehirn zeitweise abgelenkt ist, kehrt die Besorgtheit zurück und quält Sie, so wie sich die Zunge vergeblich müht, einen Brombeerkern zwischen den Zähnen herauszubekommen. Der präfrontale Kortex muss diesen automatischen Prozess überbrücken, und genau davon handelt diese Technik.

Wenn Menschen auf diese Weise ständig überbesorgt sind, ist Psychotherapie sehr nützlich, weil die Sorgen für diejenigen, die darin befangen sind, einen sehr realen Charakter haben. Um aus der eingefahrenen Spur herauszukommen, kann professionelle Hilfe hier genauso notwendig sein wie ein Abschleppfahrzeug, das ein ansonsten fahrtüchtiges Auto aus dem Straßengraben zieht. Dem Auto fehlt nichts, nur dass es sich nicht steuern oder vorwärtsbewegen lässt, wenn seine Räder sich in der Luft drehen. Sowie das Auto aus dem Graben heraus ist, kann es problemlos auf der Straße weiterfahren. Das Eindämmen der Sorgen erlaubt es dem Gehirn, seine Arbeit zu tun, ohne dass die Räder leerlaufen.

Carrie war so gut darin, sich Sorgen zu machen und schwarzzumalen, dass es nur des kleinsten Anlasses bedurfte, damit sie den ganzen Tag darüber brütete. Da sie kurz vor dem College-Abschluss stand, bewarb sie sich um Jobs und musste zwischen Arbeit und Studium noch Zeit für Vorstellungsgespräche erübrigen. Ein Gespräch verabredete sie in einer Stadt, die viele Stunden von ihrem Campus entfernt lag, aber sie glaubte, sie könne die Fahrt schaffen und noch rechtzeitig zu ihrer Veranstaltung zurück sein – ein einmal in der Woche stattfindendes Seminar, das Einfluss auf die Note in ihrem Abschlusszeugnis hatte. Als sie die Unterhaltung zweier Kommilitonen aufschnappte, die über Bauarbeiten auf der Straße sprachen, die sie fahren musste, versetzte das ihre Amygdala in Alarmzustand: »Was, wenn die Fahrt zu lange dauert?« Daraufhin bekam sie Angst, dass sie zu dem Vorstellungsgespräch zu spät kommen könnte. Als sie das abschüttelte, begann die Sorge, dass sie nicht rechtzeitig zurück sein könnte. Zu keiner Zeit schritt ihr Verstand ein, um zu überlegen, was die tatsächlichen Folgen sein würden, weil sie einfach vom Schlimmsten ausging. Schließlich sagte sie mir, dass sie nicht mehr wisse was sie tun soll; seit einer Woche nagten die Sorgen an ihr. Sie war zutiefst aufgeregt und wurde immer weniger fähig, ihre Sorgen zu kontrollieren oder zu korrigieren. Natürlich war es möglich, dass sie zu dem Gespräch oder zum Seminar zu spät kam – selbst wenn es keine Bauarbeiten gegeben hätte, denn auf Straßen kann es immer aufgrund unvorhergesehener Unfälle oder

Wetterbedingungen zu Verzögerungen kommen. Sie musste lernen, ihre Sorgen einzudämmen.

FINDEN SIE DIE RICHTIGE RÜCKVERSICHERUNG

Manche Menschen versuchen, sich ihrer Sorgen und Grübeleien zu entledigen, ohne sich direkt mit ihnen zu befassen. Häufig versuchen sie sich von anderen bestätigen zu lassen, dass die Sorgen unbegründet sind. Wenn sie nur genau die richtige Information bekommen, die sie brauchen, dann wird das, so glauben sie, ihre Sorgen vertreiben. Sie bitten immerfort andere Menschen um die Versicherung, dass sie sich keine Sorgen machen müssen. Sie wollen ein und für alle Mal versichert sein, und manchmal bekommen sie tatsächlich eine Information, die ihnen Entlastung bringt – für kurze Zeit.

Doch am Ende findet das angsterfüllte Bewusstsein einen Fehler in der Versicherung, denn es gibt immer irgendetwas, das eine Versicherung zweifelhaft oder wirkungslos machen kann. Sofort beginnt das ängstliche Bewusstsein eine neue Suche nach Versicherung. Das ist der Grund, warum die Internetrecherche eine so zeitraubende Aktivität für Schwarzseher geworden ist. Sie können immerzu suchen und suchen, ohne ihren Familien oder Freunden mit dem Wunsch nach Versicherung auf die Nerven zu gehen. Die Suche nach Selbstversicherung ist eine Falle, die die Sorgen nur noch schlimmer macht, weil man dabei nicht lernt, wie man mit der Schwarzseherei und den übertriebenen Sorgen aufhören kann.

Solche überbesorgten Schwarzseher entwickeln zuweilen auch abwegige Ideen, von denen sie wissen, wie bizarr sie sind, die sie aber trotzdem nicht kontrollieren können. Sie finden keine Rückversicherung, bis sie diese Gedanken mitgeteilt haben, aber andererseits wollen sie niemandem die Art ihrer irrationalen Sorgen offenbaren.

Nehmen wir an, ein Schwarzseher fürchtet sich vor der Ansteckung durch ein neues Tuberkulosevirus, von dem in den Nachrichten die Rede war. Ein Mann, der viel reist, hat es eingeschleppt. Der Überbesorgte wird möglicherwiese die folgenden Dinge versuchen, um sich selbst zu beruhigen:

- Er sagt vielleicht scherzhaft: »Ich werde meinen Reisepass gut verstecken, denn wenn herauskommt, dass ich mir diese TB eingefangen habe, dann will ich beweisen können, dass ich im gleichen Flieger war wie er, um mich an der Sammelklage zu beteiligen.«
- Oder: »Ich wette, ich saß neben dem Typ – der Passagier neben mir hat die ganze Zeit gehustet. Ab jetzt trage ich einen Mundschutz im Flugzeug.«
- Oder er könnte fragen: »Die Fluglinie wird wohl nicht anrufen, um mir zu sagen, dass er in meinem Flugzeug saß?«

Die Reaktion, die der Schwarzseher bekommt, bringt ihm entweder Erleichterung oder eine neue Kaskade von Sorgen. Eine Person zum Beispiel, die im Internet nach einer möglichen Erklärung für ihre Kopfschmerzen sucht, wird viele mögliche, teilweise erschreckende Ursachen finden, die einen vollkommen neuen Sorgenreigen eröffnen.

Die richtige Versicherung macht dem Schwarzseher klar, dass er in der Lage sein wird, die Probleme zu meistern. Die falsche Versicherung sagt ihm, dass »schon alles ins Lot kommen wird«, eine Versicherung, an die das ängstliche Bewusstsein nur einen Moment lang glauben wird, bevor es zu neuen Sorgen übergeht. Hierfür ist Brandon ein gutes Beispiel. Er hatte Angst, er habe eine Geschlechtskrankheit, denn er hatte nach einer langen Fahrradtour am Hüftgelenk mehrere wunde Stellen. Er wusste, dass er diese Stellen vor der Fahrradtour noch nicht gehabt hatte, aber er dachte sich alle möglichen Gründe aus, warum sie das Anzeichen für

STRATEGIE 7: DIE SORGEN IM ZAUM HALTEN

eine Geschlechtskrankheit sein könnten. Wenn er sich einfach an den freien medizinischen Beratungsdienst wendete, so dachte er, würde er dort Informationen bekommen, die seine Befürchtungen beruhigten. Natürlich sagte man ihm dort, seine Symptome hätten nichts mit einer Geschlechtskrankheit zu tun. Sein präfrontaler Kortex sendete diese beruhigende Nachricht an sein limbisches System: »Wow! Entspannung!« Doch dann sagte die freundliche Person am anderen Ende der Leitung, dass Symptome von Geschlechtskrankheiten nicht immer sofort sichtbar würden und auch bei der Sexualpartnerin/dem Sexualpartner nicht unbedingt sichtbar sein müssten – er solle also, wenn er mit einer möglicherweise infektiösen Person sexuellen Verkehr gehabt habe, in jedem Fall seinen Arzt aufsuchen. Seine Amygdala gab einen Aufschrei von sich: »Höchstalarm! Ich kann Symptome haben, ohne es auch nur zu merken!« Es spielte keine Rolle, ob ein tatsächliches Risiko bestand: Er hatte die falsche Versicherung bekommen. Bei der Suche nach Versicherung hinsichtlich seiner Hautverletzung hörte er etwas, das ihm andere unnötige Ängste einjagte. Das ist häufig der Fall, wenn Schwarzseher der Angst dadurch entfliehen wollen, dass sie für jeden möglichen Anlass zur Beunruhigung nach einer Versicherung suchen.

Was Brandon brauchte, war die *richtige* Versicherung. Zur richtigen Versicherung gehören:
1. *Den Anlass der Sorge offen zur Sprache bringen, um herauszufinden, ob es sich um ein wirkliches Problem handelt.* Gute Schwarzseher können in der Regel zwischen dem Anlass ihrer Sorge und der Wirklichkeit nicht unterscheiden. Vielmehr erkennen sie die Wirklichkeit, wenn sie mit ihr konfrontiert werden, und reagieren meistens sehr gut darauf. Aber sie wissen nicht, wann eine Sorge unbegründet ist. Der erste Teil von Brandons Erfahrung war nicht so schlimm. Seine Sorge kam daher, dass er nicht herausfinden konn-

te, ob er tatsächlich erkrankt war. Deshalb rief er den Beratungsdienst an, um seine Sorge offen anzusprechen, und fragte, ob er etwas unternehmen solle.

2. *Einer Person versichern, dass sie die Kompetenz hat, mit den Konsequenzen eines möglichen Problems richtig umzugehen.* Hier kam Brandon nicht weiter. Statt ihm zu sagen, dass er selbst im Falle einer Ansteckung über die Kompetenz verfügte, damit richtig umzugehen, wurde ihm mitgeteilt, dass er nicht einmal wissen könne, ob er erkrankt sei. Ihm hätte stattdessen versichert werden müssen, dass er Dinge unternehmen kann, die a) zweifelsfrei klarstellen, ob er sich eine Geschlechtskrankheit zugezogen hat, und b) eine Behandlung sicherstellen.

3. *Am wichtigsten ist es, eine Versicherung zu erhalten, die dem Schwarzseher erlaubt, die Sorge in Grenzen zu halten und sie schließlich abzustellen.* Wenn Brandon mit seiner Sorge sinnvoll umgegangen wäre, dann hätte er sie ein oder zwei Tage in Grenzen gehalten, um zu sehen, ob die wunde Stelle verschwindet, statt seiner Angst das Feld zu überlassen.

Die richtige Rückversicherung bei Panik und Sozialangst

Die richtige Versicherung bei Panik und Sozialangst – im Gegensatz zur generalisierten Angststörung – sieht etwas anders aus. Wenn Menschen befürchten, dass sie eine Panikattacke haben werden oder in einer sozialen Situation versagen, müssen sie sich direkt mit dieser Sorge konfrontieren, denn fast immer geht es ihnen darum, ob sie ihre Symptome zeigen und wie andere Personen darauf reagieren werden. Sie werden immer profitieren, wenn sie diese Angst offen auf den Tisch legen. Es kann ihnen helfen, wenn sie ihr eigenes Bekenntnis hören, dass sie sich davor fürchten, welchen Eindruck sie machen werden oder was sie tun werden, wenn die Symptome auftreten. Wenn man die Versicherung bekommt, dass man fähig ist, mit der Angst fertig zu werden, dann ist das eine Angst oder Sorge, mit der man unmittelbar umgehen kann.

Die richtige Versicherung bei Panik ist:
1. Anerkennen, dass die Angst eine Angst vor dem Auftreten einer Panikattacke ist.
2. Die Person, die auf eine Panikattacke zusteuert, daran erinnern (oder sich selbst daran erinnern), dass man über die Fähigkeiten verfügt, damit fertig zu werden.

Die Angst vor einer Panikattacke kann sehr intensiv sein. Sie führt dazu, dass Menschen Situationen vermeiden, in denen sie eine Panikattacke fürchten. Hier kann es helfen, eine richtige Versicherung zu hören. Statt zu sagen: »Ach, du bekommst keine Panik«, versuchen Sie es mit: »Selbst wenn du eine Panikattacke bekommst, wirst du sie überstehen«, oder: »Selbst wenn du eine Panikattacke bekommst, wird sie vorübergehen, und danach kannst du mit dem weitermachen, was du gerade tust.« Oder: »Wenn du eine Panikattacke bekommst (und selbst wenn sie stark ist), hast du die Fähigkeiten, die du brauchst, um damit fertig zu werden.« Bei dem letzten Beispiel muss die Person natürlich wirklich über Fertigkeiten verfügen, mit deren Hilfe sie die Panik beenden kann, zum Beispiel die Zwerchfellatmung oder die bewusste Entspannung.

Menschen, die unter Sozialangst leiden, neigen dazu, sich vor den Angstempfindungen zu fürchten, und insbesondere davor, dass andere sie dabei beobachten. Die richtige Versicherung bei Sozialangst ist:
1. Die Angst offen aussprechen. Was, glaubst du, wird dann geschehen?
2. Achten Sie darauf, dass die Person fähig ist, die Angst vor den Dingen, die sie fürchtet, in Grenzen zu halten.
3. Achten Sie darauf, dass die Person in der Lage ist, die Situationen, vor denen sie sich fürchtet, zu meistern. Wenn

sie zum Beispiel Angst davor hat, etwas Neues zu tun, und ängstlich aussieht, während sie es tut, ist zweierlei erforderlich – soziale Kompetenz und Angstmanagement. Erstens muss die Person fähig sein, mit der Situation umzugehen. Menschen mit Sozialangst müssen häufig soziale Fähigkeiten erlernen, die sie in ihrer Kindheit und Jugend nicht gelernt haben. Sie können nicht daran glauben, dass sie ihre Angst in den Griff bekommen können, wenn die soziale Situation ihre Fähigkeiten übersteigt.

4. Versichern Sie der Person, dass sie über die Fähigkeit verfügt, mit ihrer Angst umzugehen und mit den Konsequenzen ihrer Angstgefühle fertig zu werden.

Eine solche Versicherung sollte es für jede Art Situation immer nur einmal geben. Wenn eine Person wiederholt die gleichen Sorgen vorbringt, handelt es sich um eine versteckte Form des Schwarzsehens. »Einmal, und das war's« sollte die Devise für jede spezifische Angst oder Situation sein, die eine Person zur Sprache bringt. Wenn beispielsweise eine Frau Probleme hat, auf Kritik seitens ihrer Schwiegermutter zu reagieren, und dieses Thema immer wieder aufbringt, sucht sie wahrscheinlich eine Rückversicherung. Vielleicht will sie sich versichern, wie sie mit der Kritik der Schwiegermutter an ihrem Sonntagsbraten umgehen soll, und nächste Woche sucht sie eine Rückversicherung dafür, dass die Schwiegermutter sie für ihre mangelnden Gastgeberqualitäten bei der Geburtstagsparty kritisiert. Das ist beides das gleiche Problem, und sie braucht nicht jedes Mal eine neue Versicherung. Nachdem eine problematische Situation mit den Schritten, die wir beschrieben haben, durchgespielt wurde, sollte das Ganze nicht noch einmal wiederholt werden. Wenn die Sorge oder Angst erneut auftritt, ist die Rück- oder Selbstversicherung ganz einfach: »Du weißt, was du gegen die Angst tun musst, und du kannst damit umgehen.«

STRATEGIE 7: DIE SORGEN IM ZAUM HALTEN

Als Zusammenfassung folgt hier eine Liste der richtigen Rückversicherung für die drei Angsttypen:

Für generelle Sorgen:
1. Sprechen Sie die Sorge offen an, und überprüfen Sie, ob es sich um ein wirkliches Problem, eine begründete Sorge handelt.
2. Wenn es ein wirkliches Problem ist, entwickeln Sie einen Plan, der in Ihnen das Gefühl bestärkt, mit dem Problem fertig werden zu können.
3. Wenn es »nur« eine Sorge ist, stoppen Sie sie und dämmen Sie sie ein (wir kommen später in diesem Kapitel darauf zurück).
4. Versichern Sie dem Betroffenen: »Du bist in der Lage, deine Angst in den Griff zu bekommen.«

Für Panik:
1. Erkennen Sie, dass die Angst eine Angst vor der Panik ist.
2. Erinnern Sie die Person an ihre Fähigkeit, damit fertig zu werden.
3. Versichern Sie dem Betroffenen: »Du bist in der Lage, deine Panik und die Konsequenzen der Panik zu meistern.«

Für Sozialangst:
1. Legen Sie die Angst offen auf den Tisch.
2. Entwickeln Sie einen Plan, wie Sie mit den realen Anteilen der Situation umgehen können, falls nötig einschließlich des Erlernens oder des Übens zusätzlicher Techniken.
3. Überprüfen Sie die Methoden, mit denen Sie die Angst im Vorfeld der Situation und während der Angstsituation kontrollieren, um sicher zu sein, dass alle Angstmanagement-Techniken am rechten Ort sind.
4. Versichern Sie den Betroffenen seiner Fähigkeit, die Angst

und die Konsequenzen seiner Angstempfindungen meistern zu können.

Für alle Angstformen:
1. Nachdem eine Situation besprochen wurde, sollte sich dieser Prozess nicht wiederholen. Wenn die Sorge oder Angst wiederkehrt, ist die Rückversicherung einfach: »Du weißt, was du gegen die Angst tun musst, und du kannst damit umgehen, besorgt oder ängstlich zu sein.«

PLANUNG ALS MITTEL GEGEN BESORGNISSE

Besorgnisse haben keine Chance, wenn die Betroffenen mit Überzeugung darangehen, ihre Probleme zu lösen. Ich habe gelernt, dass Menschen, die sich Sorgen darüber machen, dass etwas schiefgehen kann, häufig in der Lage sind, mit Situationen fertig zu werden, in denen tatsächlich etwas schiefgeht. Es ist die Uneindeutigkeit potenzieller Probleme, die Menschen mit Angst so schwer zu schaffen macht. Für reale Probleme gibt es reale Lösungen, also können sie auch keine Ängste auslösen. Ein klarer Plan ist für das angsterfüllte Bewusstsein ein Geschenk des Himmels.

Selbst wenn angstgestörte Menschen mit realen Problemen besser umgehen mögen als mit bohrenden Sorgen, so sind sie doch vielleicht nicht sehr gut im Planen. Außerdem erkennen sie möglicherweise nicht, wie sie mittels eines Plans ihre Angst kontrollieren können. Planen ist eine oft übersehene Fähigkeit, die viel dazu beitragen kann, ein zwanghaft grübelndes Bewusstsein zu beruhigen. Wenn Sie nicht planen können, dann wird es Ihnen schwerfallen, sich Erleichterung zu verschaffen. Wenn Ihnen eine bevorstehende Situation Sorgen bereitet, prüfen Sie, ob Sie einen Maßnahmenplan entwickeln können. Eine typische Situation dieser Art ist mit »Was, wenn«-Sorgen verknüpft: »Was, wenn mein

STRATEGIE 7: DIE SORGEN IM ZAUM HALTEN

Auto in den Ferien kaputtgeht?«, »Was, wenn ich bei dem Test durchfalle?«, »Was, wenn mich niemand zum Abschlussball einlädt?«, »Was, wenn ich die Stelle nicht bekomme, für die ich mich beworben habe?«. All diese Situationen haben ein gemeinsames Element – wenn sie eintreten, wird eine Reaktion nötig sein, und für jeden der Fälle lässt sich vorausplanen. Schwarzseher können oft nicht unterscheiden zwischen dem, was eine Reaktion erfordert, und bloßer Sorge.

Eine sehr gute Reaktion auf das »Was, wenn«-Syndrom ist es, sicherzustellen, dass man weiß, wie man einen Plan entwickelt, und dann zu prüfen, ob die Situation so geartet ist, dass sich ein Plan erstellen lässt. Es gibt sehr viele Anleitungen, die Problemlösung und Planung als erlernbare Fähigkeiten nahebringen. (Eine Internetsuche nach Büchern zu Problemlösung und Planung ergibt rasch eine lange Liste mit Titeln für unterschiedliche Altersgruppen und Situationen.) Eines der ersten Dinge, die ein Plan unweigerlich mit sich bringt, ist die Klärung des Problems. Wenn Sie kein spezifisches Problem identifizieren können, das sich lösen lässt, dann handelt es sich wahrscheinlich nur um eine übertriebene Sorge, die sich durch Gedankenstopp und Gedankentausch regeln lässt.

Wenn Sie ein Problem identifizieren können, wird das Erstellen eines Plans dem ängstlichen Bewusstsein Erleichterung schaffen. »Was, wenn«-Gedanken lösen Angst aus. Das Ziel des Gedankenstopps ist es, die ständige Angsterregung zu eliminieren und das angsterfüllte Bewusstsein zu beruhigen. Deshalb muss man herausfinden, was zu tun ist, wenn ein Problem auftaucht – das ist Teil des großen Plans, um das Nachdenken darüber insgesamt abzustellen. Wenn die »Was, wenn«-Optionen identifiziert sind und ein Aktionsplan entwickelt ist, wird nicht mehr daran gedacht, bis die Situation tatsächlich eintritt, für die die angsterfüllte Person ihren Plan parat hat. Wenn Sie sich trotzdem weiterhin Sorgen machen, beruhigen Sie sich, indem Sie sich sagen: »Stopp! Ich habe einen Plan!«, und dann, ohne den Plan noch einmal durchzugehen, tauschen Sie das »Was, wenn« gegen einen vorausgeplanten anderen Gedanken (Kapitel 8).

Zu einem guten Plan gehören:
1. Identifizieren Sie das Problem und ab welchem Punkt es zum Problem wird. Woher wissen Sie, ob es einer Lösung bedarf?
2. Erstellen Sie eine Liste (Ideensammlung) über die Optionen, mit denen sich das Problem lösen lässt.
3. Wägen Sie die Optionen ab (vielleicht am besten mit einer Pro-und-Kontra-Liste).
4. Wählen Sie eine Option oder einen Plan aus.
5. Schreiben Sie die Schritte auf, die Sie für diesen Plan befolgen müssen.
6. Wenn es so weit ist, dass der Plan zum Einsatz kommt, führen Sie ihn durch.
7. Evaluieren Sie, wie gut der Plan funktioniert hat.

Es ist hilfreich, den Plan schriftlich zu fixieren, weil das angsterfüllte Bewusstsein ihn dann besser behält. Wenn man die Liste in Schriftform vor sich hat, wird die Information auf einem anderen Nervenpfad gespeichert.

Schauen wir uns diese Schritte im Einzelnen an:

Identifizieren Sie das Problem

Gute Pläne beginnen damit, dass sie das Problem beschreiben. Das liegt zwar auf der Hand, aber es ist tatsächlich der wichtigste Schritt. »Was, wenn«-Fragen können sich im Bewusstsein endlos fortsetzen, weil das Problem sich mit Ihrer Besorgnis verändert. Zum Beispiel: »Was, wenn ich nicht zum Abschlussball eingeladen werde« kann sich ändern in: »Was, wenn ich von jemandem eingeladen werde, den ich nicht leiden kann?« oder »Was, wenn ich jemanden frage, der absagt?« oder: »Was, wenn ich jemandem zusage, weil ich Angst habe, dass mich sonst keiner fragt, aber dann fragt mich jemand, den ich wirklich mag?« oder »Was, wenn ich 2 Wochen, 1 Woche, 2 Tage vor dem Ball niemanden habe, mit dem ich hingehe ... Wann soll ich anfangen, etwas zu unternehmen?« Diese Gedanken können endlos weitergehen. An diesem Punkt: Stopp! Definieren Sie das Problem.

Selbst wenn alle »Was, wenn«-Fragen der Überlegung wert scheinen, gibt es in diesem Beispiel nur dann Probleme, wenn Sie eine Einladung zum Ball bekommen. Es geht aber darum, für den Fall »Was, wenn ich *keine* Einladung bekomme?« einen Plan zu entwickeln. »Was, wenn ich eine Einladung bekomme« ist eine Frage, auf die Sie mit einem neuen Plan reagieren können.

Machen Sie ein Brainstorming

Nachdem Sie wissen, was das Problem ist, ist es Zeit, Ideen zu sammeln. Brainstorming bedeutet, schnell an viele Dinge zu denken, die Sie tun können, wenn Sie mit der Situation konfrontiert sind. Erlegen Sie sich dabei keine Schranken auf. Notieren Sie alles, was Ihnen einfällt, auch wenn es albern oder absonderlich erscheint. Jetzt geht es vor allem darum, Ihr Gehirn in Aktion zu setzen und seine Kreativität zu stimulieren. Erinnern Sie sich, wie der anteriore Gyrus cinguli feststeckt? Dieser Teil der Problemlösung – so viele Lösungen wie möglich zu finden – ist ein intentionaler Akt des präfrontalen Kortex, sich zu befreien. Vielleicht wollen Sie sogar jemanden bitten, Ihnen zu helfen – diese Person hat einen anderen Blickwinkel, der vielleicht neue Ideen stimuliert. Nachdem die Liste mit den Optionen so lang ist, wie Sie sie hinbekommen, können Sie damit anfangen, die Optionen auf einer Pro-und-Kontra-Liste gegeneinander abzuwägen.

Wählen Sie eine Option

Das Aufschreiben aller Optionen, auch der fragwürdigen und ausgefallenen, hilft nicht nur, den anterioren Gyrus cinguli aus seinem festgefahrenen Status zu befreien, sondern erleichtert auch den Prozess, die beste Option zu finden. Wenn wir die offensichtlich falschen Optionen buchstäblich vor Augen haben, können wir die richtige Option leichter finden und akzeptieren. Nehmen Sie zum Beispiel an, Sie sind in Ihrem Beruf unglücklich und haben Ideen gesammelt (Brainstorming), was Sie tun können. Obwohl Sie wissen, dass es absurd ist, haben Sie auch die Option »Noch heute kündigen« aufgeschrieben. »Natürlich kann ich nicht kündigen«, sagen Sie sich. »Ich brauche das Geld, das ich verdiene.« Aber in Wirklichkeit könnten Sie kündigen, und das zeigt, warum das Aufschreiben aller Ideen so wichtig ist – es zeigt, *dass Sie Optionen haben*. Wenn man weiß, dass das Bleiben nur eine Option von mehreren ist, erscheint es in gewisser Weise leichter. Und es hilft klären, was Ihre anderen Optionen tatsächlich wert sind. Ein letzter Grund für das Festhalten aller Ideen ist, dass sich manchmal in den wildesten Ideen Keime für Lösungen befinden, die funktionieren.

Es ist in der Regel recht leicht, die wenigen »besten« Optionen zu erkennen. Die beste aus dieser Gruppe lässt sich wiederum häufig erst durch eine Pro-und-Kontra-Liste oder durch eine Kosten-Nutzen-Analyse ermitteln. Erstellen Sie auch hier eine schriftliche Liste, weil das die Optionen deutlicher macht. Außerdem kann sich das ängstliche Bewusstsein nicht so gut konzentrieren, und der Prozess des Aufschreibens hilft, die Aufmerksamkeit auf die hervorstechenden Merkmale der verschiedenen Lösungen zu richten – ohne sich noch mehr ängstigen zu müssen, wofür man sich entscheiden soll.

An diesem Punkt können Sie aus einem anderen, sehr häufigen Grund stecken bleiben. Das ängstliche Bewusstsein möchte eine perfekte Option. Wenn Sie die perfekte Option finden, dann brauchen Sie sich keine Sorgen zu machen, oder? (Vergessen Sie nicht, dass Perfektionismus ein Versuch ist, Angst abzuwehren. Hier haben wir ein weiteres Beispiel dafür.) Sagen Sie sich: »Es gibt viele gute Optionen. Aber es gibt *keine* perfekte Option.« Dann wählen Sie eine der guten aus und führen sie durch.

Ein kleiner, aber wichtiger Aspekt kommt hier ins Spiel: Wenn der Plan ausgewählt und die Schritte zur Durchführung des Plans aufgeschrieben sind, ist der Planungsprozess für dieses Problem abgeschlossen. Der »Was, wenn«-Schwarzseher kann nun mühelos übergehen zu »Was, wenn ich nicht alles bedacht habe?« und setzt sich weiter unter Druck, indem er den gerade abgeschlossenen Plan noch einmal neu plant. Wenn das geschieht, müssen Sie sofort sagen: »Stopp! Ich habe einen Plan!«, und dann Ihre Gedanken auf etwas anderes lenken, ohne den Plan noch einmal zu überprüfen – unter welchem Aspekt auch immer. Selbst eine Überprüfung des Plans, um sich selbst zu vergewissern, dass man einen Plan parat hat, ist ein unterschwelliger »Was, wenn«-Gedanke und muss vermieden werden, wenn Sie Ihre Angst reduzieren wollen.

Bewerten Sie, wie Ihr Plan funktioniert hat

Die Amygdala, der Teil des Gehirns, der Gefahr und Schwierigkeiten meldet, muss lernen, dass es Dinge gibt, die keine Angstreaktion erfordern oder die mit der Zeit ihr Angstpotenzial verlieren. Die Entwicklung eines Plans ist für die Amygdala eine Gelegenheit, zu beobachten, wie eine neue Situation sich von einer alten unterscheidet. Wenn Sie sich Zeit nehmen, das Ergebnis oder die Folgen einer Situation zu bewerten, hilft das bei diesem Prozess. Die bewusste Beschäftigung mit dem Ergebnis ist eine Entscheidung des präfrontalen Kortex (PFK), alle Informationen, die aus den sinnlichen Eindrücken und dem Körper durch das limbische System geschleust werden, zu analysieren. Dazu gehören die Verarbeitung der

Informationen durch den anterioren Gyrus cinguli (ACG) sowie die Einbeziehung des orbitofrontalen Kortex, um die motivationalen Daten der Basalganglien einzubeziehen. Das gesamte Gehirn ist an diesem Prozess beteiligt. Die Amygdala wird am Ende etwas gelernt haben, ob Sie sich die Zeit zur Analyse nehmen oder nicht, aber sie lernt viel mehr, wenn der Prozess bewusst vorgenommen wird.

Wenn Sie sich an alle Aspekte der Situation erinnern, dann ist das so, als ob Sie sie im Geiste noch einmal durchlebten. Diese Vergegenwärtigung unterstützt die Erinnerung, und die Fokussierung auf ein positives Ergebnis verstärkt die Desensibilisierung der Angstbereitschaft, die immer eintritt, wenn etwas wie geplant verläuft. Selbst wenn das Ergebnis nicht 100-prozentig positiv ist, führt die Erkenntnis darüber, welche Teile des Plans funktioniert haben und welche nicht, zu der Möglichkeit, genau zu spüren und zu analysieren, was funktioniert hat. Sodass es – trotz der Angst wegen der weniger gelungenen Teile – als positive Information erhalten bleibt. Viele ängstliche Menschen verkennen etwas, das nicht ganz so perfekt ist, als vollständig misslungen, und sie übersehen dabei das tatsächlich Gute und Gelungene. Die Bewertung der Ergebnisse hilft, die perfektionistische Sichtweise zu vermeiden und zu erkennen, dass es neben manchen nicht so guten Aspekten einer Lösung gleichwohl viel Gutes geben kann.

Wenn die Lösung für ein Problem und der dazugehörige Aktionsplan nie zur Anwendung kommen, weil das Problem gar nicht erst aufgetaucht ist, sollte auch dieses Ergebnis klar wahrgenommen werden. Es verstärkt das Wissen, dass das meiste, worüber wir uns im Vorfeld Sorge machen, gar nicht eintritt. Die »Was, wenn«-Fragen beziehen sich nur auf Möglichkeiten, nicht auf die Wirklichkeit.

Fassen wir zusammen:
1. Achten Sie auf »Was, wenn«-Gedanken, die sich mit einem Plan lösen lassen.
2. Identifizieren Sie das Problem.

STRATEGIE 7: DIE SORGEN IM ZAUM HALTEN

3. Erstellen Sie eine Liste mit Lösungen und suchen Sie sich dann die beste aus – es gibt keine perfekte Lösung.
4. Schreiben Sie die einzelnen Aktionsschritte auf, die Sie notfalls befolgen werden.
5. Beenden Sie das »Was, wenn«-Denken, indem Sie sich selbst sagen: »Stopp! Ich habe einen Plan!«
6. Nehmen Sie sofort einen »Gedankentausch« vor.
7. Planen Sie Ihren Plan nicht noch einmal.
8. Setzen Sie den Plan um, wenn die Zeit dafür gekommen ist.
9. Bewerten Sie das Ergebnis danach, ob Sie den Plan wieder umsetzen wollen oder nicht.

MACHEN SIE SICH RICHTIG SORGEN, ABER NUR EINMAL

Noelle war ernsthaft besorgt, ihren Job zu verlieren. Sie musste ständig auf die Launen ihres Chefs achtgeben und berichtete ihrer Schwester so gut wie täglich, wie gefährdet ihre Anstellung war. »Mein Chef sah mich mit großen Augen an, als ich ihm erklärte, dass ich Mittwochabend freihaben wollte, und ich bin mir sicher, er passt genau auf, ob ich auch Überstunden mache, um den Ausfall zu kompensieren. Wenn ich das nicht kann, komme ich sicherlich in Schwierigkeiten.« Die Schwester spürte, dass Noelle unter Angst litt, und empfahl ihr, eine Therapeutin zu suchen.

Als Noelle mir ihr Problem beschrieb, dachte ich über mögliche Ursachen dafür nach. Vielleicht hatte sie ein Problem mit ihrem Selbstwertgefühl oder damit, die Gefühle anderer Leute richtig einzuschätzen. Vielleicht neigte sie zu Überreaktionen und missverstand das kleinste Anzeichen, dass ihre Abwesenheit für ihren Chef ein Problem bedeuten könnte, als Kündigungsdrohung. Zwar lag keine Persönlichkeitsstörung vor, aber es war möglich, dass Noelle zu extremer Wachsamkeit (Hypervigilanz) neigte und ihre

Arbeitssituation als »prekär« ansah, da sie die Haltung ihres Chefs nicht einschätzen konnte. Vielleicht machte sie sich, obwohl es keine unmittelbare Veranlassung gab, einfach Sorgen. Die Sorge um den Verlust der Arbeitsstelle ist keineswegs unvernünftig, wenn es bedrohliche Anzeichen dafür gibt. Für mich war es unmöglich, zu erkennen, ob ihr Chef sie tatsächlich entlassen wollte. Deshalb fruchteten alle Versuche nichts, sie davon zu überzeugen, ihre Sorgen einfach aufzugeben. Auch hätte ein Gedankenstopp allein nicht ausgereicht, weil jeder Tag eine neue potenzielle Bedrohung brachte. Noelle musste lernen, ihre Sorgen um ihren Job ein für alle Mal in den Griff zu bekommen, wenn sie nicht ständig unter Angstzuständen leiden und ihre Schwester überfordern wollte. Es war Zeit, ihr beizubringen, sich »nur einmal Sorgen zu machen, aber richtig«.

Bei dieser Strategie nimmt man die Sorgen *einmal* richtig ernst, aber *nur einmal*. Dabei wird geklärt, was ein wirkliches Problem und was unbegründete Sorge ist. Es wird überprüft, was man kontrollieren kann und was nicht – und was man gegenüber dem, das außerhalb der eigenen Kontrolle liegt, tun kann. Die Strategie hilft, Vorbereitungen zu treffen für den Fall, dass Sorgen wieder angebracht erscheinen.

»Sich einmal richtig Sorgen machen« sollte zeitlich begrenzt sein. In der Regel genügen 10 bis 15 Minuten.
1. Beginnen Sie mit einer Liste aller Dinge, über die Sie sich Sorgen machen könnten. Geben Sie sich Mühe, jede Sorge zu identifizieren und nichts auszulassen, worüber Sie sich später dann doch Sorgen machen. Arbeiten Sie jeden Aspekt der Sorgen heraus.
2. Tun Sie alles, was jetzt getan werden muss, und verschieben Sie nichts. Führen Sie Telefonate, sprechen Sie mit jemandem, schreiben Sie oder tun Sie, was auch immer anliegt, reparieren oder waschen Sie, räumen Sie auf oder unternehmen Sie alles, was die Situation verbessert.

3. In manchen Fällen sind solche Tätigkeiten nur notwendig, *wenn die problematische Situation tatsächlich eintritt*. Da kommen Ihnen die Planungsfähigkeiten zugute, denn einen Plan zu entwickeln ist der Zwischenschritt, wenn man ein Problem nicht einfach beiseiteschieben kann. Schauen Sie sich das Problem genau an, und entwerfen Sie einen Plan, was Sie tun werden, wenn es wirklich eintritt.
4. Fragen Sie sich: »Gibt es sonst noch irgendetwas hinsichtlich dieser Situation, über das ich mir Sorgen machen muss?« Wenn ja, überlegen Sie: Ist hier ein wirkliches Problem, das einen Plan und einen Zeitpunkt braucht? Wenn nicht, gehört die Situation in die Kategorie der Sorgen, die keinen Plan brauchen. Bei diesen Sorgen ist es hilfreich, einen Zeitpunkt festzusetzen, zu dem Sie überprüfen, ob sie auch später noch Bestand haben. Wiederholen Sie die Frage: »Gibt es sonst noch irgendetwas, über das ich mir Sorgen mache?«, bis die Antwort »Nein« lautet. Das ist der einzige Weg, wie das in Sorgen verstrickte Gehirn einen Schritt weiterkommt. Dieser Schritt verhindert ein wiederholtes Auftreten der Sorge, weil er sicherstellt, dass alle Möglichkeiten berücksichtigt worden sind. Ihr Gehirn muss Ihnen glauben, dass Sie sich diese Sorge schon einmal gemacht haben, und es wird das umso eher glauben, wenn Sie sich diese Frage bewusst stellen, während Sie sich *richtig* Sorgen machen. Auch hier gilt: *Sich einmal Sorgen machen, aber richtig.*
5. Wählen Sie einen Zeitpunkt, an dem Sie die Sorge noch einmal überprüfen, und notieren Sie sich: »Wenn x geschieht, werde ich y tun. Wenn x nicht geschieht, werde ich diese Sorge am 15. März überprüfen.« (Sie können auch in Ihren Kalender eintragen: »Sorge wegen x«.) Das wird das angstbereite Gehirn davon entlasten, sich ständig damit zu befassen, wann der Zeitpunkt für die Sorge ist, was es

sonst unweigerlich tun würde. Wenn ein »Sorgen-Datum« im Kalender eingetragen ist, können Sie sich sagen: »Ich weiß, wann ich mir wieder Sorgen machen muss, aber jetzt brauche ich mir keine zu machen.«
6. Wann immer die Sorgen wieder auftauchen, sagen Sie sich sofort: »Stopp! Ich habe mir schon Sorgen gemacht!«, und lenken Sie Ihre Gedanken so schnell wie möglich mit der Technik des Gedankentauschs in eine andere Richtung.

Bei Noelle ging es nicht darum, ihren Chef zu ändern. Vielmehr ging es darum, zu sagen: »Okay, mach dir Sorgen darüber, was geschieht, wenn du deinen Job verlierst« – um das Problem so greifbar zu machen, als wäre es tatsächlich geschehen.

Wir fingen an, alle Dinge zu sammeln, über die sie sich Sorgen machen konnte. Zunächst schien es, als ob »Was, wenn ich meinen Job verliere?« ihre einzige Sorge sei. Aber bald war sie in der Lage, diese Sorge in verschiedene Bestandteile zu gliedern:
- Wie soll ich meine Miete bezahlen, wenn ich meinen Job verliere?
- Wie finde ich einen neuen Job?
- Was, wenn ich keinen neuen Job finde?

Dann gingen wir zu Schritt 2 über: Tue alles, was getan werden muss, und verschiebe nichts. Noelle entschied, ihren Chef anzurufen und ihm zu sagen, dass sie Mittwochabend arbeiten könne. Sie beschloss ebenfalls, einen verbindlichen Arbeitsplan für ihre zukünftige Arbeit aufzustellen, und besprach ihn mit ihrem Chef. Das nahm ihr aber nur teilweise die Ängste vor einer Kündigung. Wir mussten Schritt 3 in Angriff nehmen und einen Plan entwickeln.

Hinsichtlich ihrer Sorge, wie sie nach einer Kündigung ihre Miete aufbringen solle, hatte Noelle zwei Ideen. Erstens würde sie ihre Mutter bitten, ihr Geld zu leihen. Zweitens würde sie sich im örtlichen Mini-Markt um eine Stelle bewerben, während sie nach einem neuen Job suchte. Wir sprachen all ihre Sorgen durch, bis sie einen Lösungsplan für sich hatte.

Dann fragte ich Noelle: »Gibt es noch etwas, worüber Sie sich Sorgen machen?« Sie dachte kurz nach. »Was, wenn ich nach einer Kündigung meine Versicherung verliere? Ich kann doch nicht ohne Krankenversicherung herumlaufen!« Wieder besprachen wir einen Plan, wie sich das Problem lösen ließe. Noelle erkundigte sich bei ihrer Krankenversicherung und erhielt Auskunft, was sie tun müsse, um versichert zu bleiben.

Als nächsten Schritt setzte Noelle ein Datum fest, an dem sie sich über dieses Problem Sorgen machen wollte, und trug es im Kalender ein. Falls die Haltung des Chefs ihr gegenüber sich merklich ändern sollte, fand sie es am klügsten, ihre Sorge einmal im Monat zu überprüfen, und notierte sich den 15. des Monats, an dem sie sich um ihren Job Sorgen machen wollte.

Nach all den Plänen hatte Noelle schließlich das Gefühl, sich genug Sorgen gemacht zu haben, zumindest für diesen Moment. Als ihre Angst wiederkehrte, sagte sie sich: »Stopp! Ich habe mir bereits Sorgen gemacht!«, und erinnerte sich daran, dass sie sich am 15. des Monats erneut mit dem Problem befassen wollte. Darauf lenkte sie ihre Gedanken mithilfe der Technik des Gedankentauschs in eine andere Richtung.

Hinter dem Konzept »Machen Sie sich richtig Sorgen, aber nur einmal« steht die Idee, dem Automatismus der Sorgen und Ängste mit neuen Gedanken zu begegnen, um so die Sorgen einzudämmen. Wenn wir uns die Zeit nehmen, alle Aspekte einer Situation zu betrachten, sodass wir sie einordnen, bewerten (»Brauche ich einen Plan oder nicht?«) und lösen können (»Wann oder unter welchen Umständen überprüfe ich meine Sorgen?«), setzen wir den präfrontalen Kortex mit seinen Funktionen – analysieren und Entscheidungen treffen – so vorteilhaft wie möglich ein. Wenn wir später den Gedankenstopp aktivieren, beruhigt sich das gesamte Gehirn schneller, weil der Kortex die Sorgen bewusst reguliert und das auch in Zukunft tun wird. Gedankenstopp und Gedankentausch führen mit der Zeit auch zur Beruhigung der anderen beteiligten Gehirninstanzen.

Fassen wir zusammen:
1. Machen Sie sich Sorgen über alle Probleme, die mit der Situation verbunden sind.
2. Tun Sie zu diesem Zeitpunkt alles, was getan werden muss, um die Sorgen zu vermindern, und verschieben Sie nichts.
3. Entwickeln Sie einen Plan, den Sie abrufen können, wenn bestimmte Aspekte des Problems akut werden.
4. Fragen Sie sich: »Gibt es sonst noch irgendetwas, über das ich mir Sorgen machen muss?«
5. Setzen Sie einen Zeitpunkt fest, an dem Sie die spezifischen Sorgen überprüfen wollen.
6. Wenn danach die Sorge wieder auftaucht, sagen Sie sich: »Stopp! Ich habe mir bereits Sorgen gemacht!«

WERFEN SIE IHRE ANGST ÜBER BORD

Meist geht der Vorstellung, dass es tatsächlich etwas gibt, vor dem man sich fürchten muss, ein Gefühl der diffusen Bedrohung voraus. Manchmal wird sie als »frei schwebende« Angst bezeichnet. Sie lässt sich an dem »mulmigen« Gefühl im Magen erkennen, das alle Menschen mit bedrückenden Sorgen in Verbindung bringen. Ein hoher Norepinephrin-Spiegel, wie ihn angstgeplagte Menschen häufig haben, veranlasst das Gehirn, eine Generaluntersuchung vorzunehmen, was das Problem sein könnte. Wie bei einer Kernspintomografie durchsucht das Gehirn jeden Aspekt des Lebens, um herauszufinden, ob es identifizierbare Probleme gibt, die zu lösen sind. Schwarzseher werden immer fündig. Irgendein Problem oder

STRATEGIE 7: DIE SORGEN IM ZAUM HALTEN

die Möglichkeit eines Problems wird sich als Grund für die Angst finden, und mit einer dazugehörigen Erklärung findet die Umwandlung des Unbehagens in Angst und Sorge statt. In Abbildung 11 stellen wir den Teufelskreis der diffusen Bedrohung dar.

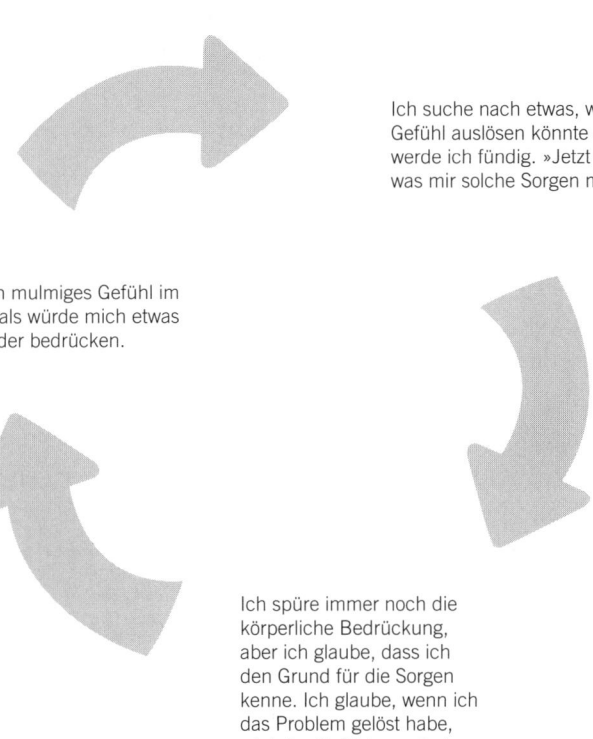

Ich suche nach etwas, was dieses Gefühl auslösen könnte – immer werde ich fündig. »Jetzt weiß ich, was mir solche Sorgen macht.«

Ich habe ein mulmiges Gefühl im Magen, so, als würde mich etwas bedrohen oder bedrücken.

Ich spüre immer noch die körperliche Bedrückung, aber ich glaube, dass ich den Grund für die Sorgen kenne. Ich glaube, wenn ich das Problem gelöst habe, wird das Gefühl verschwinden. Irrtum.

Abb. 11: *Der Teufelskreis der diffusen Bedrohung*

Wenn Schwarzseher erkennen, dass sich das Gefühl der Bedrohung ohne jeden Grund entwickelt und nur eine Folge ihrer Hirnaktivität ist, können sie diesen Prozess in sich selbst verfolgen. Hohe Level von Norepinephrin beeinflussen automatisch das Nervensystem und können einen Zustand der Erregung hervorrufen, der sich wie Angst anfühlt. Auch Menschen, die Probleme mit einem sinkenden Blutzuckerspiegel haben, können wie aus dem Nichts Angstgefühle bekommen. *Aber das ist nur ein Gefühl.* Es ist entscheidend, sich daran zu erinnern.

Doch zunächst ist es vielleicht schwierig, zwischen grundloser Angst und *begründeter* Angst zu unterscheiden, weil das Bewusstsein so sehr damit beschäftigt ist, zu klären, welche Ursache das Gefühl hat. Das ängstliche Bewusstsein zu kontrollieren bedeutet, die Angst zu identifizieren und über Bord zu werfen. Die Methode ist ziemlich einfach. Der erste Schritt ist, in sich die Überzeugung zu gewinnen, dass man kein reales Problem übersieht. Stellen Sie sich wortwörtlich die Frage: »Hatte ich je ein Problem, das ich übersehen habe?« Das gilt für körperliche Krankheiten (ein verbreiteter Grund für Sorgen), Probleme im Beruf, mit Kindern und so weiter. Wenn Sie das Gefühl haben, dass Sie dazu neigen, Probleme zu übersehen oder zu ignorieren, wird erst eine therapeutische Bearbeitung dieses Umstands nötig sein, bevor Sie die Methode zur Angstkontrolle anwenden können. Doch gewöhnlich wissen die Menschen, wenn ein Problem real ist. Wenn Sie zum Beispiel wirklich krank sind, haben Sie Fieber oder Husten oder Sie verlieren Blut oder leiden an Schmerzen. (Das Wissen darum, dass man krank ist, hat übrigens nichts mit der Kenntnis der Diagnose zu tun. Bei der Frage, ob ein Problem übersehen wird, geht es nur um die Fähigkeit, ein Problem *zu erkennen,* nicht um die Fähigkeit, es zu lösen oder zu diagnostizieren.) Doch viele Menschen mit einer generalisierten Angststörung sind von Angst erfüllt, obwohl es keinen realen Grund dafür gibt, und diese Art der Angst muss eliminiert werden.

Sodann ist es notwendig, zu erkennen, dass die Angst auftritt, *bevor* das Gehirn einen Grund dafür ermittelt. Statt sich zu fragen, was der Grund für die Angst ist, fragen Sie sich, ob nicht ein

STRATEGIE 7: DIE SORGEN IM ZAUM HALTEN

Angstgefühl *ohne ersichtlichen Grund* vorliegt. Es wird zwar allgemein angenommen, dass ein solches Gefühl einen Grund haben muss, aber eine gewisse Aufklärung darüber, wie neurochemische Prozesse Körperempfindungen auslösen können, ohne dass es dafür einen realen Grund gibt, kann in Ihnen die Überzeugung stärken, dass Ihr Körper diese Empfindungen ohne Grund schafft. Achten Sie darauf, *wie* Sie erkennen, dass Sie Angst empfinden. Fast immer wird ein Druckgefühl in der Magengegend wahrgenommen, zu dem dann noch mehrere andere, weniger signifikante körperliche Indikatoren hinzukommen. Aber noch einmal: Ein Gefühl ist nur ein Gefühl. *Ein reales Problem, das einer Lösung bedarf, werden Sie nicht übersehen.*

Eine Möglichkeit, das körperliche Angstgefühl zu überwinden, ist das Zwerchfellatmen. Schon bei nur einer Minute Atmen in Verbindung mit Muskelentspannung kann sich der Körper entspannen und die Angst auf der körperlichen Ebene loslassen. (Siehe Kapitel 4 und 6 zu Atemtechniken und Muskelentspannung.)

Wenn die Entspannung eingeleitet ist, erlaubt Ihnen die Gedankenstopp-Technik wahrzunehmen, dass das Gefühl rein körperlich ist. Nach dem Stopp der Gedanken ist es sinnvoll, sich wiederholt zu sagen: »*Ein reales Problem, das einer Lösung bedarf, werde ich nicht übersehen.*« Unmittelbar danach wenden Sie eine Ablenkung oder eine andere Gedankentauschmethode an. Aber selbst wenn das diffuse Bedrohungsgefühl nachlässt, kann nach wie vor ein nagendes Bedürfnis bestehen, Probleme ausfindig zu machen, weshalb Sie diesen Schritt möglicherweise wiederholen müssen. Lassen Sie sich auf dieses Bedürfnis nicht ein, auch wenn es nicht weggehen sollte. Es ist *kein* Anzeichen für ein reales Problem. Es ist nur ein Anzeichen dafür, dass Sie das Bedrohungsgefühl noch nicht eliminiert haben. Widerstehen Sie der Verführung, sich zurückzuwenden und nach Ursachen zu forschen. Wenn Sie das Gefühl losgeworden sind, dann lassen Sie es nicht wiederkehren.

Hier noch einmal die einzelnen Schritte, mit denen Sie Ihre Angst über Bord werfen:
1. Fragen Sie sich: »Habe ich je ein Problem übersehen, das gelöst werden musste?« Gewinnen Sie die feste Überzeugung, dass Sie reale Probleme erkennen und auf sie reagieren werden, wenn es notwendig ist.
2. Erkennen Sie, ob ein Bedrohungsgefühl (Mulmigkeit im Bauch) ohne ersichtlichen Grund besteht. Erkennen Sie, dass es einer Ursache vorausgeht, die es erst begründen könnte.
3. Sagen Sie sich, dass ein Gefühl nur ein Gefühl ist.
4. Gehen Sie sofort zum Zwerchfellatmen über und beginnen Sie mit der Muskelentspannung.
5. Führen Sie den Gedankenstopp durch, und sagen Sie sich: »Ich werde es erkennen, wenn ich ein reales Problem habe.« Dann beginnen Sie sofort mit dem Gedankentausch.
6. Ignorieren Sie die Versuchung, sich zurückzuwenden und nach einem Problem zu suchen.

LÖSCHEN SIE IHRE BESORGTEN GEDANKEN

Manchmal ist es notwendig, einfach alles aus dem Bewusstsein zu vertreiben – die ineinander verhakten Gedanken zu löschen und sich auf etwas anderes zu konzentrieren. Manchmal muss man sein Bewusstsein leeren, um es zur Ruhe zu bringen. Sie müssen alle Gedanken entfernen, sie in einen Behälter stecken und sich dann auf das konzentrieren, was im Augenblick wirklich wichtig ist. All die besorgten Gedanken, die im angsterfüllten Bewusstsein herumgeistern, hindern Sie daran, sich klar auf eine Sache nach der anderen zu konzentrieren.

Diese Methode des Gedankenklärens lässt sich auf unterschied-

liche Weise praktizieren. Es geht darum, alle Gedanken, Sorgen und Ängste aufzulisten, die das Bewusstsein beschäftigen, und sie durch eine Auswahl von Gedanken zu ersetzen, die ihren Platz einnehmen. Das kann man folgendermaßen tun:
1. Stellen Sie sich einen Behälter vor, der vor Ihnen steht. Der Behälter kann all ihre Sorgen aufnehmen. Er hat einen Deckel, aber jetzt ist der Behälter offen.
2. Dann imaginieren Sie ein Bild all Ihrer Sorgen in Ihrem Leben, die Sie an diesem Tag beschäftigen. Ohne weiter über sie nachzudenken, benennen Sie sie und stecken sie in den Behälter.
3. Wenn alles benannt und im Behälter ist, verschließen Sie den Behälter und stellen ihn beiseite.
4. Dann denken Sie darüber nach, was gerade jetzt am wichtigsten ist und womit sich Ihr Bewusstsein beschäftigen soll.

Manche Menschen sind fantasievolle Schwarzseher, können aber mit dem Bild eines Eimers oder eines anderen Behältnisses nichts anfangen. Es gibt viele Möglichkeiten, diese Methode auch ohne das Bild eines Behältnisses umzusetzen. Zum Beispiel:
- Schreiben Sie all Ihre besorgten Gedanken auf eine Liste. Fassen Sie sich dabei kurz – Sie sollen kein Tagebuch schreiben. Benutzen Sie jeweils nur ein oder zwei Stichworte, um aufzuzählen, was Ihre Gedanken besonders beschäftigt. Dann legen Sie die Liste in eine Schublade, einen Aktenkoffer etc., wo sie buchstäblich außer Sicht (und aus dem Kopf) ist.
- Eine andere Version dieser Methode ist eine Idee der Gruppe Al-Anon: ein »Gotteskasten«, in den Zettel mit Gedanken kommen, die man Gott übergibt.
- Kinder können ein Bild ihrer Gedanken oder Sorgen malen oder zeichnen und es in den Rucksack stecken. Mit einem Erwachsenen können sie dann in längeren Abständen den Rucksack öffnen und sehen, was drin ist. So erkennen sie, was von den

Dingen, die ihnen Sorgen bereitet haben, tatsächlich eingetreten ist und wie sie damit fertig geworden sind. All die Dinge, die unnötige Sorgen ausgelöst haben, kann man wegwerfen. Das ist eine praktische und konkrete Möglichkeit, Kindern zu zeigen, dass die meisten Dinge, über die sie sich Sorgen machen, nicht eintreten, sondern nur Zeit- und Gedankenverschwendung sind.

- Es gibt kleine Puppen in einer Schachtel oder einem Beutel aus Guatemala, denen man der Sage nach die Sorgen oder Lebensängste übertragen kann, und die Puppen nehmen sie einem ab. Der Deckel oder die Lasche wird über der Schachtel oder dem Beutel verschlossen, sodass die Puppen die Sorgen wegtragen können.

Diese und andere Arten, sich seiner Sorgen zu entledigen, haben positive Auswirkungen auf das Gehirn. Sie beenden das zwanghafte Grübeln des anterioren Gyrus cinguli (ACG), beruhigen das überaktive limbische System und erhöhen den Serotoninspiegel im präfrontalen Kortex (PFK), sodass dieser sich besser auf unmittelbar anstehende Probleme konzentrieren kann. Diese Methode schaltet das vergrübelte Bewusstsein ab, bringt Ruhe und dämpft die erhitzte Hirnaktivität. Wenn es gewohnheitsmäßig geschieht, führt eine solche Beruhigung des angsterfüllten Bewusstseins dazu, dass das Gehirn sich nicht mehr so leicht von Sorgen beherrschen lässt.

Wenn das Bewusstsein klar ist, kann es sich auf die Aktivität oder die Gedanken konzentrieren, die im Moment am wichtigsten sind. Ein Schüler kann sein Bewusstsein vor der Teilnahme an einer Schularbeit klären, ein Manager vor einer Konferenz oder Mitarbeiterbesprechung. Wer über die Lösung eines Problems nachdenkt, will sich dabei nicht von anderen Gedanken verwirren lassen. Wenn man sein Bewusstsein von Sorgen befreit, bevor man ins Bett geht, findet man ruhevolleren Schlaf. Wenn Sie das tun, denken Sie an etwas Friedvolles, nachdem Sie die Sorgen beiseitegeräumt haben.

Eine ähnliche Methode der Bewusstseinsklärung wird in der

Psychotherapie angewandt, sie heißt »Fokussieren«. Dabei geht es darum, sich auf spezifische Sorgen oder Ängste zu fokussieren. Diese Methode wurde von Eugene Gendlin (1981, 1996) erfunden und von Ann Weiser-Cornell (1996) weiterentwickelt. Der gesamte Prozess der Fokussierung ist eine exzellente therapeutische Methode, um sich aller Implikationen eines Problems bewusst zu werden. Sie ist besonders effektiv bei Personen, deren Denken von körperlichen Symptomen eingeschränkt wird. Die Menschen lernen, ohne Vorurteil auf ihre Körpersignale zu achten und die Empfindungen nicht als Angst zu missdeuten. Es führt zu einer nachhaltigen Minderung der Angst, wenn wir den Körper und seine Signale verstehen. Beim Fokussieren werden Informationen aus Körperempfindungen genutzt, um zu verstehen, welche Aspekte einer Situation welche emotionalen Reaktionen auslösen. Diese Informationen helfen den Betroffenen, richtige Entscheidungen darüber zu treffen, wie sie ihr Denken oder Verhalten verändern wollen. Da Menschen mit Angst körperliche und emotionale Empfindungen überinterpretieren, übersehen sie oft Informationen, die ihnen andere Optionen eröffnen würden – wenn sie wüssten, was ihnen entgangen ist.

FAZIT

Die Kontrolle über das sorgenvolle Bewusstsein wird langsam, absichtsvoll und nachhaltig gewonnen. Die Umsetzung bedarf der bewussten Bereitschaft, die Mühe auf sich zu nehmen, aber der Lohn ist eine Verwandlung des überaktiven Gehirns in ein ruhigeres, weniger angstproduzierendes Gehirn – durch den bewussten Einsatz von Sorgenbewältigungs-Techniken. Die Benutzung des präfrontalen Kortex, um das Gehirn zu verändern, ist die Basis aller Strategien zur Mäßigung von Gedanken und Sorgen.

ZEHN

STRATEGIE 8: VERHALTENSÄNDERUNG DURCH UMGESTEUERTE SELBSTGESPRÄCHE

Diese Strategie zeigt, wie die Veränderung des Bewusstseins und die Veränderung des Verhaltens Hand in Hand gehen. Ein großer Teil des Angstverhaltens besteht aus dem Vermeidungsverhalten. Menschen mit einer Panikstörung vermeiden Situationen, die vielleicht zu einer Panikattacke führen könnten, und sie fühlen sich erleichtert, wenn sie die jeweilige Situation umgehen können. Das offensichtlichste Vermeidungsverhalten ist das von Personen, deren angsterfüllter Körper errötet oder zittert, wenn sie beobachtet werden. Diese Menschen reden sich selbst in ein Angstgefühl hinein und versuchen, der Beobachtung anderer aus dem Weg zu gehen. Und es ist wie immer das Gehirn, das die Menschen dazu bringt, zu überschätzen, wie angstvoll sie reagieren werden und auch inwieweit das Vermeiden einer Situation ihnen gegen ihre Angst helfen

STRATEGIE 8: UMGESTEUERTE SELBSTGESPRÄCHE

kann. Die Vermeidung kann sich auch als mentale Vermeidung manifestieren, zum Beispiel wenn Schwarzseher versuchen, ihre quälenden Gedanken zu vermeiden. Selbstgespräche sind die Saat des Vermeidungsverhaltens. Wenn Sie Ihr angsterfülltes Bewusstsein in den Griff bekommen wollen, setzt dies eine Veränderung der Selbstgespräche voraus, die sonst dafür sorgen, dass das ängstliche Bewusstsein fortgesetzt Angstverhalten produziert. Verändern Sie Ihr angsterfülltes Bewusstsein mithilfe positiver Selbstgespräche, und Sie werden Ihr angstbedingtes Verhalten ändern.

ZÖGERN SIE NICHT, HILFE IN ANSPRUCH ZU NEHMEN

Menschen mit Sozialangst haben häufig die größten Vermeidungsprobleme. Kinder, die unter dieser Angststörung leiden, hindern sich oft selbst an sozialen und schulischen Erfolgen, um nicht in eine Lage zu kommen, in der andere sie beobachten und sie selbst versagen können (Eisen et al., 1995, 2005).

Ein Klient erzählte mir, dass er als Junge im Supermarkt keine Milch kaufen konnte, ohne an der Kasse zu erröten, zu schwitzen und zu zittern, weil er Angst davor hatte, mit der Kassiererin zu sprechen, ihr Geld zu geben und Wechselgeld entgegenzunehmen. Er vermied jede Situation, in der andere Menschen ihn ansahen. Als kleines Kind versteckte er sich hinter seiner Mutter. Als er älter wurde, blieb er in der Schule stumm, hatte jeweils immer nur einen Freund und nahm an keiner Unternehmung teil, bei der er hätte reden müssen. Seine sportliche Begabung führte ihn schließlich doch noch, geschützt durch eine Mannschaft, ins Rampenlicht, und allmählich verbesserte sich seine Fähigkeit, die Blicke anderer auszuhalten. Er war überzeugt, dass er ohne die desensibilierende Wirkung des Mannschaftssports nie den Mut gefunden hätte, irgendwann aufs College zu gehen und erfolgreich abzuschließen. Für Menschen, die an dieser Störung leiden, gibt es keine bessere Empfehlung, als sich so bald wie möglich therapeutische Hilfe zu suchen, um ihr volles Potenzial – sozial, akademisch, wirtschaftlich – auszuschöpfen.

DIE SELBSTGESPRÄCHE VERÄNDERN

Die Probleme der Sozialangst bedürfen in besonderer Weise einer Veränderung der Selbstgespräche. Selbstgespräche müssen nicht unbedingt so zwanghaft sein wie das Grübeln beim Schwarzsehen, und sie ähneln auch nur wenig der »Angst vor der Angst« wie bei Panikattacken, vielmehr geht es darum, die Wahrheit festzustellen. Die Betroffenen glauben, dass das, was sie zu sich selbst sagen, der Wahrheit entspricht. Weil sie als Kinder wahrscheinlich schüchtern waren (Eisen & Schaefer, 2005; Siegel, 1999; Winston et al., 2002), spiegeln ihre Selbstgespräche die Überzeugung, eine soziale Situation sei die Ursache für ihre Angst (Gazzaniga, 2005; Grillon, 2002). Diese Angst unterstützt das Bedürfnis nach Vermeidung. »Wenn Menschen sehen, dass ich nervös bin, lachen sie mich aus. Deshalb vermeide ich es, dass andere mich ansehen.«

Der notwendige Schritt vor der Veränderung:
Informieren Sie sich über Angst

Die Verhaltensänderung beginnt mit der Überzeugung, dass eine Veränderung notwendig ist, um weniger Angst zu haben und mit sozialen Situationen besser umgehen zu können. Auch wenn es notwendig sein wird, in realen Lebenssituationen zu üben, gehen mentale Veränderungen dem Prozess voraus. Um sich auf diesen Prozess

STRATEGIE 8: UMGESTEUERTE SELBSTGESPRÄCHE

einzulassen, müssen die Betroffenen davon überzeugt sein, dass er sich lohnt.

Man kann Informationen durch Lesen (dieses Buchs!) erhalten oder indem man zusammen mit anderen in einer Gruppe arbeitet, sei es in einer Gruppentherapie oder in einer Selbsthilfegruppe. Man kann sich auch als Einzelne/r in einer Einzeltherapie informieren. Information und Aufklärung sind deswegen ein wesentlicher Bestandteil der Psychotherapie, weil sie die Bereitschaft fördern, Selbstgesprächsstrategien anzuwenden. Menschen mit Paniksymptomen profitieren von dem Wissen, dass sie nicht alleine sind, dass sie nicht sterben, verrückt werden oder die Kontrolle verlieren und dass diese Methoden der Selbstberuhigung funktionieren. Menschen, die sich zu viele Sorgen machen, müssen lernen, dass ein beharrliches Abstellen der Sorgen zu weniger Sorgen führt. Und Menschen mit Sozialangst müssen lernen, dass ihre Angst das Ergebnis ihrer Vorstellung, ihrer Vorwegnahme des Verlaufs einer sozialen Situation oder Interaktion ist.

Psychoedukation vermittelt den Menschen, auf welche Weise eine Veränderung des Verhaltens bewirkt, dass sich ihre Gefühle ändern. Menschen, die versuchen, ihr Angstverhalten zu ändern, müssen neue Selbstgespräche entwickeln, die ihnen helfen, etwas Neues auszuprobieren. Sie müssen glauben, dass ihr angsterfüllter Körper *unnötigerweise* versucht, sie zu schützen. Sie müssen durch ihr Selbstgespräch über ihre Angst dazu kommen, ihren Körper zu ignorieren. Und außerdem müssen sie:

- lernen, unangenehme Empfindungen zu ertragen
- die Kontrolle über ihre negativen Selbstgespräche übernehmen
- in direktem Widerspruch zu ihren falschen Annahmen handeln
- wiederholt üben, damit die Amygdala die Angst auslösenden Reizhinweise »verlernen« kann

Auch hier wird für die Entscheidung, emotionale Reaktionen zu überwinden, die Entscheidungskraft des linken präfrontalen Kortex

(PFK) benötigt, um die emotionalen Forderungen des limbischen Systems außer Kraft zu setzen. Wenn Menschen mit Sozialangst der Erklärung vertrauen, woher ihre Angst kommt und wie sie sie kontrollieren können, werden sie eher bereit sein, Übungen zu planen und auszuführen, auch wenn es unbequem ist. Die Übungssitzungen sind das eigentliche Ziel, weil sie es der Amygdala erlauben, die Reaktionsauslöser für unbegründete Angst zu verlernen und sich dabei wohlzufühlen. Bei der Anwendung im wirklichen Leben wird dann das Ziel erreicht, die Amygdala und das limbische System zu beruhigen.

Denken Sie daran:
- Angstsymptome entstehen in der Regel nicht, weil ein tatsächliches Risiko besteht. Hauptursache ist die Biochemie.
- Panik, Sorgen und Sozialangst lassen sich ändern, wenn man seine Gedanken und sein Verhalten ändert.
- Sozialangst ist keine Angst vor Gefahr, sondern davor, sich zu entblößen (die Angst, dass andere beobachten, wie man in Verlegenheit gerät). Es ist die autonome Reaktion auf das Risiko, sich zu blamieren. All das ist das Ergebnis negativer Selbstgespräche.
- Die Veränderung der Selbstgespräche und Überzeugungen ist ein zentraler Bestandteil der Verhaltensänderung. Überzeugungen bestimmen das Verhalten.
- Das Einüben neuer Verhaltensweisen ist der beste Weg, um ein angsterfülltes Gehirn zu verändern.

SELBSTGESPRÄCHEN AUF DIE SPUR KOMMEN

Überzeugungen über sich selbst, über die Welt und andere Menschen spiegeln sich in den Entscheidungen, die Menschen treffen, und ihre Hauptwirkung entfalten sie in Selbstgesprächen – in dem

STRATEGIE 8: UMGESTEUERTE SELBSTGESPRÄCHE

inneren Dialog, der vielen unbewusst ist. Jeder kleine Gedanke, der Angst erzeugt, muss identifiziert und korrigiert werden.

Sagen Sie zu sich selbst: »Na und?«

Menschen bekommen manchmal so wenig von ihren Selbstgesprächen mit, dass es schon selbstsabotierende Züge trägt. Um Ihre eigene Stimme zu hören, beginnen Sie am besten damit, ein Detektiv in Ihrem eigenen Leben zu sein. Gehen Sie Erfahrungen und Erlebnisse durch, und versuchen Sie so genau wie möglich wahrzunehmen, was geschieht und was Sie zu sich sagen. Dann schreiben Sie Ihre Beobachtungen auf. Sie werden eher auf Ihren inneren Dialog stoßen, wenn Sie sich mit Situationen befassen, in denen Sie sich unbehaglich fühlen, und dann aufschreiben, was genau Ihnen Unbehagen bereitet. Wenn Sie zum Beispiel bei einer Besprechung das Wort ergreifen müssen, notieren Sie möglicherweise: »Ich sitze in der Besprechung und weiß, dass ich gleich diesen kurzen Bericht vortragen muss. Mein Herz klopft heftig, weil ich gleich dran bin. Ich spüre, wie Hitze in mein Gesicht steigt, und ich habe Angst, dass meine Stimme zittert, wenn ich sprechen muss.« Dann sagen Sie zu sich: »Na und? Was ist denn dabei, wenn mein Herz klopft und mein Gesicht rot wird?« Diese Frage wird Ihren inneren Dialog offenlegen. Die Antwort könnte sein: »Na und?! Ich könnte mich vor versammelter Mannschaft lächerlich machen! Die Leute werden denken, ich sei überfordert, weil meine Stimme zittert. Oder sie gucken weg, weil sie meine Nervosität nicht mit ansehen können. Sie werden mich abstoßend finden.« Die Antwort auf die »Na und?«-Frage legt diese Art schädigender Selbstgespräche offen.

Benutzen Sie die 3-Spalten-Methode

Manchmal nehmen Menschen wahr, was sie zu sich selbst sagen, und sie wissen, dass sie fortgesetzt einen negativen inneren Dialog führen, der sie daran hindert, Dinge auszuprobieren. Hier ist die Aufgabe, Situationen zu erkennen, in denen Sie sich selbst im Wege stehen, und eine Liste der negativen Gedanken zu erstellen, die Sie in der fraglichen Situation haben. Diese 2-Spalten-Liste lässt sich dann um eine dritte Spalte erweitern, in der den negativen Aussagen des Selbstgesprächs widersprochen wird.

Beginnen Sie damit, ein Blatt Papier in drei Spalten zu unterteilen. In die erste Spalte tragen Sie die Ziele, Aktivitäten oder Situationen ein, die Ihnen Angst bereiten. In die zweite Spalte schreiben Sie den ersten Gedanken, der Ihnen dazu einfällt. Wenn dieser Gedanke negativ ist, denken Sie darüber nach, inwieweit die negative Aussage Sie daran hindert, Ihr Ziel zu erreichen oder die Situation gut zu bestehen. Die dritte Spalte wird ausgefüllt, wenn Sie für Ihre Selbstgespräche eine Richtungsänderung planen.

Die Abbildungen 12.1 und 12.2 zeigen, wie diese Methode für den 22 Jahre alten Gregory funktionierte, der an die Universität zurückkehren wollte, die er aus Angstgründen abgebrochen hatte. Er wusste, dass er intelligent genug war, um die Uni zu bestehen, und es ärgerte ihn, dass er an einer Tankstelle arbeitete, statt studieren zu können. Zunächst schrieb er seine Ziele auf:

- Ich will in 6 Wochen wieder an die Uni gehen.
- Ich will mit dem Einschreibungsbüro darüber reden, dass meine bisherigen Noten angerechnet werden.
- Ich will mit anderen Studenten über die Seminare reden können.
- Ich will jede Veranstaltung besuchen und nicht aus Angst oder Nervosität etwas ausfallen lassen.
- Ich will die Uni in 2 ½ Jahren abschließen.

STRATEGIE 8: UMGESTEUERTE SELBSTGESPRÄCHE

Ziele, Aktivitäten, Situationen, die Angst auslösen	Erster Gedanke	Gegenteiliger Gedanke
In 6 Wochen mit dem Studium anfangen	Vielleicht schaffe ich den Termin nicht. Ich halte nie die Termine ein.	
Mit den Leuten vom Einschreibungsbüro reden, damit meine Punkte angerechnet werden	Ich weiß nicht, wohin ich gehen und mit wem ich dort reden muss – wahrscheinlich werden sie die Noten aus dem Grundstudium nicht anrechnen.	

Abb. 12.1.: *Die 3-Spalten-Methode*

Dann begann er, diese Ziele in die Spalten einzutragen, und als er über jedes einzeln nachgedacht hatte, schrieb er seine erste Reaktion dazu auf und plante, über seine Reaktionen mit einem Therapeuten zu sprechen, bevor er die dritte Spalte ausfüllte.

Durch das Aufschreiben seiner Reaktionen kam Gregory seinen negativen Selbstgesprächen auf die Spur. Das war der erste Schritt, um diese Selbstgespräche infrage zu stellen.

Benutzen Sie die »A«- und »B«-Teile der ABCD-Methode

Eine weitere Möglichkeit, Ihren inneren Dialog zu identifizieren, ist die ABCD-Methode, die der Psychologe Albert Ellis entwickelt hat. (Um die komplette Methode kennenzulernen, lesen Sie von Ellis: *Grundlagen und Methoden der Rational-Emotiven Verhaltenstherapie*, 1997.) Die »A«- und »B«-Teile von Ellis' Methode beziehen sich auf das *aktivierende* Ereignis und die *Bedeutung*, die eine Person sich selbst, anderen und der Situation zumisst.

A: Das aktivierende Ereignis: Beschreiben Sie die Situation, die zu der Angst geführt hat. (In Gregorys Fall war es seine Entscheidung, zurück an die Uni zu gehen und das Einschreibungsbüro zu befragen, ob er seine bisherigen Noten angerechnet bekäme.)
B: Die Bedeutung, die eine Person
- sich selbst zumisst (wie Gregory, der zu sich sagt: »Ich habe das noch nie geschafft und werde es wahrscheinlich auch diesmal nicht schaffen.«)
- anderen zumisst (»Die Leute im Einschreibungsbüro werden mich für einen Versager halten und kein Interesse daran haben, mir zu helfen.«)
- der Situation zumisst (»Ich sollte mir keine unnötigen Hoffnungen machen, denn die Uni ist für andere gemacht, nicht für mich.«)

Richten Sie Ihr Augenmerk besonders auf »Selbstüberzeugungen«, die ähnlich lauten wie:
- Ich/man sollte ...
- Ich/man muss ...
- Es wäre furchtbar, wenn ...

Diese Selbstüberzeugungen sind im Wesentlichen Forderungen, die Menschen an sich und andere stellen, ob ihnen das bewusst ist oder nicht. Menschen mit Sozialangst sind sich mehr als die meisten anderen der kleinen Regeln bewusst, die sie sich selbst setzen, um Situationen sicher zu bestehen oder um sich zu versichern, dass sie sich regelkonform verhalten haben. Dann sind sie weniger beunruhigt darüber, wie sie gewirkt haben oder ob sie Erwartungen gerecht geworden sind.

Die beste Methode, negative Selbstgespräche zu identifizieren, ist:
1. Sagen Sie sich: »Na und?«, und schreiben Sie dann die Antworten auf diese Frage auf.
2. Benutzen Sie die ersten beiden Spalten der 3-Spalten-Liste,

STRATEGIE 8: UMGESTEUERTE SELBSTGESPRÄCHE

um negative Gedanken zu bestimmten Situationen zu identifizieren.
3. Benutzen Sie die ABCD-Methode.
4. Versuchen Sie, Ihre Überzeugungen nicht zu verstärken. Hinterfragen Sie vielmehr die negativen Selbstaussagen und versuchen Sie, gegenteilige Aussagen dagegenzustellen.

NEGATIVE SELBSTGESPRÄCHE VERÄNDERN

Es ist logisch, anzunehmen, dass man in dem Moment, in dem man auf eine negative Selbstaussage stößt, eine positive dagegenstellen kann. Aber das funktioniert in der Praxis nicht immer. Das Aufspüren negativer Selbstgespräche kann schwieriger sein, als man denkt. Daher kann bereits das Auffinden der Selbstgespräche ein vernünftiges Ziel für jemanden sein, der sich nicht immerzu selber loben kann.

Hier ist es wichtig, darauf hinzuweisen, dass eine Veränderung der Selbstgespräche nur gelingt, wenn Sie sich direkt in den negativen inneren Dialog einschalten. Es genügt nicht, das daraus resultierende Verhalten einzudämmen oder zu kontrollieren. (Strategien zum Umgang mit dem Panik- und Angstbewusstsein finden Sie in den Kapiteln 7–9.) Selbstgespräche lassen sich nicht verändern, indem man sie ignoriert, stoppt oder beiseiteschiebt. Vielmehr muss man die negativen Aspekte ganz klar erkennen und sie immer dann bewusst verändern, wenn sie im inneren Dialog auftauchen.

Die Veränderung negativer Selbstgespräche ist ein Teil des Prozesses, mit dem die Sensitivität der Amygdala verändert wird. Diese Sensitivität, die in sozialen Situationen Angst auslöst, lässt sich nur durch neue, positive Erfahrungen abschwächen. Ohne eine Veränderung der negativen Selbstgespräche sind Menschen in der Regel nicht bereit, sich auf neue Erfahrungen einzulassen, in denen sie erfolgreich bestehen und die Amygdala beruhigen können.

Planen Sie Gegenaussagen für die 3-Spalten-Liste

Gehen Sie in der 3-Spalten-Liste Ihre dort eingetragenen Selbstaussagen durch und formulieren Sie gegenteilige Aussagen. Schreiben Sie die positiven Gegenaussagen in die dritte Spalte. Abbildung 12.2 zeigt, wie Gregory die dritte Spalte ausgefüllt hat.

Das Erstellen einer Liste von Gegenaussagen konfrontiert die negativen Gedanken direkt mit ihrem positiven Gegenteil. Dieser Vorgang bezieht auch den präfrontalen Kortex ein, der hilft, die neuen Gedanken besser im Kopf zu behalten. Durch die stärkere Einprägung des neuen Gedankens im Bewusstsein wird es möglich, den negativen Gedanken dauerhaft zu ersetzen. Wenn man die Liste häufig wieder durchliest, erinnert man sich leichter, was man identifizieren und verändern muss.

Ziele, Aktivitäten, Situationen, die Angst auslösen	Erster Gedanke	Gegenteiliger Gedanke
In 6 Wochen mit dem Studium anfangen	Vielleicht schaffe ich den Termin nicht. Ich halte nie Termine ein.	Ich habe die Anmeldung vorher ausgefüllt und genügend Zeit
Mit den Leuten vom Einschreibungsbüro reden, damit meine Noten angerechnet werden	Ich weiß nicht, wohin ich gehen und mit wem ich dort reden muss – wahrscheinlich werden sie die Punkte aus dem Grundstudium nicht anrechnen.	Ich kann mich vorher informieren, wohin ich gehen und mit wem ich sprechen muss. Andere Studenten schaffen es, also werde ich es auch schaffen. Ich kann nicht herausfinden, was sie akzeptieren, wenn ich nicht frage. Es lohnt sich finanziell, es zu versuchen, auch wenn es keinen Spaß macht.

STRATEGIE 8: UMGESTEUERTE SELBSTGESPRÄCHE

Mit anderen Studenten sprechen	Ich stelle mich blöd dabei an. Ich bin nicht gut darin, mit Fremden zu reden.	Jeder ist für jeden fremd. Über das Studium und die Fächer zu reden erfordert nicht viel Esprit – und einfach reden, das kann ich.
Jede Lehrveranstaltung besuchen; nicht aus Nervosität schwänzen	Ich bin schon immer aus der Vorlesung geflohen.	Selbst wenn ich nervös werde, kann ich im Raum bleiben. Ich habe das bei anderen Gelegenheiten geübt.
Die Universität in 2½ Jahren abschließen	Ich werde die Uni nie abschließen. Ich glaube nicht, dass ich lange genug durchhalte, um genug Punkte zusammenzubekommen.	Heute liegen die Dinge anders. Ich habe ein festes Ziel, und ich kann die Uni weiter besuchen, auch wenn es schwierig ist.

Abb. 12.2: *Mit der 3-Spalten-Methode Gegenaussagen formulieren*

Der »C«- und »D«-Teil der ABCD-Methode

Ellis' ABCD-Methode ist eines der besten Mittel, um gegen negative Selbstgespräche vorzugehen. Da diese Methode sehr spezifische Ereignisse identifiziert, die Angst und Vermeidungsverhalten auslösen, müssen auch spezifische Selbstgespräche angegangen werden. Nachdem Sie Ihre Überzeugungen hinsichtlich des auslösenden Ereignisses identifiziert haben, können Sie sich der Wirklichkeit des Verhaltens zuwenden. Das geschieht in den »C«- und »D«-Teilen der Methode. »C« steht für *consequences*, also Konsequenzen, und »D« für *demands*, also Forderungen oder Ansprüche, die man sich selbst, anderen oder der Situation gegenüber hat.

Adrienne war eine Klientin in den Mittdreißigern, die das Gefühl hatte, in berufliche Turbulenzen zu geraten. Sie hatte einen launischen Chef. Jedes Mal, wenn er grußlos und unfreundlich ins Büro kam, verbrachte sie den ganzen Tag danach mit negativen Selbstgesprächen: Sie sei nicht gut genug, niemals würde sie befördert werden, vielleicht würde man sie sogar entlassen. Das Problem hatte nichts mit der zwanghaften Grübelei und Sorge zu tun, denen man mit einem Plan beikommen konnte. Es wurde nur an Tagen ausgelöst, wenn der Chef nicht freundlich genug war. An anderen Tagen machte sich Adrienne keine Gedanken. Als eine Möglichkeit zur Beförderung bevorstand, zögerte sie, ob sie sich darum bewerben solle, denn dazu musste sie ihren Chef um eine Empfehlung bitten. Sie war sich sicher, dass er sie niemals empfehlen würde, und konnte sich nicht dazu durchringen, mit ihm zu sprechen, weil sie Angst hatte, dass er sie verständnislos ansehen und ihr nicht entgegenkommen würde. Dann würde sie erröten und stottern und den Raum verlassen müssen.

Ich entschied, bei Adrienne die ABCD-Methode anzuwenden, um ihre negativen Selbstaussagen zu identifizieren. Das auslösende Ereignis konnte sie leicht benennen: »Ich muss meinen Chef um eine Empfehlung für eine Beförderung bitten.« Dann identifizierte Adrienne die Überzeugungen, die sie über sich selbst, andere und die Situation hegte, wobei sie besonders auf diejenigen achtete, die mit »Ich/man sollte ...«, »Ich/man muss ...«, »Es wäre furchtbar, wenn ...« anfingen. »Ich muss vollkommen ruhig sein, wenn ich von der Beförderung spreche, sonst wird er mich nicht empfehlen«, sagte sie. »Er muss in perfekter Laune sein, sonst hört er mir gar nicht erst zu. Ich sollte meine Gründe für die Beförderung in logischer Reihenfolge vortragen, sonst wird er mich nicht empfehlen. Es wird furchtbar sein, wenn er unfreundlich und ungeduldig reagiert und mir ein schlechtes Gefühl wegen meiner Bewerbung macht. Ich glaube, dann renne ich einfach aus seinem Büro und werde mich ihm nie wieder zeigen.«

STRATEGIE 8: UMGESTEUERTE SELBSTGESPRÄCHE

Dann gingen wir zu den »C«- und »D«-Teilen der Methode weiter.

C (Consequences/Konsequenzen): Was sind die Konsequenzen von A und B? Was werden Sie wahrscheinlich tun, oder was haben Sie getan, wenn Sie an das auslösende Ereignis denken? (Adrienne antwortete: »Ich glaube, ich werde ihn nicht um Empfehlung bitten. Ich weiß nicht, ob er je in der perfekt guten Laune sein wird, aber ich weiß genau, dass ich es nie hinbekomme, ihn auf die richtige Weise zu bitten.«)

D (Demands/Ansprüche): Betrachten Sie die Forderungen oder Ansprüche, die Sie an sich, andere und an die Situation stellen. Stellen Sie sie infrage und stellen Sie Ihre Bewertung der Situation infrage. Fragen Sie sich zum Beispiel: »Woher weiß ich, dass _____?«, »Warum muss er immer _____?«, »Wer hat je versprochen, dass _____?«, »Warum ist _____ für mich das Schlimmste?«. Am meisten profitieren Sie von dem Prozess, wenn Sie die Fragen und Antworten aufschreiben und auch mit jemandem darüber sprechen.

Adrienne erkannte, dass sie sich als Hellseherin versuchte, wenn sie im Voraus zu wissen glaubte, wie sich ihr Chef verhalten werde, und warum das so furchtbar war. »Woher weiß ich das?« war eine wichtige Frage für sie. Sie erkannte, dass sie seine ablehnende Haltung nur darauf gründete, dass er an manchen Morgen schlecht gelaunt war. Wir gingen noch einen Schritt weiter: »Woher wissen Sie, dass er schlecht gelaunt ist?«, »Woher wissen Sie, dass Sie der Grund für seine schlechte Laune sind?«. Vielleicht war er nur müde; vielleicht war er auf seine Weise sogar guter Dinge; vielleicht sind Sie diejenige, die seinem Tag eine gute Wendung gibt.

Adrienne schrieb: »Ich erwarte von mir, dass ich perfekt auftrete, weil ich glaube, dass mein Chef nur dann ein offenes Ohr hat. Aber eigentlich weiß ich nicht, wann oder warum er ein offenes Ohr hat, weil ich nicht weiß, warum er an manchen Tagen schlecht gelaunt ist. Ich weiß auch nicht, ob ich wirklich aus dem Büro renne, wenn er ungeduldig ist, ja, ich weiß nicht einmal, ob es schlimm wäre. Ich würde es nicht angenehm finden, aber ich denke, ich könnte es aushalten.«

Dann schrieb Adrienne die positiven Gegenaussagen auf, um die Selbstüberzeugungen und Ansprüche an sich selbst zu hinterfragen:

- »Ich muss vollkommen ruhig sein, wenn ich von der Beförderung spreche, sonst wird er mich nicht empfehlen« – wurde konfrontiert mit der Gegenaussage:
»Er kennt meine Arbeit. Ob ich ruhig bin oder nicht, ändert nichts an seiner Beurteilung.«
- »Er muss in perfekter Laune sein, sonst hört er mir gar nicht erst zu. Ich sollte meine Gründe für die Beförderung in logischer Reihenfolge vortragen, sonst wird er mich nicht empfehlen« – wurde konfrontiert mit der Gegenaussage:
»Es muss gar nichts perfekt sein, weil niemand weiß, was in dieser Situation perfekt ist. Ich kann mich vorbereiten, und das werde ich tun.«
- »Es wird furchtbar sein, wenn er unfreundlich und ungeduldig reagiert und mir ein schlechtes Gefühl wegen meiner Bewerbung macht. Ich glaube, dann renne ich einfach aus seinem Büro und werde mich ihm nie wieder zeigen« – wurde konfrontiert mit der Gegenaussage:
»Wer sagt, dass er mir für eine Bewerbung ein gutes Gefühl geben muss? Seine Gefühle gehen mich nichts an. Es besteht kein Grund, aus dem Büro zu rennen, wenn er ungeduldig ist. Ich habe schon oft mit ihm gesprochen, als er ungeduldig war, und kann es wieder tun.«

Nachdem die Herausforderung – negativen Selbstaussagen entgegenwirken – angenommen ist, müssen die Ergebnisse häufig kontrolliert werden. Die neuen Aussagen können ebenfalls aufgeschrieben werden – z. B. auf eine Karte, die am Kühlschrank befestigt wird –, jedenfalls so, dass sie Tag für Tag gut sichtbar sind, um negative Selbstgespräche abzuwehren.

Sprechen Sie Affirmationen aus

Das Aussprechen von Affirmationen – von positiven Selbstaussagen und Glaubenssätzen – ist eine Möglichkeit, neue Denkmuster auszubilden und neue, positive Selbstgespräche zu etablieren. Eine Affirmation ist ein positiver Selbstbescheid, den man sich vorsagt, als ob er bereits wahr wäre. Hinter dem psychologischen Konzept der Affirmation steckt die Idee, dass wir die Wirklichkeit entwerfen können, an die wir glauben. Unsere Erfolgschancen sind sehr viel größer, wenn wir daran glauben, dass wir erfolgreich sind, und uns vorstellen, dass uns etwas gelingt. Indem wir uns als wirklich vorstellen, was wir für wünschenswert halten (in unserem Leben, in Situationen, in uns selbst, in unserem Verhalten usw.), schaffen wir die Voraussetzungen für diese Wirklichkeit und manifestieren sie. Wenn ich mich zum Beispiel bei einer Firmenbesprechung wohler fühlen will, könnte eine Affirmation lauten: »Ich bin selbstsicher und kompetent, wenn ich mich bei Besprechungen zu Wort melde.« Ich sage mir diese Affirmation vor, als ob meine Haltung und Aktivität in diesem Moment schon wahr wären. Affirmationen unterscheiden nicht zwischen Vergangenheit, Gegenwart und Zukunft (Evers, 1989). Das heißt aber, dass Affirmationen in der Wirklichkeit verankert werden müssen. Laura, eine Klientin, die Filmsets entwerfen wollte, obwohl sie keine Ausbildung oder Erfahrung darin hatte, versuchte, sich mit Affirmationen gut zuzureden und so einen Job zu bekommen. Eine solche Vorgehensweise führt leicht zur Enttäuschung. Nachdem wir eine Weile zusammen gearbeitet hatten, entwickelte sie eine realistischere Affirmation: »Ich kann die Dinge lernen, die ich brauche, um meine Ziele zu erreichen.«

Wir fassen kurz zusammen, wie Sie negative Selbstgespräche in den Griff bekommen:
1. Füllen Sie die dritte Spalte in der 3-Spalten-Liste aus.
2. Tragen Sie die Liste bei sich, und verwenden Sie neue positive Selbstaussagen, um die alten negativen Selbstaussagen zu ersetzen.
3. Analysieren Sie Ihre Überzeugungen in einer spezifischen Situation mit der ABCD-Methode.
4. Gehen Sie täglich mindestens einmal die neuen positiven Selbstaussagen durch.
5. Sagen Sie sich die Affirmationen – in der Situation selbstbewusst und kompetent aufzutreten – vor, auch wenn Sie sich nicht selbstbewusst oder kompetent fühlen.

VERÄNDERN SIE IHRE »ERFAHRUNGSFILTER«

Menschen erfüllen meist ihre eigenen Erwartungen. Wenn sie vor dem Einsteigen in ein Auto eine Panikattacke erwarten, dann tritt sie auch ein. Wenn sie sich Sorgen machen, ob eine Party wie geplant abläuft, wird sie nicht wie geplant ablaufen. Wenn sie befürchten, abgelehnt zu werden oder nervös zu erscheinen, werden sie nervös sein und jemanden finden, der sie ablehnend anzusehen scheint. Menschen schaffen sich das, wovor sie Angst haben, selbst. Noch wichtiger: Sie werden Dinge sehen, die ihre vorausgegangenen Erwartungen erfüllen. Sie erkennen, wenn die Dinge nicht perfekt laufen, und sie werden neue Eindrücke herausfiltern, die ihnen beweisen, dass sie abgelehnt werden oder nervös sind. Vor allem nehmen sie negative Eindrücke auf und sondern positive aus. Sie ziehen falsche, verallgemeinernde Schlüsse aus ihren Erfahrungen (»Offenbar bekomme ich immer eine Panikattacke, wenn ich ins Auto steige«) und ziehen nie positive Schlüsse (»Ich hatte keine wirkliche Panikattacke, aber ich hatte das Ge-

STRATEGIE 8: UMGESTEUERTE SELBSTGESPRÄCHE

fühl, dass jeden Moment eine losgehen würde, und das war genauso schlimm«). Und sie beginnen, Risiken in Situationen zu sehen, in denen es keine gibt.

Menschen mit Sozialangst erwarten, vor anderen bloßgestellt zu werden, unsicher, verlegen oder aufgeregt zu wirken, und häufig erfüllen sich diese Erwartungen dann auch. Sie sind oft nicht in der Lage, die Momente zu erkennen, in denen sie sozialen Erfolg haben oder andere freundlich auf sie reagieren. Das Vermeidungsverhalten liegt vor, wenn Personen soziale Situationen meiden und ihre Vermeidung mit Selbstgesprächen rationalisieren. Doch stimmen diese Selbstgespräche nicht mit der Wirklichkeit überein. Sie sind spezifische, für die Sozialangst typische mentale Irrtümer, die nicht infrage gestellt werden, weil die ängstliche Person alle neuen Situationen vermeidet, die diesem Irrtum widersprechen könnten. Diese mentalen Irrtümer werden vielmehr von Erfahrungen verstärkt, die ihnen wirklich erscheinen.

Die folgenden Überzeugungen sind allen Menschen, die unter Angst – insbesondere unter Sozialangst oder Panikattacken – leiden, gemeinsam:
- Die Möglichkeit, dass das Befürchtete eintritt, wird überschätzt. Wenn sie eine Panikattacke gehabt haben, glauben sie, dass sie wieder eine haben werden. Wenn sie Angst davor haben, dass andere sie beobachten und ablehnen werden, sind sie sich sicher, dass es auch so kommen wird.
- Katastrophische Erwartungen. Sie glauben, dass in jedem Fall das Schlimmste eintreten wird.
- Die eigene Fähigkeit, negative Erfahrungen auszuhalten, wird unterschätzt. Sie glauben, keinerlei Angstgefühle oder negativen Dinge, die sie befürchten, ertragen zu können.
- Sie glauben, keinerlei Kontrolle über ihre Gefühle zu haben. Sie glauben, dass andere den Verlauf einer Situation bestimmen und dass sie keinerlei Einfluss auf ihr Verhalten oder ihre Gefühle haben, wenn sie Angst empfinden.

Der Angst die Kontrolle zu überlassen kommt einer Selbstentmachtung gleich. Natürlich gibt es keine *vollkommene* Kontrolle, sie ist unrealistisch und auch unnötig. Aber die Kontrolle über die *eigene emotionale* Reaktion auf Situationen ist ein erreichbares Ziel. Am besten fangen wir mit Situationen an, die unsere falschen Überzeugungen widerlegen. Das hilft uns dabei, unsere Erfahrungsfilter zu verändern:

1. Wenn Sie unter Sozialangst leiden, suchen Sie nach Situationen, in denen Sie *keine* Ablehnung oder Beschämung erfahren haben, und schreiben Sie diese auf. Wenn Sie unter generalisierter Angststörung leiden, suchen Sie nach Situationen, in denen das, was Sie befürchtet haben, *nicht* eingetreten ist, und schreiben Sie sie auf. Wenn Sie unter Panikattacken leiden, schreiben Sie die Situationen auf, in denen Sie Panik hätten bekommen können, aber keine bekommen haben.

2. Nehmen Sie Ihre Notizen mit in die Therapie, um darüber zu sprechen, oder schreiben Sie darüber, um Ihre Wahrnehmung positiver Situationen zu unterstützen. Menschen mit Sozialangst müssen hier besonders aufmerksam sein: Selbst wenn Sie sich verlegen oder beschämt gefühlt haben, ist nicht sicher, ob Sie tatsächlich *von anderen* in eine peinliche Lage gebracht wurden. Es genügt nicht, zu sagen, die andere Person habe wahrscheinlich negativ über einen gedacht. Zählen Sie nur tatsächlich gesprochene Worte und bestimmte Handlungen. Wenn also eine Person weiterhin angeregt und freundlich an der Unterhaltung teilnimmt, muss dies positiv bewertet werden. (Das hilft der Amygdala beim Umlernen.)

3. Machen Sie diese Suche nach allem Positiven zu einem festen Bestandteil Ihres Lebens. Es ist wie in dem alten Bing-Crosby-Lied: »Unterstreiche das Positive, vergiss das Negative und vergeude keine Zeit mit dem zwischendrin.«

STRATEGIE 8: UMGESTEUERTE SELBSTGESPRÄCHE

Das Verlernen des negativen Erfahrungsfilters, den man ein Leben lang benutzt hat, braucht seine Zeit.

DIE VERÄNDERUNG VON SELBSTGESPRÄCHEN BEI KINDERN

Kinder können schon früh negative Selbstgespräche entwickeln, und das hindert sie an sozialen Interaktionen und Erfolgen in der Schule. Wenn sie von ängstlichen Gedanken beherrscht werden, führt das meist zu defensivem Verhalten. Für Eltern und Kinder ist es sehr effektiv, negative Selbstgespräche zu identifizieren, und Eltern können ihre Kinder korrigieren, wenn sie über ihre sozialen Erlebnisse erzählen (Rapee, 2002). Eltern sollten mit ihren Kindern sprechen, um ihnen zu helfen, negative Erwartungen zu korrigieren. Wenn Kinder das Schlimmste befürchten, katastrophische Gefühle haben oder fürchten, dass sie schlechte Erfahrungen oder ihre eigenen Gefühle nicht im Griff haben – dann können Eltern positive Gegenaussagen entgegensetzen.

Hier einige Beispiele positiver Korrekturen:
- Dinge passieren nun mal. Jeder macht dann und wann eine schlechte Erfahrung.
- Selbst wenn du Angst hast, kannst du weitermachen und Dinge tun. Das ist das, was man »mutig« nennt.
- Schlechtes passiert auch guten Menschen. Es gibt jede Menge Schlechtes, für das du nichts kannst.
- Wenn du tatsächlich etwas Falsches getan hast, kannst du es wieder in Ordnung bringen.
- Achte vor allem auf die positiven Dinge, die dir widerfahren. Wenn du dich immer mit negativen Erinnerungen befasst, lernst du nur, wie man etwas falsch macht.

FAZIT

Das Erlernen positiver Selbstgesprächsstrategien ist ein wesentlicher Schritt, um das angsterfüllte Bewusstsein effektiv unter Kontrolle zu bekommen. Sobald es Ihnen gelingt, die richtige Art von Selbstaussagen zu formulieren, wird die Veränderung des Verhaltens – davon handelt der nächste Teil dieses Buchs – sehr viel leichter. Jemand, der jahrelang nicht trainiert hat, wird nicht von jetzt auf gleich einen Marathonlauf durchstehen. Niemand würde das erwarten. Er muss mit kurzen Läufen anfangen – üben, wiederholen, die Strecke verlängern etc. –, bevor er daran denken kann, am Marathon teilzunehmen. Jeder kleine Fortschritt ist nötig, auch wenn er längst nicht genügt, das Ziel zu erreichen. Das Gleiche gilt für das Verändern des angsterfüllten Verhaltens durch die Veränderung der Selbstgespräche. Die Veränderung der Selbstgespräche ist wie das Laufen kurzer Strecken, bevor man den Marathon der Verhaltensänderung angehen kann.

TEIL IV

DIE VERÄNDERUNG DES ANGST-VERHALTENS

DAMIT EIN ANGSTPROBLEM MÖGLICHST effektiv bewältigt werden kann, müssen viele Fähigkeiten erlernt und verknüpft werden. Wir haben bereits besprochen, wie man den angsterfüllten Körper beruhigen und das ängstliche Bewusstsein in den Griff bekommen kann. Nun wollen wir uns auf die Veränderung des angstgetriebenen Verhaltens konzentrieren, womit wir bei der letzten Komponente eines erfolgreichen Umgangs mit der Angst angelangt sind.

Wie Sie bereits aus den früheren Kapiteln wissen, ist Vermeidung das hervorstechendste Verhaltensmerkmal der Angst. Menschen, die zu Panikattacken neigen, tun alles, um Situationen zu vermeiden, die eine Panik auslösen könnte. Sie glauben, sie könnten die Panik abwenden, wenn sie geflissentlich jeglichen Panikauslöser vermeiden. Daher vermeiden sie Autofahren, Flugreisen, enge Räume, viele Menschen und so weiter, was zur Folge hat, dass ihr Leben sich immer mehr einschränkt.

Auch Schwarzseher versuchen alles zu vermeiden, was ihnen Sorgen bereiten könnte. Sie lassen sich auf keine Situation ein, die für sie zu stressbeladen ist, und vermeiden Interaktionen mit unbekannten Menschen. Unter Umständen versuchen sie auch potenzielle Sorgen zu vermeiden, indem sie alles Erdenkliche unternehmen, um ein Problem gar nicht erst aufkommen zu lassen. Schwarzseher sind typischerweise sehr antriebsstark, daher können sie große Aktivität entfalten, um Sorgen zu vermeiden. Menschen mit Sozialangst sind vielleicht am schwersten betroffen, da sie nicht auffallen wollen. Sie stellen ihr Licht unter den Scheffel, häufig entwickeln sie ihre Talente nicht und vermeiden Menschen oder Situationen, die ihren Radius erweitern und ihr Netzwerk vergrößern könnten. Folglich verpassen sie viel vom Reichtum des Lebens, der aus Erfahrungen und Interaktionen mit anderen Menschen erwächst.

Häufig schafft die Angst mehr Probleme durch das, was sie dem Leben eines Menschen raubt, als durch das, was sie dem Leben zufügt. Wenn ein Mensch Gedanken, Situationen oder Gefühle vermeidet, ist er weniger mit dem Leben verbunden. Gelingt eine Änderung des Angstverhaltens, so hat man den Gipfelpunkt aller Techniken zur Angstbewältigung erreicht. Manchmal verändert sich das Verhalten fast unmerklich, indem jemand allmählich weniger schwarzmalerisch oder panisch wird und weniger Neigung verspürt, Probleme zu vermeiden. Manchmal passiert eine dramatische Veränderung, wenn zum Beispiel eine schüchterne Person einen Mann oder eine Frau zu einem Rendezvous einlädt und aus Freude darüber aufgeregt ist. Ob die Verhaltensveränderung leise oder dramatisch abläuft: Das Leben der Betroffenen wird reicher, wenn sie fähig sind, zu anderen Kontakt aufzunehmen und Dinge zu unternehmen, die zuvor unmöglich schienen. Endlich etwas ohne Furcht getan zu haben ist ein unvergleichliches Erfolgserlebnis. Die Techniken im folgenden Teil dieses Buchs, die sich mit der Verhaltensänderung befassen, können Erleichterung, Kontakt und Erfolg vermitteln – hoffentlich wird all dies sich in Ihrem Leben durchsetzen.

ELF

STRATEGIE 9: DAS ZU-VIEL-AKTIVITÄT-SYNDROM KONTROLLIEREN

Menschen, bei denen sich die Angst in Angespanntheit, Schwarzmalerei und Rastlosigkeit äußert, machen ihre Angst mit zu viel Aktivität nur schlimmer, da sie einen Lebensstil ohne jegliches Innehalten entwickeln, den sie dann scheinbar nicht mehr ändern können. Sensiblere Naturen, die leicht überstimuliert sind, vermeiden einen solchen Lebensstil eher, weil ihnen bewusst ist, dass übersteigerte Aktivität ihre Energie und Konzentrationsfähigkeit auslaugt. Sie bemerken sehr schnell, wie viel ängstlicher sie werden, wenn sie zu viel tun wollen. Menschen mit generalisierter Angststörung allerdings – die Schwarzseher, die sich zwanghaft Sorgen machen – fühlen sich bei starker Aktivität wohl und bemerken daher seltener deren negative Folgen. Zwar können auch Menschen mit Panikstörung zu übersteigerter Aktivität neigen, aber normalerweise sind es antriebsstarke, überspannte Personen, die unter den Problemen leiden, die mit dem Zu-viel-Aktivität-Syndrom zusammenhängen.

DAS GEHIRN UND ÜBERSTEIGERTE AKTIVITÄT

Die Unfähigkeit, herunterzuschalten und loszulassen, liegt am Gefühl des »Steckenbleibens«, wenn der anteriore Gyrus cinguli (ACG) unter Serotoninmangel leidet. Wenn antriebsstarke Personen sich einmal auf eine Aktivität eingeschossen haben, dann sind sie scheinbar nicht mehr in der Lage, darüber zu reflektieren, ob sie sie aufgeben können. Sie sehen keine Alternativen mehr, und dies verstärkt die Wahrscheinlichkeit, dass sie ihre Geschäftigkeit eskalieren lassen, statt neue Fähigkeiten zu erlernen, zum Beispiel Dinge zu delegieren und Prioritäten zu setzen.

Der erhöhte Norepinephrin-Spiegel, der gewöhnlich mit der für die generalisierte Angststörung typischen Überspannung und übertriebener Wachsamkeit einhergeht, kann zu Perfektionismus führen. Ein entscheidender Grund für die übersteigerte Aktivität ist die Tatsache, dass man keine Fehler zulässt. In manchen Fällen ist der Bremsmechanismus des Gehirns (GABA) ungenügend oder uneffektiv. Auch das trägt zum Zu-viel-Aktivität-Syndrom bei, weil es den Betroffenen schwerfällt, Dinge geistig abzuhaken und in ihrer wirklichen Dimension zu sehen. Dies erschwert die Entspannung zusätzlich. Wenn GABA nicht effektiv arbeitet, kann man kaum aufhören, sich Sorgen zu machen, was den Perfektionismus noch einmal verschlimmert.

Überaktivität in den Basalganglien (BG) führt oft zu hochmotiviertem, zielgerichtetem Verhalten, sodass Menschen, die diesen Antrieb besitzen, oft sehr viel Arbeit an einem Tag wegschaffen, egal, um welche Art Arbeit es sich handelt – Fensterputzen, Aufsätze korrigieren, Computerprogramme schreiben, etwas reparieren etc. Diese starke Aktivität muss sich nicht nur auf »erwachsene« Arbeit beziehen. Sie findet sich auch beim Grundschulkind, das nie eine Hausaufgabe vergisst, beim Gymnasiasten, der an zahllosen Arbeitsgruppen und außerschulischen Aktivitäten teilnimmt, oder bei der Hausfrau, die einen großen Haushalt mit drei Kindern

»schmeißt« und zusätzlich jede freie Minute mit ehrenamtlichen Tätigkeiten füllt. Menschen mit übersteigerter Aktivität folgen einem starken inneren Antrieb, der zum Problem werden kann, wenn er nicht zugunsten des angstgetriebenen Bewusstseins gezügelt wird. Das hohe Aktivitätsniveau lässt sich vermutlich nicht ändern, und solche Menschen werden sich wohl nie so entspannen können wie weniger unter Druck stehende Leute, aber sie können lernen, ihre Energie so auszurichten, dass sie ein besseres Gleichgewicht, mehr Spaß und deutlich weniger Angst empfinden.

ARBEITSSTIL UND ARBEITSHALTUNG

Menschen, die sehr aktiv sind, nehmen ihr hohes Aktivitätsniveau nicht als Problem wahr. Ihre Umgebung mag sich vielleicht wünschen, sie wären weniger geschäftig, aber sie selbst erkennen das Problem erst, wenn sie mit der Nase darauf gestoßen werden. Vielleicht will der Partner oder ein Kind mehr Zuwendung haben, vor allem wenn er ein Problem hat, das die Zeit der betroffenen Person beanspruchen würde, zum Beispiel im Krankheitsfall. Wenn diese getriebenen Menschen bei ihrem »normalen« Arbeitstempo aufgehalten werden, regen sie sich auf, und wenn die Unterbrechung zu lange dauert, werden sie von Angst überwältigt.

Auch wenn sie möglicherweise richtige Arbeitstiere sind, die eine Menge leisten, entwickeln getriebene Menschen leicht Angstgefühle, wenn nicht alles nach Plan läuft. Ein gutes Beispiel für diesen Sachverhalt ist Harry. Er musste beruflich viel reisen und bekam dabei fast immer Probleme, weil er die Angestellten der Fluggesellschaften laut und grob beschimpfte, wenn Flüge Verspätung hatten oder gar annulliert wurden. Es fiel ihm extrem schwer, seine Gefühle so zu regulieren, dass er eine andere Lösung finden oder seine Zeitplanung ändern konnte. Dies war ein deutlicher Indikator für einen festgefahrenen anterioren Gyrus cinguli (ACG) in Ver-

STRATEGIE 9: DAS ZU-VIEL-AKTIVITÄT-SYNDROM KONTROLLIEREN

bindung mit Schwierigkeiten bei der Impulskontrolle. Äußerlich wirkte er wütend, während er innerlich unter dem Kontrollverlust litt, seinen Plan nicht einhalten zu können. Erst als er beinahe verhaftet wurde, bemühte Harry sich endlich, seine Angst in den Griff zu bekommen.

Wenn Menschen wie Harry gezwungen sind, innezuhalten und mit dem Arbeiten aufzuhören, ob nur für kurze Zeit oder länger, dann steigert sich ihre Angst beträchtlich. Wenn eine solche Person unvorhergesehen einige Stunden Freizeit vor sich sieht, weil zum Beispiel ein Termin abgesagt wurde, dann gerät er unter Umständen in einen Angstzustand, weil er die Zeit unbedingt auf effektivste Weise nutzen will. Der festgefahrene ACG verstärkt die Angst noch, indem er ihn daran hindert, eine günstige Alternative zu finden, wie die Zeit ausgefüllt werden kann. Eines Morgens bekam ich einen Telefonanruf von einem Klienten, dessen Büro wegen eines Wasserschadens unerwartet geschlossen worden war. Der Klient hatte eine Panikattacke, weil er nicht wusste, wie er den Tag verbringen sollte. Ihm fiel so viel ein, was er tun müsste, dass er unfähig war, zu überlegen, was das »Beste« wäre, aber ihm war nur bewusst, dass seine Angst zunehmen würde, wenn er die Zeit nicht optimal nutzte.

Manchmal kommt es auch zu Angst, weil das gewohnte Arbeitstempo durch eine Verletzung oder Krankheit aufgehalten wird. Wenn eine Krankheit den Arbeitsfluss unterbricht, versuchen die betroffenen Personen oft zu früh, wieder mit der Arbeit anzufangen und erleiden dann einen Rückfall oder verletzen sich erneut. So habe ich es bei Klienten erlebt, die sich von einer Operation oder einer Muskel- oder Knochenverletzung erholen sollten. Das Stillhalten baut Druck auf, der nur schwer abzubauen ist, und dieser Druck wird zu einem großen Problem für Gesundheit und Beziehungen. Er kann den Blutdruck erhöhen oder sich zur Unzeit in Wutausbrüchen entladen, die dann unter Umständen genau die Falschen treffen.

WIE MAN ÜBERSTEIGERTE AKTIVITÄT IN DEN GRIFF BEKOMMT

Warum sollte jemand, der infolge einer Angststörung an einem Zuviel an Aktivität leidet, sich dagegen sträuben, sein Verhalten oder seine Überaktivität zu verändern? Weil starke Aktivität das Angstniveau senkt. Die Betroffenen regen sich auf, wenn sie *nicht* aktiv sind, und das setzt sie mental und körperlich unter Druck. Wenn sie sich ruhig verhalten – vor allem, wenn sie nicht vorausplanen konnten, wie sie ihre entspannte Zeit nützen wollen –, steigern sich ihre Angstgefühle ins Unerträgliche. Anhand folgender Strategien lässt sich die übersteigerte Aktivität unter Kontrolle bringen.

Ein Plan für unerwartete und gefürchtete Freizeit

Diese Strategie erfordert wenig Aufwand, ist aber für die überaktive Person wirklich hilfreich. Das Leben wartet immer wieder mit Situationen auf, in denen Menschen unerwartet zur Ruhe gezwungen sind. Wer beruflich viel unterwegs ist, weiß zwar, dass er sich mit Verspätungen abfinden muss, aber er weiß nicht, wann der Fall eintritt. Auch private Verabredungen können abgesagt werden, sodass ein Nachmittag oder Abend frei wird. Jemand wird krank oder eine Sitzung wird verschoben, ein unverplanter Zeitraum entsteht. Wo die meisten Menschen glücklich wären, wenn sie ein paar Extrastunden zur Verfügung hätten, in denen sie etwas erledigen könnten, können Menschen mit dem Zu-viel-Aktivität-Syndrom sich nicht vorstellen, was sie mit einer freien Minute anfangen sollen. Durch die Frage, wie sie die »freie« Zeit nutzen sollen, geraten sie dermaßen unter Druck, dass sie sich für keine Option entscheiden können. Sie machen sich nicht nur Sorgen, ob sie die beste Entscheidung treffen (denn es wäre ja ein *Fehler*, die falsche Option zu wählen), sondern

STRATEGIE 9: DAS ZU-VIEL-AKTIVITÄT-SYNDROM KONTROLLIEREN

fürchten auch, dass die Zeit vergeht, ohne richtig ausgenutzt zu werden. Für diese Situation ist folgende Hausaufgabe nützlich:

1. Wann immer Sie sich zu Hause oder in der Arbeit sagen: »Wenn ich ein paar Stunden (oder Minuten) übrig habe, dann will ich _____.« Schreiben Sie es auf. Jede beliebige Aktivität ist möglich – ein Bad nehmen, Gartenarbeit, Fotos sortieren, die Garage aufräumen, das Werkzeug ordnen, die Aktenordner umräumen, die Schreibtischschublade entrümpeln und so weiter.
2. Tragen Sie die Aktivität in eine Liste ein, die sortiert ist nach
   - Dingen, die 30 Minuten dauern
   - Dingen, die eine Stunde dauern
   - Dingen, die drei Stunden dauern
   - Dingen, die einen Tag dauern
3. Tragen Sie die Liste immer bei sich, und wann immer Sie mit der bedrohlichen, unerwarteten freien Zeit konfrontiert werden, suchen Sie sich etwas auf der Liste aus, das der verfügbaren Zeit entspricht.
4. Wenn Sie eine der Aufgaben erledigt haben, streichen Sie sie aus und fügen etwas Neues aus Ihren Notizen hinzu. Dies ist sehr befriedigend für Menschen mit dem Zu-viel-Aktivität-Syndrom.

Falls Sie selbst keine Person mit übersteigerter Aktivität sind, aber jemandem mit diesen Symptomen helfen, sollten Sie nicht unterschätzen, wie häufig das Problem der unerwarteten Freizeit auftritt und wie sehr es die Angstgefühle verstärkt. Es ist durchaus möglich, dass die Betroffenen solche Situationen gar nicht als das erkennen, was sie sind. Achten Sie darauf, ob es dafür Anzeichen gibt. Das Vorausplanen ist eine einfache Methode, eine häufig auftretende, aber völlig beherrschbare Verschlimmerung der Angst bei überaktiven Personen in den Griff zu bekommen.

Wie man Perfektionismus erkennt und bekämpft

Zwar wirken Menschen, die unter einer Angststörung leiden, oft wie Perfektionisten, aber häufig sehen sie sich selbst ganz anders. Sie merken gar nicht, wie sehr sie darauf fixiert sind, dass alles um sie herum perfekt ist, und wie sehr Ordnung und Perfektion für sie ein Selbstzweck sind. Sie machen sich oft selbst nicht klar, dass sie mithilfe ihres Perfektionismus die Angst abwehren. Was andere von der Außenseite wahrnehmen, hat nichts mit dem zu tun, was in ihrem Inneren vorgeht.

Wer ständig Angst hat, versucht Dinge, die Sorgen verursachen könnten, möglichst zu eliminieren, und zu diesem Behuf macht man am besten so gut wie *keine* Fehler. Je weniger Fehler man macht, desto weniger Sorgen können entstehen. Aus dem Versuch, Fehler zu vermeiden, erwächst Perfektionismus. Daher geht man seine Arbeit zum wiederholten Mal durch, kontrolliert jede Fehlermöglichkeit, macht Überstunden und lieber alles selbst, als jemand anderen damit zu betrauen.

Auch in sozialen Bereichen gibt es Perfektionismus. Der Perfektionist monopolisiert gerne Arbeitsgruppen, oder er lässt keinen anderen eine Aufgabe, zum Beispiel die Planung einer Party, übernehmen. Jüngere Perfektionisten trauen bei einem Schulprojekt ihren Kameraden nicht zu, dass sie ihre Aufgaben gut genug erledigen. In all diesen Fällen werden die Perfektionisten von dem Impuls getrieben, die Situation unter ihre Kontrolle zu bringen, damit die Sache »richtig gemacht« wird. Das wirkt sich belastend auf die Beziehungen zu anderen aus, die sich von dem Perfektionisten kontrolliert fühlen.

Perfektionisten begreifen nicht, dass sie sich *immer* Sorgen machen werden, gleichgültig wie viel sie arbeiten. Sie werden immer einen Grund zur Sorge finden, und der erhöhte Stress macht sie nur noch wachsamer und verkrampfter. Auch übersehen sie die Folgen solch einer übermäßigen Arbeitsbelastung: Niemand will ihnen mehr helfen, sie bekommen immer mehr Arbeit aufgehalst, sie fangen an zu glauben, sie könnten alles leisten, und – *zack!* – steigt ihr Angstniveau noch höher. Sie geraten in einen Teufelskreis: Sie suchen nach möglichen Fehlern, die man vermeiden muss, finden sie, bekommen sie in den Griff und suchen dann nach neuen Fehlern.

Jenny, eine Eventmanagerin (was für ein perfekter Job für ihre Angst) beschrieb das folgendermaßen: »Wenn mir jemand ein Projekt überträgt, dann sehe ich gewissermaßen vor mir, wie es laufen wird – wie Dominosteine, die umfallen. Ich kann sehen, wie es ausgeht, wenn alles gut läuft, oder wie die Dominosteine umfallen, wenn es schiefläuft. Und ich kann so planen, dass ich all die Dinge vermeide, wo möglicherweise Probleme auftreten. Das bedeutet, dass nichts schiefgeht, wenn ich nur genug aufpasse. Mir gefällt es, Probleme zu antizipieren, denn dann weiß ich, dass alles glatt läuft und die Leute zufrieden sind.« Als ich sie fragte, warum sie die ganze Planung alleine auf sich nehme, antwortete sie: »Wenn ich es selber mache, brauche ich mir keine Sorgen zu machen. Wenn ich anderen Leuten einen Teil der Verantwortung übertrage, dann mache ich mir endlos Gedanken. Ich weiß dann, dass irgendwas schiefgeht, aber ich weiß natürlich nicht was, und daher kann ich nicht planen, wie man es wieder hinkriegt. Es lohnt sich nicht, jemand anderen die Arbeit machen zu lassen, weil man sich dann immer nur Sorgen macht.«

Antizipatorische Sorgen und Perfektionismus haben natürlich auch ihr Gutes. Perfektionisten erhalten viel positive Verstärkung für ihre gute Arbeit. Sie werden befördert und gelobt und bekommen gute Noten, was ihre Sorge, ob sie bei anderen ankommen, durchaus lindert. Auf diesen Teil ihres Lebens können sie stolz sein. Andererseits entwickeln sie die Angst, sie dürften ihr perfektionistisches Visier nie hochklappen, denn dann würde alles vollkommen danebengehen und sie bekämen die Schuld zugeschoben. (Achten Sie auf das extreme Immer-nie-Schema. So läuft der Gedankengang von Perfektionisten ab.) Mit anderen Worten beginnen sie zu glauben, Fehler seien nicht tolerierbar und ein Beweis für ihre Wertlosigkeit.

Wie kann man diesen Perfektionismus mildern? Zunächst muss man ihn erkennen. Menschen, die ihre Angstgefühle auf diese Weise zu kontrollieren versuchen, sehen sich selbst höchst selten als Perfektionisten. Daher ist es zunächst nicht hilfreich, sie als solche zu bezeichnen. Sie halten sich selbst für »sorgfältig« oder »bedacht auf Einzelheiten«. Bei einer Therapie ist es wichtig, sicherzustellen, dass der Perfektionismus keine andere unbewusste psychische Funktion hat und nicht etwa Folge einer Zwangsstörung ist. In solchen Fällen ist eine psychotherapeutische Intervention nötig, die den Umfang der hier vorgeschlagenen Technik übersteigt. In einem guten Therapiegespräch, zum Beispiel mit Kohärenztherapie-Techniken und einem Persönlichkeitstest, kann man herausfinden, ob der Perfektionismus tiefere psychische Wurzeln hat. Wenn sich aber herausstellt, dass mit dem Perfektionismus Angst abgewehrt werden soll, dann lässt er sich mit Angstmanagement-Techniken in den Griff bekommen.

Perfektionismus erkennen

Perfektionismus lässt sich ziemlich leicht erkennen. Anzeichen finden sich in der Redeweise der betreffenden Person über ihre Arbeit, Familie und sozialen Verpflichtungen. Im Folgenden finden Sie Anleitungen zur Identifikation des Perfektionismus, der den Betroffenen häufig dazu dient, Angst zu vermeiden, aber zu noch größerer Angst führen kann, wenn er nicht unter Kontrolle gebracht wird.

STRATEGIE 9: DAS ZU-VIEL-AKTIVITÄT-SYNDROM KONTROLLIEREN

- Fühlen Sie sich persönlich verantwortlich für das Gelingen von Arbeitsabläufen, sozialen oder familiären Unternehmungen, selbst wenn von anderen Beteiligten mit Fug und Recht erwartet werden müsste, dass sie einen Teil der Arbeit erledigen? Am deutlichsten können Sie das in den Bereichen sehen, wo Sie die Hauptverantwortung tragen. Ein Schüler kann seinen Perfektionismus zum Beispiel daran erkennen, wie er sich in einer Arbeitsgemeinschaft oder bei Gruppenreferaten verhält. Macht er die ganze Arbeit, obwohl sich alle anderen auch daran beteiligen sollten? Jemand, der für den Haushalt zuständig ist, verlässt sich vielleicht nicht darauf, dass die anderen Familienmitglieder ihren Anteil an der Wäsche oder am Putzen erledigen oder den Müll hinaustragen. Am Arbeitsplatz lässt sich Perfektionismus auf vielerlei Weise erkennen: Ein Projektleiter übernimmt vielleicht die vollständige und alleinige Verantwortung für das Gelingen jeder Einzelheit eines Projekts.
- Gebrauchen Sie häufig extreme Ausdrücke? Das ist ein wichtiger Indikator dafür, dass das Bedürfnis nach Perfektion ein Teil des Angstmanagements ist. Achten Sie auf Aussagen wie: »Das ist doch einfach *unter aller Kritik!*«, »Hier wird *nie* etwas nach den Vorschriften gemacht«, »Niemand in diesem Haus macht *je* das, was er angekündigt hat«, »Am Ende bin immer ich es, der die ganze Planung *alleine* macht«, »Wenn ich das jetzt nicht fertig mache, dann geht das Ganze *den Bach hinunter*«. Solche Aussagen unterstreichen, wie wichtig es ist, auf Ihre Angst und Ihren potenziellen Perfektionismus zu achten.
- Haben Sie ein Gefühl für den Unterschied zwischen »gut genug« und »perfekt«, und können Sie es auf die Entscheidung anwenden, wie viel Sie tun müssen?

Sobald Ihnen solche Anzeichen aufgefallen sind, können Sie nach Verhaltensmustern suchen.

1. Zunächst müssen Sie die Geschichte dieses Verhaltens verfolgen. Können Sie sich an eine Zeit erinnern, als Sie noch nicht so extrem ergebnisorientiert waren?
2. Dann beobachten Sie, was mit Ihrem Angstniveau passiert, wenn etwas schiefgeht. Wenn Ihr Perfektionismus dazu dient, die Angst abzuwehren, dann erreicht Ihre Angst schwindelerregende Ausmaße, wenn ein Fehler gemacht wird.
3. Dann lassen Sie die Konsequenzen Ihres Fehlers/Ihrer Angst Revue passieren. Perfektionismus bildet sich heraus, wenn man sein Angstproblem zu lösen versucht, indem man beschließt, in Zukunft besser aufzupassen oder mehr Verantwortung zu übernehmen.
4. Gibt es ein Muster, wonach Sie weniger Angst empfinden, wenn Sie die Verantwortung in einer Situation übernehmen, sich noch mehr Arbeit aufbürden oder mehr Zeit mit einer Aufgabe verbringen? Wenn ja, dann versuchen Sie mit großer Wahrscheinlichkeit, mithilfe Ihres Perfektionismus Ihre Angst abzuwehren.

Maßnahmen gegen Perfektionismus

Erster Schritt: *Entdecken Sie die negativen Auswirkungen Ihres Perfektionismus.* Diese Art der Angstvermeidung kann helfen und das Selbstwertgefühl steigern. Bevor Sie also den Perfektionismus in seiner Eigenschaft als Angstabwehr vollständig ablegen, sollten Sie sicher sein, dass er sehr negative Folgen hat. Achten Sie also darauf, ob Sie
- den (»unberechtigten«) Vorwurf zu hören bekommen, Sie seien herrschsüchtig.
- sich ohne Not Extraarbeit aufbürden und sich danach überarbeitet fühlen.

STRATEGIE 9: DAS ZU-VIEL-AKTIVITÄT-SYNDROM KONTROLLIEREN

- sich durch Ihre Arbeit unter Druck fühlen und bedauern, dass Sie für andere Dinge überhaupt keine Zeit mehr haben. Sie sind fest überzeugt, Sie könnten sehr viel mehr Spaß haben, wenn Sie es nur fertigbrächten, mit dem Arbeiten aufzuhören.
- selbst bei Aktivitäten, die Ihnen eigentlich Spaß machen müssten, keinen Spaß haben, weil Sie sich ständig für das Gelingen verantwortlich fühlen.
- sich völlig erschöpft fühlen und sich gar nicht vorstellen können, wie oder wann Sie sich erholen sollen.
- Ihre Angst mithilfe Ihres perfektionistischen Verhaltens gar nicht wirklich vermeiden. Dieser Punkt ist besonders wichtig. Sie würden nicht versuchen, Ihre Angst zu kontrollieren, wenn der Perfektionismus tatsächlich Ihre Angst beseitigen würde. Warum nicht lieber weniger arbeiten und eine andere Methode finden, um die Angst loszulassen?

Die Überzeugung, dass das Angstniveau sich auf die Dauer ohne extremen Perfektionismus verbessern wird, muss verstärkt werden. Wenn man lernt, die Angstsymptome mit anderen Techniken in den Griff zu bekommen, fühlt man sich sicherer und erhöht seine Bereitschaft, das alte Verhaltensmuster zu ändern.

Zweiter Schritt: Hören Sie auf, ständig die Begriffe alle/nie/immer zu verwenden. Der Wahlspruch angstgetriebener Perfektionisten sollte sein: »Perfektion ist unmöglich.« Anschließend können Sie sich sagen: »Wenn etwas tatsächlich unmöglich ist, dann bin ich nicht verpflichtet, es zu tun.«

Dritter Schritt: Planen Sie Unvollkommenheiten. Bei gewissen Verpflichtungen eine unvollkommene Leistung zu planen funktioniert besser, als unbeabsichtigte Unvollkommenheiten zu entdecken. Dabei wird keine so große Angst erzeugt, weil Sie es mit Absicht tun und vorher überlegt haben, dass Sie mit dem Ergebnis leben können. Hier folgen einige Ideen für geplante Unvollkommenheiten:

- Beschließen Sie, eine bestimmte einmalige Aufgabe nicht zu übernehmen, und warten Sie, ob die Arbeit auch ohne Sie gemacht wird. Fragen Sie sich ganz ernsthaft: »Wie wichtig ist es?« Fangen Sie klein an, aber suchen Sie etwas aus, das Sie normalerweise übernommen hätten, wie Rasenmähen für jemanden, der sagt, er habe zu viel zu tun; auf die Enkelkinder aufpassen; das Protokoll führen, wenn jemand anderes das tun konnte; oder für jemand anderen die Schicht übernehmen. Hier geht es darum, zu sehen, ob die Arbeit getan wird, wenn Sie sie nicht tun, und zu erkennen, dass die Dringlichkeit, mit der ein Wunsch geäußert wird, nichts über dessen Wichtigkeit aussagt. Möglicherweise stellt sich heraus, dass jemand anderes einspringt, wenn Sie sich zurückhalten. Oder Sie merken: Wenn die Arbeit nicht getan wird, geht die Welt immer noch nicht unter.
- Achten Sie darauf, wie die Menschen in Ihrer Umgebung auf die unvollkommene Arbeit anderer reagieren.
- Übernehmen Sie ruhig Verantwortung, aber machen Sie nicht die Arbeit, für die eigentlich andere verantwortlich sind. Achten Sie auf die Einstellung der anderen und auf Ihr Angstniveau.
- Machen Sie absichtlich eine Arbeit nicht fertig, für die Sie sich sonst die Beine ausgerissen hätten. Überschreiten Sie einen Termin ein klein wenig oder erledigen Sie eine bestimmte Aufgabe gar nicht. Vielleicht sollten Sie jemanden um Rat fragen, was Sie gefahrlos weglassen können, aber wenn Sie etwas Derartiges herausgefunden haben, dann wagen Sie es! Situationen, die sich für solche Übungen gut eignen, sind in den Augen anderer meist nebensächlich. Sie können zum Beispiel vergessen, für die Party Papierservietten zu kaufen und stattdessen Küchenpapier verwenden. Oder bitten Sie bei einem Projekt um eine Fristverlängerung von einem Tag, und warten Sie ab, was der Chef oder der Lehrer sagt. Oder halten Sie eine Besprechung ohne schriftliche Tagesordnung ab. All diese Details, die Ihnen bisher unabdingbar vorkamen, werden sich meist als völlig unwichtig herausstellen.

- Achten Sie darauf, wie wenig sich andere darum scheren, ob Sie perfekt sind.
- Achten Sie darauf, wie gut Menschen (einschließlich Sie selbst) mit unvorhergesehenen Problemen und Fehlern fertig werden.
- Zu guter Letzt achten Sie darauf, was den Unterschied zwischen wichtigen und unwichtigen Dingen ausmacht. Die Fähigkeit, zu werten und zu gewichten, erleichtert Ihnen zukünftige Entscheidungen darüber, was Sie weglassen können und was unabdingbar ist. Sie haben verlernt, bei solchen Unterscheidungen klar zu sehen, und Sie brauchen Übung, um es wieder zu lernen.

Hier habe ich für Sie noch einmal zusammengefasst, wie wir Perfektionismus erkennen und gegen ihn vorgehen können:
1. Sehen Sie sich die Dinge, die Sie perfekt machen wollen, genau an, und achten Sie auf Ihre Redeweise.
2. Identifizieren Sie die »Immer-oder-nie«-Sprache.
3. Finden Sie das Perfektionismus-Muster in Ihrem Arbeitsstil heraus.
4. Identifizieren Sie die negativen Folgen des Perfektionismus.
5. Beginnen Sie, die extreme Redeweise zu ändern.
6. Planen Sie unvollkommene Leistungen.
7. Achten Sie auf die Ergebnisse, damit Sie *Wichtigkeit* von *Dringlichkeit* und *wichtig* von *unwichtig* unterscheiden lernen. Das wird Ihnen helfen, Ihre Neigung zum Perfektionismus besser einzuschätzen.

INS GLEICHGEWICHT KOMMEN

Ein ausgeglichenes Leben ist dreigleisig: Man braucht dazu emotionale, körperliche und geistige Gesundheit. Menschen mit einem Zuviel an Aktivität geraten unabsichtlich aus dem Gleichgewicht, können dies aber oft selbst nicht korrigieren. Beispielsweise verfolgt jemand bis zur Obsession ein Hobby, z. B. das Basteln für den Verkauf auf einem Basar. Jemand anderes nimmt mit Leib und Seele an jeder Freizeitaktivität seiner Kinder teil, und ein Dritter wird von seiner Karriere so absorbiert, dass er alle sozialen und Freizeitaktivitäten aufgibt, um mehr Zeit im Büro zu verbringen.

Manchmal bekommt man es überhaupt nicht mit, wenn man aus dem Gleichgewicht gerät. Oft gibt es gute Gründe dafür, dass ein Teil des Lebens über die anderen die Oberhand gewinnt. Es kann durchaus vernünftig sein, für eine begrenzte Zeit zwölf Stunden am Tag zu arbeiten, wenn man zum Beispiel die Firma verkaufen will oder seine Agentur für eine Rechnungsprüfung auf Vordermann bringen will. Auch jemand, der die Abendschule besucht, wird die meisten Abende des Jahres mit Lernen zubringen, um seinen Abschluss machen zu können.

Doch für Personen mit übersteigerter Aktivität kann das Herunterschalten auf ein ausgeglichenes Aktivitätsniveau schwierig werden, wenn sie sich an die Belastung gewöhnt haben und immer so weitermachen. Solche Menschen bleiben der einmal eingeschlagenen Bahn treu, während andere Aspekte ihres Lebens aus ihrem Gesichtskreis verschwinden. Wie oft hört man jemanden sagen: »Ich weiß, dass ich Bewegung brauche und mich um meine Gesundheit kümmern sollte, aber ...« oder »Ich weiß, dass ich unbedingt mehr Zeit mit meinen Kindern verbringen *sollte*, aber ...« oder »Ich weiß, dass es *besser* wäre, wenn ich jeden Tag auch etwas Zeit für mich selber hätte, aber ...«. Solche Aussagen verraten die Anspannung eines Lebens, das aus dem Gleichgewicht geraten ist, denn sie offenbaren einen Widerspruch gegen persönliche Werte. Personen mit dem Zu-viel-Aktivität-Syndrom vergessen allzu leicht, dass ein hohes Aktivitätsniveau kein Selbstzweck ist.

STRATEGIE 9: DAS ZU-VIEL-AKTIVITÄT-SYNDROM KONTROLLIEREN

Was genau mache ich mit meiner Zeit?

Eine Diskussion über die Wertvorstellungen, nach denen jemand lebt, ist schwierig. In unserer Kultur wird über solche Themen nicht viel gesprochen, aber wir leben dennoch nach unseren Wertvorstellungen, auch wenn wir sie nicht artikulieren. Man kann herausfinden, ob die Gewichtung der Lebensbereiche den eigenen Werten entspricht, indem man sich fragt: »Was mache ich mit meiner Zeit?« Menschen mit einem Zuviel an Aktivität reden sich sehr gerne ein, ihr Leben sei im Gleichgewicht, selbst wenn ihnen nahestehende Personen ganz anderer Meinung sind. Wenn man objektiv Buch führt, kann man durch messbare Tatsachen die Debatte beenden.

1. Führen Sie mindestens eine Woche lang täglich Buch über Ihren Zeitverbrauch (jeden Tag, und wenn es sich um eine untypische Woche handelt, nehmen Sie die folgende Woche noch dazu),
2. Machen Sie einen Stundenplan. Teilen Sie Ihre Woche in Stunden ein, in die Sie Ihre Aktivitäten im 15-Minuten-Takt eintragen. Füllen Sie den Stundenplan täglich aus, nicht erst am Ende der Woche, sonst betrügen Sie sich selbst. Abbildung 13 zeigt ein teilweise ausgefülltes Beispiel. Es hat Raum für 16 Stunden, weil wir annehmen, dass acht Stunden für den Schlaf vorgesehen sind.

    – Schreiben Sie jede Aktivität auf. Sie müssen über alles Buch führen, von Körperhygiene über Fernsehkonsum und Mahlzeiten bis zu einer detaillierten Auflistung Ihrer Tätigkeiten am Arbeitsplatz.
    – Addieren Sie die Zeiten, die Sie für spezifische Aktivitäten aufgewendet haben in Minuten oder Stunden, und sortieren Sie sie nach Kategorien wie Arbeit, Kinder, Sozialleben und so weiter.
    – Stellen Sie auf dieser Grundlage ein Tortendiagramm her wie in Abbildung 14.

Vergleichen Sie Ihre Zeitnutzung mit Ihren Wertvorstellungen

Welcher Zeitaufwand ergibt bei den entsprechenden Aktivitäten einen Sinn? Ist es vernünftig, acht Stunden im Büro zu verbringen, zwei Stunden fürs Pendeln und sechs Stunden auf die übrigen Aktivitäten zu verteilen? Wie viel von den übrigen sechs Stunden sollte jede der anderen Aktivitäten einnehmen? Es kann ganz einfach sein, hier eine Entscheidung zu treffen, aber es ist nicht immer leicht, herauszufinden, wo man mit einer Veränderung anfangen soll. Am wenigsten Angst auslösend ist eine Veränderung des Gleichgewichts, wenn man die Zeit für etwas, das man unbedingt tun möchte, erhöht und dafür von einer Tätigkeit, die eher unwichtig ist, etwas abzieht.

	Mo	Di	Mi	Do	Fr	Sa	So
1. Std.	15 Min. Frühstück 45 Min. Bad						
2. Std.	45 Min. Arbeitsweg 15 Min. E-Mails						
3. Std.	15 Min. E-Mails 45 Min. Besprechung						
4. Std.	60 Min. Besprechung						
5. Std.	30 Min. Telefonate 15 Min. Gespräch mit Kollegen 15 Min. Imbiss						

STRATEGIE 9: DAS ZU-VIEL-AKTIVITÄT-SYNDROM KONTROLLIEREN

	Mo	Di	Mi	Do	Fr	Sa	So
6. Std.							
7. Std.							
8. Std.							
9. Std.							
10. Std.							
11. Std.							
12. Std.							
13. Std.							
14. Std.							
15. Std.							
16. Std.							

Abb. 13: *Halten Sie Ihren Zeitverbrauch fest.*

Wie Sie Ihre Zeit einteilen, verrät etwas über Ihre Entscheidungen; diese können aber zu Ihren Wünschen, wie Sie mit der Zeit umgehen *wollen*, in diametralem Widerspruch stehen. Das größte Problem beim Zu-viel-Aktivität-Syndrom ist, dass man sich für Dinge verpflichtet, die Zeit für wichtigere Tätigkeiten wegnehmen. Diese Dinge mögen an und für sich ganz in Ordnung sein, aber wenn Sie sie ohne bewusste Intention übernehmen, machen Sie am Ende lauter Dinge, die Sie eigentlich gar nicht tun wollen, während Sie

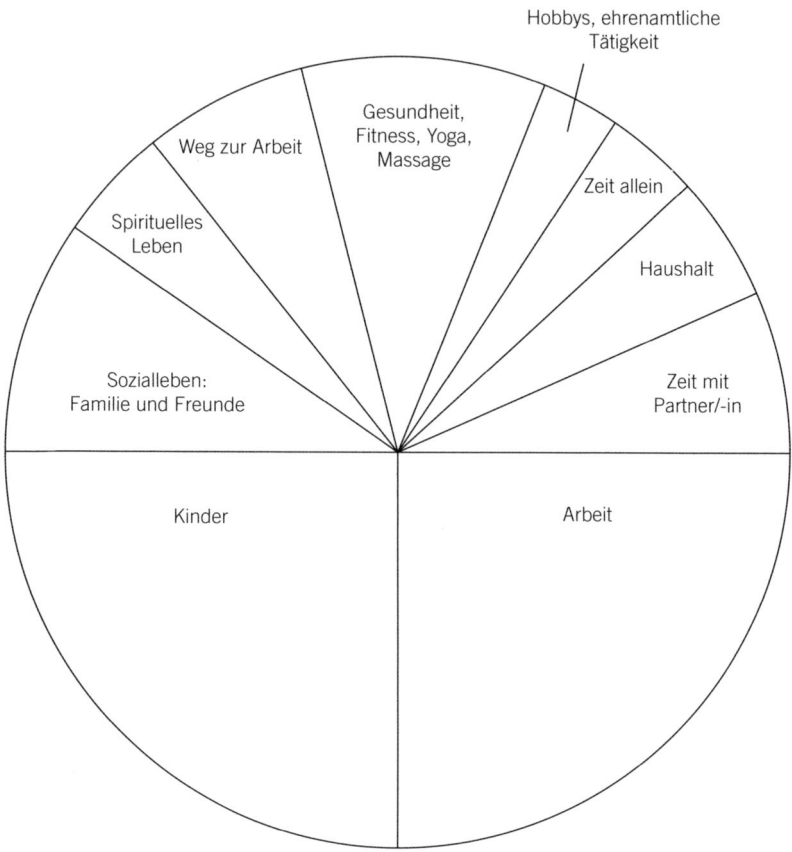

Abb. 14: *Ist Ihr Leben im Gleichgewicht?*

zu dem, was für Sie das Beste wäre, nicht mehr kommen. Wenn Sie sich für zehn Wochenstunden ehrenamtlicher Arbeit verpflichten, ist das eine tolle Sache, aber wenn das die Hälfte der Zeit wegnimmt, die Sie mit Ihren Kindern verbringen können? Hier ist es hilfreich, die eigenen Wertvorstellungen zu klären.

STRATEGIE 9: DAS ZU-VIEL-AKTIVITÄT-SYNDROM KONTROLLIEREN

Überprüfen Sie Ihre Werte

Ihre Werte sind die wichtigsten Beweggründe, wenn Sie Entscheidungen treffen. Es gibt verschiedene Methoden, sich über Wertvorstellungen klar zu werden. Feststellen, was einem *wirklich* wichtig ist, eine sogenannte »Werteklärung« Simon, 1974; (Simon, Howe & Kirschenbaum 1995), kann man erreichen, indem man die Wege der Entscheidungsfindung in spezifischen Situationen genau nachvollzieht. Wie Ihre Wertvorstellungen Ihre Entscheidungen beeinflussen – in jeder Situation, in der zwischen Alternativen entschieden werden muss –, können Sie mit folgender Übung herausfinden:

1. Nehmen Sie sich eine Situation vor. Das kann zum Beispiel ein Jobwechsel, ein Hauskauf oder ein neuer Ausbildungsweg sein.
2. Erstellen Sie eine Liste aller wichtigen Teilaspekte der Situation, die Ihre Entscheidung beeinflussen. Dazu können der Anfahrtsweg zum Arbeitsplatz, die Familienzeit, Zeit für Hobbys, Zeit für den Partner/die Partnerin, Zeit für ehrenamtliche Tätigkeiten, Geld und so weiter gehören. Vergessen Sie auch weniger fassbare Aspekte nicht, wie intellektuelle Anregung, Stolz, die Möglichkeit, geschäftliche Verbindungen zu knüpfen oder Ihre Fähigkeiten optimal zu nutzen.
3. Sortieren Sie die Punkte nach ihrer Wichtigkeit. Manchmal genügt es, sie einfach nur zu nummerieren, weil man sofort sieht, was wichtig ist, aber manchmal ist die Lage nicht so eindeutig. Man kann seine Werte abklären, indem man jeweils einen einzigen Punkt mit jedem anderen Punkt auf der Liste vergleicht und entscheidet, ob dieser wichtiger oder weniger wichtig ist. Wenn man jeden Punkt auf eine gesonderte Karteikarte schreibt, ist es leichter zu fassen. Dann nehmen Sie einen Punkt, z. B. »Geld«, und gehen die anderen Karten durch. Jeder Punkt, der weniger wichtig ist

als Geld, wird unter die Geldkarte gelegt. Dann wird Ihnen ein Stapel Karten übrig bleiben, die wichtigere Punkte als Geld vertreten. Hieraus wählen Sie wieder eine Karte und vergleichen sie mit den anderen wichtigeren Karten. Nehmen wir an, Sie haben »Zeit mit der Ehefrau« als Punkt gewählt, der Ihnen wichtiger ist als Geld. Nun entscheiden Sie also wieder, welche der übrigen Karten wichtiger oder weniger wichtig ist als »Zeit mit der Ehefrau«. Dies wiederholen Sie, bis all die »wichtigeren« Punkte verglichen und in eine Reihenfolge gebracht sind. Danach ist Ihr Kartenstapel von wichtig nach unwichtig geordnet.
4. Nun können Sie die Entscheidung, die Sie anhand Ihrer Karten bzw. Werte treffen müssen, noch einmal durchgehen und herausfinden, inwieweit Ihre Entscheidung spiegelt, was Ihnen wichtig ist.

Idealerweise sollte das Nachdenken darüber, was Ihnen wichtig ist, Sie in die Lage versetzen, folgende zwei Fragen zu beantworten:
- Was macht das Leben lebenswert?
- Welchen Wert messe ich Arbeit, Freizeit und familiären/sozialen Aktivitäten zu?

Die typische Person mit dem Zu-viel-Aktivität-Syndrom tendiert zu stark in Richtung Arbeit oder sonstige Verpflichtungen und verbringt zu wenig Zeit mit Aktivitäten, die das Leben lebenswert machen. Sich bewusst werden, womit Sie Ihre Zeit tatsächlich verbringen, und sich entscheiden, ob dies in einem vernünftigen Verhältnis steht zu den Dingen, die Ihnen viel bedeuten – auf dieser Grundlage wird Ihnen der Kampf, weniger Zeit am Arbeitsplatz zu verbringen, vielleicht nicht mehr so furchterregend vorkommen.

Vergessen Sie nicht, dass ein starker Antrieb von einer starken Aktivität in den Basalganglien und außerdem von einem Überschuss an Norepinephrin ausgelöst wird. Dass Sie so viel zu tun haben, kann einfach an der Struktur Ihres Gehirns liegen. Selbst wenn Sie etwas weniger arbeiten, werden Sie genauso aktiv sein, aber die zusätzlichen Aktivitäten werden einen gewissen Ausgleich in Ihrem Leben herstellen. Denken Sie daran: Wenn Sie auf eine Balance aller Lebensbereiche hinarbeiten, wird das Ihrem allgemeinen Wohlbefinden zugutekommen. Möglicherweise stellen Sie sogar an sich selbst fest, was Effizienzexperten bereits nachgewiesen haben – dass Entspannungspausen die Menschen produktiver machen.

Um Ihr Leben ins Gleichgewicht zu bringen, müssen Sie also
1. aufzeichnen, was Sie mit Ihrer Zeit anfangen,
2. sich anschauen, wie Sie Ihre Zeit verwenden,
3. Ihre Wertvorstellungen abklären und untersuchen, inwieweit Ihre Zeitnutzung Ihre Werte spiegelt,
4. der Aktivität, der Sie am dringendsten nachgehen wollen/müssen, mehr Zeit geben und die Zeit von der Tätigkeit abziehen, die Ihnen am wenigsten Spaß macht oder die am nebensächlichsten ist,
5. nach ein paar Wochen überprüfen, wie sich die Veränderung anfühlt, und, wenn nötig, neue Modifikationen im Lebensgleichgewicht vornehmen, damit Sie sich wohlfühlen.

GEBEN SIE IHREM ZUVIEL AN AKTIVITÄT EINE ANDERE RICHTUNG, UM MEHR SPASS ZU HABEN

Da Menschen mit dem Zu-viel-Aktivität-Syndrom ihr Hauptaugenmerk auf Perfektion richten und leicht aus dem Gleichgewicht geraten, sind sie überarbeitet und zu wenig entspannt. Wenn Schwarzseher so damit beschäftigt sind, schlimme Ereignisse zu verhindern oder sich um das Wohl aller anderen zu kümmern, ehe sie sich selber entspannen können, wird ihnen die Erholung, die die Freizeit bietet, nicht viel bringen. Irgendwann einmal, wenn wirklich alles erledigt ist und wenn sie sicher sein können, dass keine Arbeit liegen geblieben ist, dann – so glauben sie – könnten sie vielleicht Spaß haben. Sie nutzen ihre starke Antriebskraft nicht zu ihren eigenen Gunsten, um beispielsweise ihr Gleichgewicht wiederherzustellen oder sich zu erholen. Stattdessen bildet ihre unablässige Aktivität nur ein Gegengewicht zu ihren Sorgen.

Sehr gut beschrieb dies einmal meine Klientin Betty. Sie hatte zwar sehr gerne Gäste, aber sie konnte sich nie so recht an ihre Partys erinnern, weil sie so damit beschäftigt war, nach dem Essen und den Getränken zu sehen und darauf zu achten, ob auch alle Gäste versorgt waren und sich wohlfühlten. Sie war eine perfekte Nonstop-Gastgeberin, und ihre Partys waren immer ein großer Erfolg. Es wurde ihr klar, dass ihr selbst eigentlich nur das Bewusstsein Freude machte, dass die Leute ihre Gastfreundschaft genossen. Selber »Spaß« hatte sie erst in dem Augenblick, wenn die Gäste sich bei ihr bedankten und ihr sagten, wie sehr sie die Einladung genossen hätten. Alles andere war Arbeit. Dies war ein typisches Verhalten für Menschen mit übersteigerter Aktivität – die viele Arbeit, die mit der ganzen Sache verbunden war, ließ den Spaß vollständig in den Hintergrund treten.

Lachen ist schon mal ein Anfang

Lachen erhöht das Wohlbefinden, während sich gleichzeitig körperliche Energie entlädt. Erinnern Sie sich noch, wie Sie sich fühlten, als Sie das letzte Mal ausgelassen gelacht haben? Vielleicht haben Sie sich den Bauch gehalten und gejapst und sich erschöpft, aber gleichzeitig quicklebendig gefühlt von der angenehmen Energieentladung. Spaß und Lachen sind unbedingt notwendig für ein lebenswertes Leben (Berk & Tan, 1989; Sobel & Ornstein, 1996a). Da Menschen mit dem Zu-viel-Aktivität-Syndrom ununterbrochen nach Fehlern und deren Lösung Ausschau halten (eine Norepine-

STRATEGIE 9: DAS ZU-VIEL-AKTIVITÄT-SYNDROM KONTROLLIEREN

phrin-getriebene Aktivität), nehmen sie mit der Zeit das tägliche Leben so ernst, dass sie den Humor darin gar nicht mehr erkennen können. Sie verbringen ihre Zeit damit, nach möglichen Problemen zu suchen statt nach möglicher Freude. Sie gewöhnen sich dermaßen ans Besorgtsein, dass sie sich eine andere mentale Einstellung kaum mehr vorstellen können. Sie müssen sich daran erinnern, wie das Leben sich angefühlt hat, als sie noch nicht von ihren Sorgen aufgefressen wurden.

Für solche zwanghaft ernsten Menschen bedeutet es eine echte Therapie, sich wieder Spaß zu verschaffen und sich beim Lachen zu erholen. Fragen Sie sich: Was bringt mich zum Lachen? Mit Freunden Brettspiele spielen? Einen Slapstick-Film anschauen? Einen Comedian anhören? Mit einem kleinen Kind spielen? Und dann nehmen Sie sich vor, das zu tun, was Sie zum Lachen bringt.

Finden Sie Entspannung und Spaß in kleinen Dingen

Die Wiedergewinnung des Gleichgewichts, die von Spaß erleichtert wird, kann mit kleinen Vergnügungen anfangen. Aber häufig überlegen sich Menschen mit einem Zuviel an Aktivität zu sehr, ob die Zeit für solche kleinen Dinge reicht oder ob sie dadurch Probleme bekommen könnten. Kostet es zu viel? Stört es vielleicht jemanden? Könnte man stattdessen etwas Nützliches tun? (In diesen Fragen zeigt sich schon wieder der perfektionistische Versuch, Angst zu vermeiden.) Manchmal braucht es nicht mehr, als einem Impuls zu folgen, ohne vorher zu überlegen, um wen oder was man sich sonst noch kümmern sollte.

Eine meiner Lieblingsgeschichten, die illustriert, wie eine Kleinigkeit jemandem sein Gleichgewichtsgefühl zurückgeben und wie eine ganz kurze Auszeit einem Erleichterung verschaffen kann, entwickelte sich aus einer Übung, die ich meiner Klientin Anna für zu Hause aufgab. Anna war eine hart arbeitende Perfektionistin. Ich stellte ihr die Aufgabe, am Wochenende eine Sache zu machen, zu der sie Lust hatte und die *überhaupt nichts* mit Arbeit zu tun haben durfte. Sie sollte einfach spontan etwas tun, worauf sie Lust hatte, einfach so, zum Spaß. Es sollte auch kein Familienausflug daraus werden oder etwas anderes, wofür sie vorher arbeiten musste, wie ein Grillabend mit den Nachbarn. Als sie eine Woche später bei mir erschien, um über das Ergebnis zu berichten, lächelte sie noch immer. Mitten beim Einkaufen war ihr eingefallen, dass jetzt ein Eis wirklich fein schmecken würde. Schließlich war es ja eine Hausaufgabe. Sie fuhr zur nächsten Eisdiele, rief auch nicht zu Hause an, um zu fragen, ob jemand ein Eis wollte, bestellte ihre Lieblingssorte und aß sie an Ort und Stelle auf, wobei sie genüsslich jeden Bissen auf der Zunge zergehen ließ. Danach kaufte sie weiter ein.

Sie genoss es unendlich, vollständig in ihre Eiswaffel versunken zu sein, und zu ihrem Erstaunen war niemand wütend oder verletzt oder vorwurfsvoll deswegen. Es machte einfach nur Spaß. Ihre gute Laune hielt an und heiterte auch den Rest des Tages merklich auf. Es wurde ihr klar, dass sie sich für einen Ausgleich gar nicht *viel* Zeit nehmen musste, es kam mehr auf die *Qualität* der Zeit an. Dabei erkannte sie, wie oft sie sich selbst die Augenblicke nicht gönnte, die das Leben lebenswerter machen. Sie erzählte, wie oft sie sich nicht einmal zehn Minuten Zeit nahm, um einen Sonnenuntergang zu bewundern oder eine Tasse Kaffee zu trinken und dabei zu lesen, weil sie sich immer unter Druck fühlte. Sie nahm sich fest vor, sich weiterhin ein paar Minuten für kleine Vergnügungen zu gönnen, weil das ihre Laune für den Rest des Tages spürbar verbesserte.

Auch aktiver Spaß ist Spaß

Menschen mit dem Zu-viel-Aktivität-Syndrom finden ihre Erholung wahrscheinlich niemals in der Hängematte. Ihnen wird eher damit gedient sein, wenn sie etwas tun können, solange diese Aktivität dem Vergnügen und nicht dazu dient, Angst zu vermeiden. Ob es sich um Gartenarbeit handelt, eine Fahrradtour oder einen Flohmarktbesuch am Samstagvormittag, hochenergetische Menschen wollen in ihrer Freizeit eher aktiv sein, nicht einfach nur faul. Für sie ist es heilsam, Energie abzubauen, denn das hohe Energieniveau muss sich entladen, und wenn man es für Aktivitäten nutzt, die nichts mit Arbeit zu tun haben, werden die Angst und die Stressreaktion günstig beeinflusst. Dennoch müssen Menschen mit übersteigerter Aktivität lernen, zwischen dem Vergnügen an Leistung und dem Vergnügen als Selbstzweck zu unterscheiden. Die Tätigkeit *an sich* sollte Spaß machen, nicht die Tatsache, dass man etwas geleistet hat.

Achten Sie darauf, ob ein Vergnügen sich wie ein Vergnügen anfühlt

Menschen, die hauptsächlich mit Sorgen beschäftigt sind, bemerken oft gar nicht, wenn sie Spaß haben. Sie leben in der Zukunft oder der Vergangenheit, aber nicht im Augenblick. Wenn man nicht auf den Spaß achtet, bringt er nichts. Man vergisst dann im Lauf der Zeit völlig, was einem überhaupt Freude macht. Wenn diese Menschen an etwas denken, das sie zum Spaß tun, dann klingt das so: »Oh, ich *muss* mit meiner besten Freundin essen gehen«, oder: »Lieber Gott, Freitagabend *muss* ich zu diesem Fußballspiel.« Eigentlich sollten sie vor allem das *Vergnügliche* an solchen Unternehmungen wahrnehmen.

Wenn Sie entscheiden, auf welche Seite des Zauns eine bestimmte Aktivität gehört, *angenehm* oder *unangenehm*, sollten Sie sich nicht durch alle möglichen Einschränkungen des Spaßes berauben. Wenn Sie zum Beispiel am Freitagabend mit der Familie Spiele gespielt haben und hinterher entscheiden sollen, ob es Spaß gemacht hat oder nicht, dürfen Sie nicht sagen: »Na ja, *es hätte schon Spaß gemacht,* wenn ich besser abgeschnitten hätte.« Wenn Sie sich hier entscheiden müssen, lautet die Aussage: »Es hat Spaß gemacht.« Wenn Sie den Spaß modifizieren wollen, benutzen Sie das Wort »und« – zum Beispiel: »Es hat Spaß gemacht, *und* ich hätte gerne besser abgeschnitten.« Dann können Sie leichter herausfinden, auf welche Weise Sie den Spaß unterbrechen und was Sie an diesen Unterbrechungen ändern können.

Spaß und positive Erfahrungen wahrzunehmen ist für überaktive Menschen, die immer auf Fehlersuche sind, extrem schwierig. Da es ihnen so schwerfällt, ihre Gedanken von den Sorgen abzulenken, und da sie in ihrem »Bin-in-Eile-keine-Zeit-zum-Überlegen«-Modus verharren, können sie Vergnügen überhaupt nicht mehr empfinden. Aber man kann lernen, achtsam zu sein, wie sich Spaß anfühlt – zunächst, indem man ihn noch einmal Revue passieren lässt, und dann, indem *man in einer als Vergnügen empfundenen Situation* wirklich achtsam ist. Das verlangt eine gewisse Denkleistung – man muss den präfrontalen Kortex einsetzen, um bewusst die eigene Alarmbereitschaft und den anterioren Gyrus cinguli herunterzuschalten und damit die von ihnen ausgelöste Angst zu blockieren. Außerdem bedarf es der Energie des präfrontalen Kortex, um die Aufmerksamkeit aufrechtzuerhalten. Wenn das alles zu schwierig ist, müssen Sie erst das mentale Werkzeug erwerben, um Sorgen zu unterbrechen, und danach zum bewussten Erleben positiver Erfahrungen zurückkehren.

Achten Sie im Lauf der Woche auf Aktivitäten, die nichts mit Arbeit zu tun haben und eigentlich Spaß machen sollten. Entscheiden Sie sogleich, ob Sie die Aktivität genossen haben oder nicht. Dann schreiben oder malen Sie oder erzählen Sie jemandem davon, wie sich der Genuss angefühlt hat. Wenn Sie darüber sprechen, was Ihnen Freude gemacht hat, wird das die positive Erfahrung verstärken und Ihnen erleichtern, weitere Gelegenheiten für freudvolle Unternehmungen zu finden.

Forscher auf dem Gebiet der Positiven Psychologie haben nachgewiesen, dass es notwendig ist, positive Erfahrungen zu steigern, um eine Angststörung zu überwinden. Barbara Fredrickson (2001), bekannt durch zahlreiche wertvolle Studien auf dem Gebiet der Positiven Psychologie, hat sich mit dem Wert des Vergnügens beschäftigt und eine Methode entwickelt, wie Menschen, die nicht genügend Erholung finden, seine Wirkung verstärken können. Sie nennt sie »erweitern und aufbauen« (broaden and build). Diese Methode hilft den Betroffenen, positive Aktivitäten auf die ganze Persönlichkeit wirken zu lassen. Dadurch lernen sie, ihr Leben wieder ins Gleichgewicht zu bringen, wenn ihnen Spaß und Entspannung fehlen. Kurz gesagt, geht es darum, sich eine positive Situation, Interaktion oder ein Erlebnis mit allen Einzelheiten ins Gedächtnis zu rufen und sich dabei an die Empfindungen sämtlicher Sinne zu erinnern. Anschließend wiederholt man das Erlebnis oder sucht ein ähnliches. Dabei beobachtet man mit wachen Sinnen, inwieweit die neue positive Erfahrung der vorigen ähnelt oder sich von ihr unterscheidet. Dies lässt die positive Erfahrung wachsen und schärft die Sinne für andere positive Erfahrungen.

Fassen wir zusammen:
1. Suchen Sie Situationen, in denen Sie lachen können. Dabei können Sie wunderbar innere Spannung abbauen.
2. Folgen Sie Ihrem Impuls, irgendeine Kleinigkeit zu tun, einfach weil es Spaß macht.
3. Achten Sie darauf, ob das Vergnügen Auswirkungen auf Ihr Lebensgefühl hat, ob Sie sich eher im Gleichgewicht fühlen und ob sich das Angstniveau im weiteren Tagesverlauf ändert.
4. Suchen Sie sich Aktivitäten, die eine körperliche Energieentladung mit sich bringen.
5. Finden Sie heraus, was Sie genießen und was nicht, und nehmen Sie die genussvollen Erfahrungen mit großer Aufmerksamkeit wahr.

6. Erweitern Sie Ihre Achtsamkeit für positive Erfahrungen, indem Sie sich bewusst an ein Ereignis erinnern und ein ähnliches Erlebnis planen und realisieren.

DAS ZU-VIEL-AKTIVITÄT-SYNDROM IN UNTERSCHIEDLICHEN ALTERSSTUFEN UND UNTER BESONDEREN BEDINGUNGEN

Die genannten Methoden zur Bekämpfung von übersteigerter Aktivität können in jedem Alter mit Erfolg angewendet werden. Zwar scheint das Problem in der Hauptsache Erwachsene in den Berufsjahren zu betreffen, aber ein paar Bemerkungen über andere Altersstufen sind gleichwohl angezeigt. Wir machen uns selten Gedanken darüber, ob Kinder möglicherweise zu viel zu tun haben, um sich noch erholen zu können. Darum sollten die Alarmglocken schrillen, wenn Ihnen ein Kind begegnet, das sehr angespannt und unaufhörlich beschäftigt ist. Als Erstes sollten Sie herausfinden, ob die Eltern (oder Sie selbst, wenn Sie der Erziehungsberechtigte sind) zu viele Aktivitäten geplant haben aus Angst, dem Kind nicht jede menschenmögliche Anregung zu geben. Solche Kinder entwickeln Angstgefühle und lernen nicht, sich selbst zu beruhigen, weil sie nie lange genug still sitzen. In ihren Gehirnen entsteht ein Bedürfnis nach ständiger Stimulation, und auch in ihren späteren Jahren werden sie große Schwierigkeiten haben, ihr Gleichgewicht zu finden.

In der Regel stellt sich die Frage eher nicht, ob Kinder in ihrem Leben Spaß haben, aber wenn Sie ein Kind kennenlernen, das extrem angespannt ist, empfiehlt es sich, nach familiären Ursachen zu suchen (z. B. Missbrauch oder irgendein anderer tabuisierter Familienkonflikt), weswegen das Kind ständig auf der Hut sein muss. Außerdem kann es natürlich andere Gründe geben, zum Beispiel eine Zwangsstörung. Kinder und Jugendliche können auch spezifische Sozialängste entwickeln. Kinder können kaum berichten, wie

STRATEGIE 9: DAS ZU-VIEL-AKTIVITÄT-SYNDROM KONTROLLIEREN

sie mit anderen klarkommen. Möglicherwiese versuchen sie, sich mit einem gleichaltrigen Freund/einer gleichaltrigen Freundin gut zu verstehen, werden aber mit dem Druck und der Reizüberflutung bei Gruppenaktivitäten nicht fertig. Manchmal fürchten sie Häme wegen schlechter Leistungen und halten sich daher von Aktivitäten fern, die eigentlich Spaß machen könnten. Erkundigen Sie sich bei den zuständigen Lehrer/-innen, wie das Kind sich in der Klasse oder in Freistunden verhält und ob es in lustige Klassenaktivitäten eingebunden ist.

Jugendliche, die unter Druck stehen und unfähig zur Entspannung sind, können aus Angst vor Fehlern zu Perfektionisten werden. Außerdem ist die Schule für jeden Teenager mit Sozialangst ein vermintes Gelände. Die Altersgenossen gehen rücksichtslos mit ihnen um, und sie tun sich schwer mit den Anforderungen des Unterrichts, sobald sie vor der Gruppe sprechen müssen. Bei solchen Jugendlichen ist es zwingend notwendig, der Ursache für ihre Angespanntheit auf den Grund zu gehen, denn sie können sich nicht entkrampfen, außer sie entziehen sich den Gruppensituationen oder hierarchischen Verhältnissen, die ihre Angespanntheit befördern. In diesen Fällen gehört zum Angstmanagement eine spezifische Problemlösungskompetenz, die auf die Interaktionen mit Gleichaltrigen und in Schulsituationen zugeschnitten ist.

Antriebsstarke Teenager mit einer Überaktivität der Basalganglien sind unter Umständen rund um die Uhr mit freiwilligen Aktivitäten beschäftigt, können aber beim Sport oder bei Arbeitsgemeinschaften oder außerschulischen Aktivitäten ihre innere Anspannung nicht abbauen. Man muss herausfinden, ob solche Teenager sich jemals Ruhezeiten gönnen, die sie nicht verplanen, oder ob sie Spaß haben, der unabhängig von messbaren Ergebnissen ist. Unterstützen Sie sie bei Aktivitäten, die sie nicht anführen – sie sind in der Regel Mannschaftskapitäne oder Vorsitzende in Arbeitsgemeinschaften –, und helfen Sie ihnen, Hobbys zu finden, die Bewegung beinhalten und Spaß machen, aber nicht benotet oder sonst wie bewertet werden, um ihnen die Tür zur Stressreduktion durch aktiven Spaß zu öffnen.

Senioren erleben in der Regel den geringsten Leistungsdruck, aber wenn Menschen mit übersteigerter Aktivität älter werden, kann es ihnen zunehmend schwerer fallen, ihre Angst zu beherrschen, weil ihr Tatendrang durch Gesundheitsprobleme und mangelnde Mobilität gebremst wird. Wenn ihre Angst eskaliert, brauchen sie Unterstützung, um die verborgenen Gründe dafür zu finden, dass sie ihre Angst nicht mehr beherrschen können, und dann einen Plan zu entwickeln, wie ihre Lebensqualität erhalten werden kann. Zum Beispiel hindert ein neu aufgetretenes Augenproblem sie daran, Karten zu spielen, zu lesen oder mit dem Auto an Orte zu fahren, wo sie Spaß und Freude erleben. Solch ein Problem lässt die Angst sprunghaft ansteigen, und doch ist für die betroffene Person oft die Beziehung zwischen verminderter Aktivität und vermehrter Angst nicht ohne Weiteres einsehbar. Wenn man die Ursache nicht kennt, ist es schwierig, den richtigen Plan für den Umgang mit der Angst zu entwickeln. Wenn man dieser Person Medikamente verschreibt, dämpft das vielleicht die Angst, aber viel effektiver ist es, herauszufinden, wie man ein gewisses Aktivitätsniveau wieder etablieren kann.

FAZIT

Einschränkend muss gesagt werden, dass es Menschen gibt, deren arbeitsfreie Zeit ebenfalls Arbeit ist. Manche Menschen haben zwei Berufe, also ist ihre tatsächliche Freizeit minimal. Menschen, die berufstätig sind und dann nach Hause kommen, um dort weitere sechs Stunden zu arbeiten (Kochen, Putzen, Kinderbetreuung oder Pflege der alten Eltern etc.), haben einfach keine Zeit, sich zu entspannen oder zu amüsieren, um ihr Zuviel an Aktivität auszugleichen. Ihre Probleme lassen sich mit den erwähnten Gegenmaßnahmen zum

STRATEGIE 9: DAS ZU-VIEL-AKTIVITÄT-SYNDROM KONTROLLIEREN

Zu-viel-Aktivität-Syndrom nicht lösen. Die Betroffenen leiden unter Burn-out infolge von Überarbeitung. Sie brauchen dringend Erleichterung, aber Veränderungen müssen sorgfältig geplant werden, um möglichst viel Ausgleich und Entspannung in das Leben zurückzubringen. Dazu kann man Kontakt zu einem Therapeuten knüpfen, und man sollte herausfinden, wie sich die Arbeitszeit der Person effektiver und die minimale Erholungszeit nutzbringender gestalten lässt. Wir können hier nicht alle Optionen ansprechen, aber praktische Hilfe kann Angst und Sorgen beträchtlich reduzieren, und wenn Therapeuten eine solche praktische Unterstützung geben, führt das oft zu sehr guten Ergebnissen.

Die Betroffenen müssen ihre Freizeit als erholsam und produktiv schätzen lernen, um jede mögliche und vergnügliche Maßnahme zu ergreifen, die eine Verminderung des Zu-viel-Aktivität-Syndroms zur Folge hat. Der Geist und Körper, die Zeit zum Spiel haben, werden produktiver und kreativer. Behalten Sie das im Auge, wenn Sie beginnen, Ihr angsterfülltes Verhalten zu managen, und richten Sie Ihre Energien auf Freude und Entspannung.

ZWÖLF

STRATEGIE 10: EINEN PLAN ENTWICKELN UND UMSETZEN

Bei dieser Strategie geht es darum, Kompetenz und Selbstvertrauen zu gewinnen – das wichtigste Ziel für Menschen mit Sozialangst, die immer fürchten, dass andere ihre Nervosität beobachten. Das einzig mögliche Mittel, um zu diesem Ziel zu kommen, sind Erfahrungen, die Wissen und Fähigkeiten erweitern oder stärken. Strategie 10 zeigt, wie man Kompetenz und Selbstvertrauen erwirbt, um Angst im Beruf und in sozialen Situationen in den Griff zu bekommen. Um einen Plan entwickeln und umsetzen zu können, muss man auf besonderen Techniken aufbauen, denn ein Teil des Selbstvertrauens basiert auf der Zuversicht, dass man in der Lage ist, mit der Angst umzugehen, wenn sie auftritt.

STRATEGIE 10: EINEN PLAN ENTWICKELN UND UMSETZEN

DAS GEHIRN ERLERNT UND VERLERNT ANGST

Die Erwartung der Angst führt dazu, dass man Angst tatsächlich haben wird. Wahrscheinlich lässt eine vergrößerte Amygdala (der Teil des Gehirns, der vor Schwierigkeiten warnt) Menschen überempfindlich auf Gesichter reagieren. Bereits die geringste Veränderung im Gesichtsausdruck des Gegenübers wird von der Amygdala als negativ interpretiert, was unmittelbar dazu führt, dass man sich negativ beurteilt und abgelehnt fühlt. Betroffene entwickeln daraufhin Selbsterwartungen wie: »Ich kann nicht vor anderen sprechen, ohne zu zittern und mich lächerlich zu machen«, oder: »Wenn mir jemand beim Essen zusieht, werde ich so nervös, dass meine Hände zittern und mir alles von der Gabel fällt«, oder: »Ich weiß, dass ich Panik bekomme, wenn ich zu lange anstehen muss.« Die Würfel sind gefallen. Wenn diese Menschen in solche Situationen geraten, werden sie tatsächlich Panik bekommen oder sich beschämt fühlen. Ihre Erwartungen formen ihre zukünftige Wirklichkeit.

Zum Glück hat die Amygdala, die vor Gefahren warnt, auch die Fähigkeit, Gefahren zu verlernen. Aber sie kann das nur, wenn eine Situation, die vordem Angst erzeugt hat, jetzt *keine* Angst mehr erzeugt. Der Kortex sendet die Information, dass die Situation sicher ist, zurück zur Amygdala und beruhigt sie so weit, dass sie in Zukunft keinen Alarm auslösen wird. Wenn man die Angst verlernt, kann man sich kompetent und voller Selbstvertrauen verhalten und es in einer ähnlichen Situation wiederholen.

Solange kein neues Lernen geplant wird, kann die Amygdala Angst nicht verlernen. Ohne einen Plan werden Sie mit der gleichen alten, intensiven Angst konfrontiert – das Gehirn wird feststellen, wie furchterregend die Situation ist. Eine Veränderung erfordert die bewusste Entscheidung, sich so zu verhalten, als ob die Situation harmlos sei. Mit einer spezifischen Planung und Vorbereitung hat die Amygdala die Möglichkeit, Neues zu lernen.

DREI TIEFE ATEMZÜGE UND GUTE VORBEREITUNG

Als ich die Highschool besuchte, hatte ich extremes Lampenfieber, was, wie ich heute weiß, das Ergebnis von Panikattacken war, die ich in unterschiedlichen Situationen und auch auf der Bühne hatte. Während ich neben der Bühne auf meinen Auftritt wartete, betete ich zu Gott, er möge mich sterben lassen, bevor ich vor das Publikum treten und singen musste. Sterben wäre kein sonderlich hilfreiches Vermeidungsverhalten gewesen, aber es wäre die einzige Begründung gewesen, die die anderen Mitwirkenden für meinen Ausfall akzeptiert hätten. Die Leiterin unserer Theatergruppe gab mir einen der besten Angstmanagement-Tipps, die ich je bekommen habe: langsam und tief zu atmen. Und sie gab mir ein mentales Gerüst, um die Angst zu beherrschen. »Alles, was du brauchst, um ohne Angst auf die Bühne zu gehen, sind drei tiefe Atemzüge und gute Vorbereitung.« Ihre »drei Atemzüge und gute Vorbereitung« sind mein Modell geworden, wie ich in Angst auslösenden Situationen ohne Angstverhalten auskomme.

»Drei tiefe Atemzüge« stehen für die Fähigkeit, körperlich ruhig zu bleiben, während man darauf wartet, dass die Übung beginnt. Menschen, die in die wirkliche Welt gehen und etwas Neues tun – im Restaurant eine Bestellung aufgeben, bei einer Besprechung das Wort ergreifen, in der Mitte des Theaters sitzen, auf einer mautpflichtigen Straße fahren etc. –, müssen innerlich möglichst gelassen sein, um es der Angstreaktion so schwer wie möglich zu machen. Den Körper mit Atmen und Muskelentspannung ruhig zu halten, ist eine Entscheidung, die jede Person treffen kann, es ist eine Aktivität des präfrontalen Kortex, die den Körper und die Hirnfunktion beeinflusst.

Beginnen Sie mit der »1-Atem«-Entspannung oder Ihrer bevorzugten Atemtechnik in dem Moment, in dem eine Situation Angst auslösen könnte. Wenn Sie Ihre Übung geplant haben, wissen Sie im Voraus, dass Sie sie brauchen. Wenn Sie zum Beispiel bei einer

STRATEGIE 10: EINEN PLAN ENTWICKELN UND UMSETZEN

Besprechung das Wort ergreifen werden, atmen Sie bewusst und lockern Sie sich den ganzen Tag, bevor die Besprechung stattfindet. Vermeiden Sie, angespannt und verkrampft zu sein. Wenn Sie im Besprechungszimmer sind, nutzen Sie die »1-Atem«-Entspannung, um körperlich ruhig zu bleiben, bis Sie reden müssen. Auf diese Weise bleibt Ihr Körper so ruhig wie möglich – Ihr sympathisches Nervensystem und Ihr peripheres Nervensystem sind entspannter –, und dadurch werden Ihre Symptome nicht mehr so leicht ausgelöst. Selbst wenn Sie sich etwas nervös fühlen, sind Sie beim Sprechen nicht so verkrampft und werden die Angst erfolgreich im Zaum halten, was das Ziel der Übung ist. Bei jeder geplanten Übung ist das Ruhigbleiben zentraler Bestandteil des Plans. Wenn Sie das gelernt haben, ist es Zeit, zum Kern der Strategie 10 vorzudringen – zur Entwicklung und Umsetzung eines Plans im realen Leben.

»Gute Vorbereitung« steht für alle Stufen der Vorbereitung auf die Übung im realen Leben und für die Übungssitzung selbst. Zur Vorbereitung gehört, wie bei Strategie 8 zur Veränderung der Selbstgespräche, die mentale Bereitschaft: Sie ist eine wichtige mentale Brücke zum Management des Angstverhaltens. Zur guten Vorbereitung gehört auch die notwendige Motivation.

Warum in aller Welt sollte jemand, der lieber sterben möchte als allein vor einem Publikum aufzutreten und zu singen, mehr als einmal auf die Bühne gehen? Motivation. Nachdem ich es einmal auf die Bühne geschafft hatte, ohne zu sterben, machte mir das Singen großen Spaß. Ich hatte es geübt und konnte es gut. Serotonin gab meinem Gehirn das Gefühl die Befriedigung, etwas gut gemacht zu haben. Und dann gab es Applaus. Mein Gehirn mochte den Dopaminflow, als die Menschen Beifall klatschten. Wenn wir genug Motivation haben, stellen wir uns der Angst. Wenn wir uns der Angst einmal gestellt haben, wird sie kleiner. Ich wählte dann im College Rhetorik- und Theaterkurse und hatte meine Angst vor Auftritten gut im Griff.

EINEN PLAN UMSETZEN

Genau zu wissen, was man will, und es konsequent zu verfolgen ist schwerer, als sich die meisten Menschen vorstellen. Nehmen Sie sich etwas Zeit, und überlegen Sie, was Sie sich wünschen, und dann unternehmen Sie die folgenden Schritte.

Ziele setzen

Der Entwurf eines Plans beginnt damit, sich ein Ziel zu setzen. Es ist das Ziel, das uns motiviert, uns mit unserer Angst zu konfrontieren. Wenn wir die Motivation vor Augen haben, fällt es uns leichter, die Dinge anzugehen, die Angst in uns auslösen, und sie entspannter zu sehen. Wir müssen genau wissen, was wir tun wollen. Menschen haben unendlich viele Ziele, manche sind sehr spezifisch, andere allgemeinerer Natur:
- Im Restaurant eine Bestellung aufgeben, ohne rot zu werden.
- Mit meinem Chef sprechen, ohne dass mir die Stimme zittert.
- In diesem Semester an dem Hauptseminar teilnehmen (und dabeibleiben).
- Mich um Jobangebote kümmern.

Die besten Pläne beginnen damit, dass man sehr genau weiß, was man erreichen will.

Stellen Sie fest, was Ihnen Angst macht und welche Fähigkeiten Sie brauchen

Nachdem Sie sich das Ziel gesetzt haben, müssen Sie wissen, was Sie brauchen, um es zu erreichen. Wenn Sie sich sozial mehr einbringen wollen (auch in Ihrem Berufsfeld), schätzen Sie Ihre Fähigkeit ein,

STRATEGIE 10: EINEN PLAN ENTWICKELN UND UMSETZEN

mit Menschen umzugehen und mühelos in Kontakt zu kommen. Wenn Ihr Ziel ein Einstellungsgespräch ist, schätzen Sie Ihre Fähigkeit ein, spontan auf allgemeinere und auf berufsspezifische Fragen zu antworten. Wenn Sie einen Liebespartner/eine Liebespartnerin kennenlernen wollen, stellen Sie fest, welche Möglichkeiten es gibt, mit jemandem in Kontakt zu treten (via E-Mail, Telefon oder persönlich), und schätzen Sie ab, welche Kommunikationsfähigkeiten Sie dafür brauchen.

Um genau einzuschätzen, was Ihnen Angst bereitet und welche Fähigkeiten Sie möglicherweise benötigen, müssen Sie Ihre Geschichte sorgfältig unter die Lupe nehmen. Das ist sehr schwierig, wenn man es für sich allein machen muss. Für diese Technik ist die Zusammenarbeit mit einem Therapeuten nicht nur empfehlenswert, sondern vielleicht sogar notwendig. Überblicken Sie Ihre Lebenserfahrungen in den folgenden Bereichen, um herauszufinden, was Sie brauchen.

Soziale Fähigkeiten

Haben Sie das Bedürfnis oder den Wunsch, sich mit Freunden zu treffen oder mit einem potenziellen Partner/einer potenziellen Partnerin auszugehen? Soziale Kontakte sind immer mit Unwägbarkeiten verbunden, und selbst ansonsten erfolgreiche Menschen können bei sozialen Anlässen erstaunlich unsicher sein. Stellen Sie vor allem fest, ob Sie die sozialen Kompetenzen entwickelt haben, die Sie für Ihre Zwecke brauchen. Müssen Sie Durchsetzungsvermögen lernen? Können Sie sich neuen Menschen selbstsicher vorstellen? Können Sie ein Konferenzzimmer betreten, sich gelassen einen Platz suchen und einen Kollegen/eine Kollegin begrüßen? Können Sie mit der Lehrerin Ihres Kindes oder mit den Eltern der Freunde Ihres Kindes telefonisch oder persönlich sprechen oder ihnen gegenübertreten? Fällt es Ihnen leicht, sich mit jemandem zu verabreden oder eine neue Bekanntschaft zu einem Treffen einzuladen?

Persönliche Business-Fähigkeiten

Sind Sie in der Lage, vor Bankangestellten Schecks oder Überweisungen auszufüllen oder mit Geschäftspersonal zu sprechen? Können Sie über Preise, Warenrückgabe oder Umtausch sprechen? Können Sie mit medizinischem Personal über Krankheitszustände und Behandlungsoptionen sprechen? Können Sie Ihr Kind problemlos im Sportverein anmelden und als Zuschauer/-in an seinen Trainingsstunden teilnehmen?

Berufliche Fähigkeiten

Hier geht es nicht so sehr darum, wie tüchtig Sie arbeiten können, sondern um die sozialen Aspekte eines Jobs: dem Vorgesetzten Fragen stellen, mit Kollegen in der Pause reden, mit einem Kollegen über die Arbeitssituation sprechen usw. Können Sie an einem Bewerbungsgespräch teilnehmen? Können Sie bei einer Besprechung eine Präsentation vornehmen? Sind Sie in der Lage, bei einer Besprechung eigene Vorschläge zu machen? Haben Sie die Kompetenz, mit Vorgesetzten oder Managern über arbeitsspezifische Fragen zu diskutieren?

Für all diese Bereiche bedarf es eines gewissen Maßes an Selbstvertrauen. Selbstvertrauen bedeutet das Wissen, dass die eigenen Bedürfnisse in jeder Situation anerkannt und berücksichtigt werden, sowie die Bereitschaft, ihnen Geltung zu verschaffen. Das ist vor allem in potenziell konfliktträchtigen Situationen wichtig – wenn man eine Ware in einem Geschäft zurückgibt, gegen eine inkorrekte Rechnung Einspruch einlegt, einen Handwerker um die Erklärung seiner Rechnungsaufstellung bittet, um eine Änderung der Arbeitszeiten oder um Urlaub bittet oder einem Vorgesetzten mitteilt, dass die Arbeitsvorgabe nicht zu erfüllen ist.

STRATEGIE 10: EINEN PLAN ENTWICKELN UND UMSETZEN

Fertigkeiten entwickeln

Nach der Selbsteinschätzung bzw. Selbstbeurteilung geht es im nächsten Schritt darum, die benötigten Kompetenzen und einen Übungsplan zu entwickeln. Wenn einer Person Fähigkeiten fehlen, selbst solche, die sehr leicht zu erlernen sind, weiß sie wahrscheinlich nicht, welche Fähigkeiten notwendig sind oder wo man sie erwerben kann. Das muss gesondert geplant werden.
Es gibt sehr viele Möglichkeiten, Fertigkeiten zu erlernen. Denken Sie an Übungs- und Ratgeberbücher, mit deren Hilfe man soziale Fähigkeiten und Selbstvertrauen trainieren kann. Sie können Dinge wie Selbstvertrauen, soziale Kompetenz, Konfliktmanagement, Wutmanagement usw. auch in einer Gruppentherapie erlernen. In der Volkshochschule und in anderen Einrichtungen der Erwachsenenbildung gibt es Kurse für freies Sprechen, für Bewerbungsgespräche, Internetkommunikation und dergleichen. Sie können sich sogar einer Theatergruppe anschließen!

Üben unter vier Augen

Das Ausprobieren der Fähigkeiten ist wichtig, und ebenso wichtig ist es, den Prozess in so kleine Schritte aufzuteilen, dass sie erfolgreich ausgeführt werden können. Das Gehirn braucht Erfolge, um mit Zuversicht zum nächsten schwierigeren Schritt überzugehen. Ihr Gehirn weiß es, wenn Sie nicht kompetent sind, und es wird Angst erzeugen, wenn Sie zu schnell vorgehen. Jedes Ziel in kleine Schritte herunterzubrechen ist die beste Vorgehensweise. Für den Erfolg ist es entscheidend, dass Sie den richtigen Lehrer finden, in der Regel einen Therapeuten oder eine Therapeutin. Wenn Sie neue Strategien ausprobieren, brauchen Sie Ermutigung. Arbeiten Sie mit einem Übungsbuch, sollten Sie darauf achten, dass Sie alles richtig verstehen und nicht zu schnell vorgehen – hier kann ein

Therapeut sicherstellen, dass Sie auf dem richtigen Weg sind. Das Meistern jeder Stufe wird das Vertrauen in Ihre Fähigkeit erhöhen, tun zu können, was erforderlich ist. Wenn die Amygdala Angst verlernen soll, ist es wesentlich, dass Sie nicht überhastet handeln. Wollen Sie beispielsweise lernen, Bewerbungsgespräche ohne Nervosität zu meistern, können Sie die Aufgabe in folgende kleine Einzelschritte unterteilen:

- Lernen Sie, Hände zu schütteln und dabei dem Gegenüber in die Augen zu sehen; üben Sie das.
- Erstellen Sie eine Liste von Fragen, und üben Sie sie ein, bis Sie die Fragen beiläufig und zwanglos stellen können.
- Bereiten Sie Informationen über Ihren beruflichen Werdegang vor, über Ihre Stärken, Ihre berufliche Qualifikation, und üben Sie, diese mündlich vorzutragen.
- Lernen Sie, Pausen zu machen und nachzudenken, wenn eine Frage es erfordert, ohne dabei nervös zu erscheinen.
- Üben Sie Einstellungsgespräche mit einem Therapeuten, einem Freund oder einer Kollegin.

Mit einem Therapeuten oder einer Therapeutin kann man »Als-ob«-Situationen durchspielen: Situationen üben, als ob sie in Wirklichkeit stattfänden, obwohl man sich »in Sicherheit« befindet. Solche Übungen helfen der Amygdala, schrittweise die Angst zu verlernen, bevor man sich der wirklichen Situation stellt. In einer Therapiesitzung kann man Fähigkeiten ausprobieren, die der Therapeut einem beigebracht hat oder die man sich aus Selbsthilfebüchern angeeignet hat.

Das Üben unter vier Augen fällt vielen schwer, weil es ihnen peinlich ist. Aber genau deswegen ist es notwendig. Wenn man vor der wirklichen Situation nicht übt, dann ist das, als ob man im Theater eine Rolle lernt, aber sich weigert zu proben, bevor die erste Aufführung vor dem Publikum stattfindet. Es ist wichtig, zu üben, was man einem Kellner in einem Restaurant sagt, was man sagt, wenn man zufällig dem neuen Chef im Flur begegnet, was man macht, wenn man mitten im Kinofilm zur Toilette muss, was man zum Lehrer sagt, wenn man den Unterricht verlassen muss, und so weiter. Finden Sie jemanden, mit dem Sie üben können – Mutter oder Vater, einen Therapeuten, eine Partnerin, einen Freund –, oder sagen Sie Ihren Teil laut vor sich selbst auf. Ihre Lippen erinnern sich besser, was sie tun sollen, wenn sie die Worte vorher schon gesagt haben. Wenn Sie üben, bekommt Ihr Gehirn ein Training durch Ihren präfrontalen Kortex, und alle Teile Ihres Gehirns werden daran beteiligt – die Amygdala, der motorische Kortex, das limbische System, der anteriore Gyrus cinguli, der orbitofrontale und der präfrontale Kortex. Je öfter Sie üben, desto besser werden Sie sich erinnern. Sie schaffen buchstäblich Pfade in Ihrem Gehirn, die es vereinfachen, sich an das zu erinnern, was Sie geübt haben, wenn Sie unter Druck stehen.

Wir fassen zusammen:
1. Setzen Sie sich ein klares Ziel.
2. Stellen Sie fest, was genau Ihnen Angst bereitet.
3. Entwickeln Sie Fähigkeiten durch Lesen, Üben, Fortbildung etc.
4. Gliedern Sie die Aufgabe in überschaubare Schritte und führen Sie diese nacheinander aus.
5. Üben Sie unter vier Augen.

DESENSIBILISIERUNG EINES TRAUMAS

Wir können in diesem Buch keinen Desensibilisierungskurs anbieten, aber wir müssen das Thema doch erwähnen für diejenigen, die an einem Trauma leiden, das sie daran hindert, zu einer bestimmten Erfahrung zurückzukehren. Wenn Menschen traumatisiert wurden, genügt die bloße Vorstellung einer ähnlichen Situation, um ihr sympathisches oder peripheres Nervensystem zu aktivieren. In diesen Fällen bedarf es einer Psychotherapie, um die Erinnerung an das Trauma zu desensibilisieren. Panikattacken führen die Betroffenen zu der fälschlichen Annahme, die Situation habe die Panik *verursacht*, und dann nimmt ihr Gehirn automatisch an, dass in einer vergleichbaren Situation *immer* Panik auftreten wird. Menschen, die in einer sozialen Situation Panik erlebt haben, brauchen eine Desensibilisierung, bevor sie in eine ähnliche Situation zurückkehren – ebenso wie Menschen mit Sozialangst in Situationen, in denen sie extrem nervös und beschämt waren, vom Beschämungstrauma genesen müssen.

Es gibt drei Methoden zur Desensibilisierung: die systematische Desensibilisierung, die Energietherapie und EMDR (Eye Movement Desensitization and Reprocessing, oder »Augenbewegungsdesensibilisierung«). Für jede dieser Methoden ist es notwendig, mit einem Therapeuten oder einer Therapeutin zusammenzuarbeiten, die darin spezialisiert sind.

- *Systematische Desensibilisierung:* Bei dieser Methode beginnt der Therapeut mit Entspannungsübungen, um dann eine Hierarchie der Angst erregenden Elemente einer Situation aufzustellen. Beginnend mit dem Element, das die geringste Angst auslöst, stellt sich der Klient dieses Element intensiv vor, bis er sich vollständig entspannen kann. Der Therapeut führt den Klienten Stufe für Stufe die Hierarchieleiter hinauf, bis alle Elemente desensibilisiert sind.
- *Energietherapie:* Bei dieser Methode identifiziert der Klient die Gedanken, die negative Gefühle auslösen, und erforscht die exakte Natur des negativen Gefühls (Angst, Beschämung, Phobie etc.). Dann stellt er den Grad der negativen körperlichen Erregung fest und bewertet ihn. Im nächsten Schritt drückt er auf Akupressurpunkte, die mit der körperlichen Erregung korrespondieren, und bewertet das Gefühl erneut, bis das negative Gefühl verschwunden ist.

- *EMDR:* Die Augenbewegungsdesensibilisierung ist die vielseitigste, gründlichste und anspruchsvollste Therapie-Methode. Sie zeitigt bei traumatischen Erfahrungen oft Ergebnisse, die mit anderen Methoden nur schwer erreichbar sind – insbesondere bei Beschämungstraumata von Menschen mit Sozialangst. Therapeuten müssen für EMDR speziell ausgebildet sein.

ÜBUNG IM REALEN LEBEN

Übungen im realen Leben – im Unterschied zu Übungen unter vier Augen – werden in kleinen Schritten durchgeführt, deren zeitliche Dauer stufenweise verlängert wird, damit die betreffende Person die Situation verlassen kann, solange sie sich noch ruhig fühlt. Die Schritte beginnen »leicht« und werden allmählich »schwieriger« – die wirklich schwierigen Schritte kommen natürlich zum Schluss. Wenn beispielsweise jemand Angst hat, im Theater mitten im Publikum zu sitzen, und zur Übung ins Kino geht, sollte er nicht damit anfangen, dass er zu spät kommt, wenn die meisten Plätze besetzt sind. Er sollte nicht zur Erstaufführung eines Kassenschlagers gehen, wenn sowieso kein Platz mehr frei ist. Er sollte sich auch nicht zum ersten Mal mit jemandem verabreden, wenn er ein neues Verhalten im Theater übt und das Risiko besteht, dass er fliehen muss und vor den Augen seiner neuen Bekanntschaft beschämt dasteht. Vielmehr sollte man die Übung in kleine Schritte unterteilen:
1. Entscheiden Sie, ob irgendwelche Fähigkeiten notwendig sind, wie zum Beispiel das Kaufen von Eintrittskarten, ohne in Verlegenheit zu geraten.
2. Planen Sie die Dauer der Übung aufgrund des zu erwartenden Angstniveaus und Ihrer Erfahrung. Können Sie es sich erlauben, bei gedimmtem Licht, wenn immer noch Kinobesucher kommen und Platz nehmen, aufzustehen – oder können Sie die Vorschauen abwarten und dann hinausgehen,

als ob Sie sich noch Popcorn vor der Vorstellung besorgen wollten? Können Sie einen ganzen, nicht zu langen Film durchstehen, wenn Sie nah am Ausgang sitzen?
3. Planen Sie, ob Sie eine Person zur Unterstützung brauchen – einen guten Freund oder Ihren Partner/Ihre Partnerin –, oder ist es besser (weniger beschämend), es allein zu versuchen?
4. Planen Sie Ihre Schritte so groß wie möglich, aber doch immer so, dass Sie sie erfolgreich meistern können. Gehen Sie früh zu einem Film, der schon seit mehreren Wochen läuft. Setzen Sie sich an den Rand in die Nähe des Ausgangs, und bleiben Sie so lange wie geplant, nicht länger. Verlassen Sie das Kino, solange Sie sich kompetent fühlen, sodass Sie den nächsten Schritt mit größerer Zuversicht angehen können.

Der schwierigste Teil dieser Technik ist, genau das richtige Maß für die Konfrontation mit der Wirklichkeit zu finden, um Kompetenz zu entwickeln, ohne Zuversicht und Motivation zu verringern.

Zusammenarbeit bei Übungen im realen Leben

Die Unterstützung von Menschen, die einem bei der Übung in der Realität helfen, ist nicht nur eine gute Idee, sondern auch notwendig. Das gilt insbesondere für Kinder, die unter Schulangst leiden. Der Direktor, der Schulpsychologe, die beteiligten Lehrer und der Schulsanitäter sollten darüber informiert werden, was das Ziel der Übung ist, sodass ein Scheitern oder, schlimmer noch, eine soziale Beschämung vermieden werden kann.

Bei jüngeren Kindern spielen die Eltern eine Schlüsselrolle. Die zehnjährige Margot war ein schüchternes Mädchen, aber sie hatte Freundinnen an der Schule, und ihre Lehrerin mochte sie. Nachdem sie zweimal in der Woche eine Vertretungslehrerin hatte, fing sie an, sich morgens krank zu fühlen, und wollte zu Hause bleiben. (Das Bauch- oder Magengefühl ist ein guter Indikator für die Nervosität einer Person!) Ihre Eltern erlaubten ihr, zu Hause zu bleiben, »bis sich der Magen wieder beruhigt hat«. Nach drei Tagen wurde deutlich, dass es Margots Magen immer gegen drei Uhr am Nachmittag besser ging, wenn die Schule für den Tag vorbei war. Ihre Eltern mussten sie zur Schule zurückbringen, auch wenn es Tränen kostete, und so nahmen sie Kontakt mit der Schule auf, um einen Plan zu erstellen.

Der Plan war, dass Margot am nächsten Tag zur Schule gehen sollte, aber nach den ersten beiden Stunden, die ihr Spaß machten, nach Hause gehen könnte. Am Tag darauf würde sie länger bleiben, über die Mittagszeit, sodass sie neben ihrer besten Freundin sitzen und essen konnte. Nach dem Essen und solange sie sich noch wohlfühlte, würde sie nach Hause gehen. Am dritten Tag sollte sie am ganzen Tagesprogramm teilnehmen. Die Eltern erklärten Margot den Plan sorgfältig, sodass sie ihn verstand. Sie stellten auch sicher, dass Margot sich daran erinnerte, was sie ihr über Atmen und Entspannung beigebracht hatten.

Am nächsten Tag wurde der Plan in die Tat umgesetzt. Margots Eltern brachten sie ins Klassenzimmer, bevor die anderen Schüler eintrafen, und wurden vom Schulsanitäter und der Lehrerin empfangen. Diese erklärten, dass der Sanitäter die Eltern nicht benachrichtigen werde, auch wenn Margot sich krank fühlte, und dass sie im Klassenzimmer bleiben müsste, ohne zum Sanitäter zu gehen, selbst wenn sie weinte. Die Eltern versprachen ihr, sie nach der zweiten Stunde abzuholen, und verließen sie. Margot weinte, aber da noch keine anderen Schüler im Raum und ihre Eltern fort waren, wurde ihr Vermeidungsverhalten nicht verstärkt. Vielmehr wurde sie vom Unterricht und den anderen Aktivitäten so abgelenkt, dass sie sich in der Klasse nicht krank fühlte. Sowohl für die Eltern als auch für Margot war es einfacher, am nächsten Tag zur Schule zurückzukehren.

Ein weiteres Beispiel ist Martina, die als Neuling die Highschool besuchte. Martina war immer scheu gewesen. Zwar hatte sie in den meisten Fächern gute Noten, aber in Geometrie fühlte sie sich als Versagerin. Nachdem sie eine ganze Reihe von Gründen erfunden hatte, dem Unterricht fernzubleiben – vor dem Unterricht wurde es ihr schlecht und sie ging nach Hause usw. –, sprach der Lehrer mit ihr und der Schulpsychologin darüber. Martina gestand, dass es für sie eine unerträgliche Vorstellung sei, im Mathematikunterricht vor der Klasse sprechen zu müssen. Sie habe entsetzliche Angst davor, aufgerufen zu werden und eine falsche Antwort zu geben. Sie fürchtete sich, vor der Klasse bloßgestellt zu werden. Gemeinsam mit ihren Eltern, der Schulpsychologin und dem Lehrer wurde ein Plan ausgearbeitet:

1. Martina wurde die »1-Atem«-Entspannung beigebracht, um in der Klasse ruhig zu bleiben.
2. Martinas Eltern überprüften regelmäßig die Hausaufgaben, und Martina übte mit ihnen, laut Antworten zu geben.
3. Die erste Übung in der Realität fand am nächsten Tag in der Klasse statt. Martina sollte sich melden, wenn sie die Antwort wusste. Sie sollte das mindestens einmal tun, vorzugsweise zu Beginn des Unterrichts. (Das war die »Das-Unangenehme-zuerst«-Methode.)
4. Der Lehrer rief sie auf, sowie sie sich meldete, und nur dann.
5. Nach jedem erfolgreich gemeisterten Schritt sprach Martina mit ihren Eltern und der Schulpsychologin darüber, und sie bereiteten den nächsten Schritt vor.

Die nächsten Übungsschritte fanden statt, als Martina sicher war, sich melden zu können, um sofort aufgerufen zu werden:

1. Martina meldete sich, und der Lehrer rief sie dann entweder auf oder nicht. So konnte Martina sich an das »Überraschungsmoment« gewöhnen, wenn sie aufgerufen wurde.

2. Sie führte die »1-Atem«-Entspannung durch, solange sie wartete.
3. Wenn sie sich sicher und kompetent fühlte, ohne Angst zu warten, versuchte sie den nächsten Schritt.
4. Der Lehrer rief sie nicht mehr als einmal im Unterricht auf, wenn Martina sich meldete.
5. Wenn Martina das ohne Angst schaffte, rechnete sie im letzten Schritt eine Hausaufgabe an der Tafel vor. Der Lehrer sagte ihr immer im Voraus, für welche Aufgabe er sie aufrufen werde.

Üben ohne unterstützende Person

Ein Erwachsener kann soziale Ziele verfolgen, die nicht unbedingt der Mitarbeit anderer bedürfen, aber wenn Erwachsene mit anderen zusammenleben, gibt es in der Regel immer jemanden, der ihnen den Rücken freihält, wenn sie Dinge vermeiden müssen. Wenn ein Partner oder ein Elternteil beteiligt ist, stellen Sie sicher, dass sie den Plan kennen und nicht unabsichtlich durchkreuzen.

Jonathan war von seiner Firma gerade als Projektmanager für einen neuen Auftrag auserkoren worden. Er trug nun eine größere Verantwortung und musste regelmäßig Bericht erstatten auf Sitzungen, an denen er zuvor nicht teilgenommen hatte. Er hatte zwar keine Probleme, mit seinem Mitarbeiterteam zu sprechen – sie kannten sich gut und verkehrten untereinander auf normalem Gesprächsniveau –, aber die Vorstellung, vor seinem Chef und den anderen Direktoren zu sprechen, machte ihn extrem nervös. Als Jonathan seinen Plan entwarf, war das Ziel klar – er wollte auf den Sitzungen vor seinen Vorgesetzten sprechen, ohne rot zu werden und in Schweiß auszubrechen. Seine Kommunikationsfähigkeiten im normalen Firmenalltag waren durchaus gut – doch hatte er es so oft vermieden, vor größeren Gruppen zu sprechen, dass er jetzt nicht wusste, wie er mit der Herausforderung fertig werden sollte. Er hatte schon an vielen Besprechungen teilgenommen und jede Menge Berichte mit angehört, aber er war immer so auf sein eigenes Unwohlsein und seine Vermeidungsstrategien konzentriert gewesen, dass er nie darauf geachtet hatte, wie andere sich verhielten, wenn sie sich zu Wort meldeten oder Berichte abgaben. Es musste geklärt werden, was auf den Sitzungen geschah und was genau in ihm Angst auslöste.

1. Jonathans erster Schritt bestand darin, die Besprechungen zu beobachten – wie sich die Leute begrüßten, Kaffee holten und sich einen Sitzplatz suchten. Wie gingen sie mit jemandem um, der einen Bericht vortrug? Wie machten sie sich bekannt, wie sprachen sie sich an, wie reagierten sie? Er plante, in den Raum zu gehen, bevor die anderen kamen, so dass er sehen konnte, wie sie eintraten, einander begrüßten und wie die Besprechungen vonstattengingen. Er sollte beobachten, wie andere sich artikulierten.
2. Im zweiten Schritt musste Jonathan diese Beobachtungen und seine inneren Kommentare (Selbstgespräche) dazu aufschreiben. Er fand heraus, dass er eine Reihe negativer Selbstaussagen parat hatte, so wie: »Ich werde nie so entspannt auftreten wie Morgan«, oder: »Niemand wird mir zuhören, weil ich nicht so charismatisch wie Frank bin«, oder: »Wenn mich alle ansehen, werde ich sofort rot, und keiner nimmt mich mehr ernst.«
3. Dann fertigte er eine Liste mit Gegenaussagen an, um sich mental besser vorzubereiten.
4. Schließlich machte er eine Liste der Schritte, die er üben wollte, bevor er seinen ersten Bericht vortrug.

Jonathan folgte dem bereits beschriebenen Konzept, die Intensität des Sich-selbst-Aussetzens schrittweise zu erhöhen. In diesem Fall

STRATEGIE 10: EINEN PLAN ENTWICKELN UND UMSETZEN

ging es darum, sich den Blicken anderer auszusetzen, ohne vor Ort zu sein. Er erkannte, dass sein Vermeidungsverhalten ihn schon immer dazu bewegt hatte, vor einer Besprechung der Erste im Raum zu sein. So konnte er vermeiden, dass andere ihn ansahen, wenn er eintrat.

1. Jonathan übte, den Raum immer später zu betreten, bis er kurz vor Beginn der Sitzung eintrat, ohne sich unbehaglich zu fühlen. Er nahm sich für diese Übung mehrere Wochen Zeit.
2. Als er seinen Fortschritt begutachtete, stellte er fest, dass er überschätzt hatte, wie sehr die Leute ihn beobachteten. Das verlieh ihm größere Sicherheit.
3. Als Nächstes wollte er üben, sich freiwillig zu Wort zu melden (wo er sonst geschwiegen hätte). Er beschloss, mit kurzen zustimmenden Kommentaren zu beginnen, sodass er nicht fürchten musste, in ein Streitgespräch gezogen zu werden.
4. Als er diese Erfahrung bewertete, kam er zu dem Ergebnis, dass die Leute höflich zu ihm waren und seine Kommentare respektierten.
5. Seine nächste und letzte Übung war es, ein Thema zu finden, das debattiert wurde und bei dem er sich für eine Seite aussprechen musste. Zu seiner Überraschung fiel ihm das nicht schwer, denn in jeder Besprechung wurde pro und kontra argumentiert.
6. Bei der Betrachtung des Ergebnisses wurde klar, dass Jonathan erwartet hatte, die anderen Gesprächsteilnehmer würden über ihn herfallen, wenn er seine Meinung sagte. In Wahrheit aber äußerten alle ihre Meinung, und niemand schien darüber befremdet, dass er es auch tat.
7. Er war bereit, seinen ersten Bericht vorzutragen, und sagte ihn sich mehrere Mal laut vor, um sicher zu sein, dass er alles parat hatte.

Sie können Jonathans Übungsweg im realen Leben nachvollziehen:
- Erstellen Sie eine Liste mit kleinen, erreichbaren Schritten.
- Erhöhen Sie die Intensität der Schritte. Das heißt, verlängern Sie die Zeit, die Sie in einer Situation verbringen oder die Sie vor anderen sprechen, vergrößern Sie die Zahl der Menschen, mit denen Sie interagieren und so weiter.

Was, wenn ich bei einem Schritt scheitere?

Sie brechen einen Plan auf kleine Schritte herunter, um die Erfolgschancen zu vergrößern – das ist der eigentliche Sinn. Doch kann es vorkommen, dass Sie einen Schritt nicht auf Anhieb schaffen. Verzweifeln Sie nicht, und geben Sie nicht auf, wenn das passiert. Bedenken Sie:
- Der Übungsprozess im realen Leben zeigt auf, was Sie wissen müssen. Wenn etwas schiefgeht, dann wissen Sie danach, was Sie zusätzlich einplanen müssen.
- Jeder macht Fehler. Niemand ist davon ausgenommen. Wir sind Menschen.
- Wenn Sie nicht erreichen, was Sie in einem Schritt angestrebt haben, ist das kein Beinbruch. Sie hatten auch früher schon Angst und haben Beschämung empfunden – und haben es überlebt. Ihr Gehirn ist darauf eingestellt. Sie haben die Chance, mit einem besseren Plan einen neuen Versuch zu unternehmen.

Hilfe durch Medikamente

Zwar sind all diese Techniken gedacht, ohne den Einsatz von Medikamenten angewandt zu werden, doch ist hier ein kurzes Innehalten notwendig. Die Übungssituation im realen Leben ist die einzige, in welcher der Gebrauch von Medikamenten (um ruhig zu bleiben) eine definitive Lernhilfe darstellen kann. Wenn Menschen von Angst überwältigt werden, können sie nichts Neues lernen oder erfahren. Es ist wichtig, während der Übungen das Maß an Nervosität oder Angst in beherrschbaren Proportionen zu halten. Denn Panik oder Erröten, Schwitzen und Zittern lassen sich so schwer vollständig verhindern, dass es nützlich sein kann, ein Medikament in Reserve zu haben, um das Angstniveau während der Übung zu verringern.

Bevor sie etwas Neues zu tun versuchen, entwickeln viele meiner Klienten gemeinsam mit ihrem Hausarzt einen Plan, der ihnen erlaubt, Medikamente gegen Angstzustände bei Bedarf einzusetzen. Sie sind dann immer noch nervös, aber deutlich weniger, und sie haben sehr viel größere Chancen, mit ihrer Nervosität fertig zu werden und den Übungsschritt erfolgreich zu absolvieren. Das hilft der Amygdala, in der jeweiligen Situation die Angst zu verlernen, und gleichzeitig wird Selbstvertrauen für den nächsten Schritt aufgebaut. Bevor man zum nächsten Schritt übergeht, ist ein Versuch ohne Medikament empfehlenswert. Beim ersten Versuch des nachfolgenden kleinen Schritts können Sie es dann wieder einnehmen.

Wir fassen die Übungsschritte im realen Leben zusammen:
1. Erinnern Sie sich an die Leitlinie »Drei tiefe Atemzüge und gute Vorbereitung«. Sie wird Ihnen helfen, das Bewusstsein und den Körper zu beruhigen, Ziele zu setzen und Ziele zu erreichen.
2. Erstellen Sie eine Liste mit allen möglichen kleinen Schritten, und suchen Sie sich den größten kleinen Schritt heraus, der erfolgreich gemeistert werden kann.
3. Nehmen Sie die Hilfe anderer in Anspruch, die Sie unterstützen können. Doch stellen Sie sicher, dass sie den Plan verstehen und ihn nicht unabsichtlich durchkreuzen.
4. Entscheiden Sie, ob Sie für die ersten weitergehenden Schritte ein Medikament nehmen wollen, und planen Sie die Einnahme im Voraus.

5. Beginnen Sie die geplanten weitergehenden Schritte der Übung im realen Leben – spezifische kleine Schritte, die man vorbereiten kann und deren Erfolg sich sicherstellen lässt, indem man für sich *und* unter vier Augen übt, die Ruhe zu bewahren.
6. Begutachten Sie den Erfolg und wählen Sie den nächsten Schritt, indem Sie die Dauer der Übung verlängern und sicherstellen, dass der neue Schritt zu meistern ist, damit neues Lernen entstehen kann.
7. Werten Sie alles aus, was nicht funktioniert hat, und nehmen Sie Kurskorrekturen an der Übung vor.
8. Fahren Sie mit den Vorbereitungen für jeden einzelnen Schritt fort, bis Sie das ganze Ziel erreicht haben. Auf jeder Stufe legt das neue Lernen (oder das Verlernen der Angst) den Grundstein dafür, dass der nächste Schritt mit Selbstvertrauen angegangen werden kann. Doch erst wenn das gesamte Ziel erreicht ist, wird die Erfahrung der Sicherheit das Alarmsignal für diese spezifische Situation in Zukunft ausschalten.

FAZIT

Übung meint genau dies: Probeläufe für Dinge durchführen, die Sie sich zuvor nicht getraut haben. Niemand macht einen Probelauf, ohne sich vorher vorzubereiten. Wenn Sie sich auf einen sportlichen Wettbewerb vorbereiten, lernen Sie Fertigkeiten, trainieren sie und werten dann aus, was funktioniert und was nicht. Sie bekommen Rat, wie Sie diese Fertigkeiten am besten einsetzen, und dann trainieren Sie sie vor dem Wettbewerb erneut. Wenn Sie an einem Marathonlauf teilnehmen, bereiten Sie sich monatelang vor, Sie beginnen mit kurzen Läufen und arbeiten sich allmählich zur langen Distanz vor. Wenn Sie in einem Theaterstück mitspielen, üben Sie mit dem Textbuch in der Hand und bewegen sich innerhalb der Markierungen auf dem Boden, die in etwa die Maße der Bühne wiedergeben. Dann proben Sie auf der Bühne ohne Textbuch, und schließlich haben Sie eine Generalprobe mit Bühnenbild und allem Drum und Dran, bevor Sie vor Publikum auftreten. Das Gleiche gilt für die Übung im realen Leben. Lernen Sie die Technik der drei tiefen Atemzüge, bereiten Sie sich gut vor und gehen Sie dann zuversichtlich ins reale Leben. Üben schafft Möglichkeiten.

DANK

Jeder sollte so viel Glück haben! Ich bin in meinem ganzen Leben von hervorragend begabten Frauen unterstützt und ermutigt worden. Sie haben mir mein Leben erleichtert und mich angeregt, zu lernen, zu studieren und das, was ich gelernt habe, anderen mitzuteilen. Sie haben traurige Lebenserfahrungen in Lernerfahrungen verwandelt, meine Freude am Erfolg vervielfacht, Spaß und Glück in mein Leben gebracht und mich für neue Ideen, Perspektiven und Chancen aufgeschlossen. Sie haben mich in ihr Leben und in ihre Herzen aufgenommen. Ohne diese Frauen wäre ich nicht, wo ich heute bin. Neben Shannon Burns und Susan (Luigi) Palo Cherwien möchte ich für die tiefen und offenen Diskussionen über Glauben, Schreiben, Psychotherapie, Beziehungen und Heilen Dank sagen an Mary Jane Murphy, Deb Schwarz, Yonah Klem, Gatchina Hessler, Nancy Hoffman, Laurel Coppersmith, Sandy Faulkner, Lurlene McDaniel und Mary Lou Carney.

Das Erkennen des effektiven Angstmanagements war ebenso ein beruflich-therapeutischer wie ein persönlicher Weg. Wichtige Aspekte des Prozesses habe ich bei vielen unterschiedlichen Lehrern, Mentoren und Kollegen gelernt. Paul Bauermeister, Dan O'Grady und Judy Flaxman sind hier an erster Stelle zu nennen, auch ohne sie wäre ich nicht so weit gekommen.

DANK

Ein Buch entsteht nicht ohne die Hilfe von Menschen, die wirklich wissen, was zu tun ist. Ich danke für die großzügige Hilfe der Drs. Syed und Fatima Ali, die das Manuskript kritisch durchgesehen haben. Ich bin auch meiner Lektorin Andrea Costella für die Zusammenarbeit dankbar. Sie war eine bewundernswert aufmerksame Zuhörerin und hat mir mit ihren klugen Antworten genau die klaren und kompetenten Hinweise gegeben, die ich brauchte. Mein Dank gilt Casey Ruble, der exzellenten Zweitlektorin, die das Buch so viel lesbarer gemacht hat. Und last, but not least danke ich Rich Simon vom *Psychotherapy Networker*, dem kreativen Mann und außerordentlichen Redakteur, der den Anstoß für dieses Buch gab.

LITERATUR

Alsene, K. et al. (2003): Association between A2a receptor gene polymorphisms and caffeine-induced anxiety. *Neuropsychopharmacology*, 28 (9), S. 1694–1702.

Amen, D. (2000): *Change your brain, change your life.* New York: Three Rivers Press.

Amen, D. (2003): *Healing anxiety and depression.* New York: Penguin.

Aron, E. (1996): *The highly sensitive person.* New York: Birch Lane Press.

Baker, D. (2004): *What happy people know.* New York: St. Martin's-Griffin.

Bartholomew, J. B. (2005): Brief aerobic exercise may improve mood, well-being in major depression. *Medicine and Science in Sports and Exercise*, 37, S. 2032–2037.

Benson, H. (1996): *Timeless healing: The power and biology of belief.* New York: Fireside.

Benson, H. (1975): *The relaxation response.* New York: Avon.

Berk, L. & Tan, S. (1989): Neuroendocrine influences or mirthful laughter. *The American Journal of the Medical Sciences*, 298 (6), S. 390–396.

Berretta, S. (2005): Cortico-amygdala circuits: Role in the conditioned stress response. *Stress*, 8 (4), S. 221–232.

Blackburn, I. M. & Moore, R. G. (1997): Controlled acute and follow-up trial of cognitive therapy and pharmacotherapy in out-patients with recurrent depression. *The British Journal of Psychiatry*, 171, S. 328–334.

Blaylock, R. (2004): *Connection between MS and aspartame.* Online: www.wnho.net/ms_and_aspartame.html.

Bouton, M. E. (2002): Context, ambiguity and unlearning: Sources of relapse after behavioral extinction. *Biological Psychiatry*, 52 (10), S. 976–986.

Bush, G., Luu, P. & Posner, M. I. (2000): Cognitive and emotional influences in anterior cingulate cortex. *Trends in Cognitive Science*, 4, S. 214–222.

LITERATUR

Childre, D. & Martin, H. (1999): *The heartmath solution*. San Francisco: Harper.

Clark, D. M. et al. (2003): Cognitive therapy versus fluoxetine in generalized social phobia: A randomized placebo-controlled trial. *Journal of Consulting and Clinical Psychology*, 71, S. 1058–1067.

Cottraux, J. (2005): Recent developments, research and treatment for social phobia (social anxiety disorder). *Current Opinion in Psychiatry*, 18 (1), S. 51–54.

Craft, L. (2005): Exercise and clinical depression: Examining two psychological mechanisms. *Psychology of Sport and Exercise*, 6 (2), S. 151–171.

Cynkar, A. (2007): A prescription for exercise. *Monitor on Psychology*, S. 42-43.

Delgado, P. L. et al. (1994): Serotonin and the neurobiology of depression: Effects of tryptophan depletion in drug-free depressed patients. *Archives of General Psychiatry*, 51, S. 865–874.

Demos, J. (2004): *Getting started with neurofeedback*. New York: Norton.

DesMaisons, K. (1998): *Potatoes not prozac*. New York: Simon & Schuster.

Dunn, A. et al. (2005): Exercise treatment for depression: Efficacy and dose response. *American Journal of Preventive Medicine*, 28 (1), S. 1-8.

Eisen, A. R. et al. (1995): *Clinical handbook of anxiety disorders in children and adolescents*. New York: Aronson.

Eisen, A. R. & Schaefer, C. E. (2005): Separation anxiety in children and adolescents: An individualized approach to assessment and treatment. New York: Guilford.

Ellis, A. (1997): *Grundlagen und Methoden der Rational-Emotiven Verhaltenstherapie*. Stuttgart: Klett-Cotta.

Evans, G. W., & Johnson, D. (2000): Stress and open-office noise. *Journal of Applied Psychology*, 85 (5), S. 779-783.

Evers, A. (1989): *Affirmations: Your passport to happiness*. North Vancouver, BC, Kanada: Affirmations-International Publishing Company.

Fava, G. A. et al. (1998): Prevention of recurrent depression with cognitive behavioral therapy. *Archives of General Psychiatry*, 55, S. 816–820.

Field, T. (2002): Massage for fibromyalgia. *Journal of Clinical Rheumatology*, 8 (2), S. 72-76.

Fisone, G. G. et al. (2007): Caffeine as a psychomotor stimulant: Mechanism of action. *Cell and Molecular Life Science*, 61 (7-8), S. 857-872.

Frank, E. (1991): Interpersonal psychotherapy as a maintenance treatment for patients with recurrent depression. *Psychotherapy*, 28, S. 259-266.

Fredholm, B. et al. (1999): Actions of caffeine in the brain with special reference to factors that contribute to its widespread use. *Pharmacology Review*, 51 (1), S. 83-133.

Fredrickson, B. L. (2001): The role of positive emotions in positive psychology: The broaden-and-build theory of positive emotions. *American Psychologist*, 56, S. 218–226.

Gallo, F. (2000): *Energy diagnostic and treatment methods*. New York: Norton.

Gazzaniga, M. (2005): *The ethical brain.* Chicago: University Press of Chicago.

Gendlin, E. T. (1981): *Focusing.* New York: Bantam.

Ders. (1996): *Focusing-oriented psychotherapy: A manual of the experiential method.* New York: Guilford.

Goldberg, J. (1997): Can we boost neurotransmitter precursors? Online. *Medscape Psychiatry & Mental Health eJournal 2* (1). Available: www.medscape.com/viewarticle/431512.

Gould, R., Otto, M. W. & Pollack, M. H. (1995): A meta-analysis of treatment outcome for panic disorder. *Clinical Psychology Review,* 15, S. 819 –844.

Grillon, C. (2002): Startle reactivity and anxiety disorders: Aversive conditioning, context and neurobiology. *Biological Psychiatry,* 52, S. 958-975.

Hafen, B. et al. (1996): *Mind/body health: The effects of attitudes, emotions, and relationships.* Needham Heights, MA: Allyn and Bacon.

Haskell, W. L. et al. (2007): Physical activity and public health: Updated recommendation for adults from the American College of Sports Medicine and the American Heart Association. Online. *Circulation,* 116. Available: www.circ.ahajournals.org/cgi/content/abstract/circulationaha.107.185649.

Kabat-Zinn, J. (2005): *Coming to our senses: Healing ourselves and the world through mindfulness.* New York: Hyperion.

Kaplan, G. & Hammer, R. P. (Hrsg.) (2002): *Brain circuitry and signaling in psychiatry: Basic science and clinical implications.* Washington, DC: American Psychiatric Publishing.

Kiive, E. et al. (2004): Growth hormone, cortisol and prolactin responses to physical exercise: Higher prolactin response in depressed patients. *Progress in Neuro-Psychopharmacology & Biological Psychiatry,* 28 (6), S. 1007-1013.

Kosfeld, M. et al. (2005): Oxytocin increases trust in humans. *Nature,* 435 (2), S. 673 –676.

Kroenke, K. (2007): Anxiety disorders in primary care. *Annals of Internal Medicine,* S. 317 –325.

Labar, K. S. & Cabeza, R. (2006): Cognitive neuroscience of emotional memory. *Nature Review of Neuroscience,* 7 (1), S. 54 –64.

Lancer, R. (2005): The effect of aerobic exercise on obsessive compulsive disorder, anxiety, and depression. *Dissertation Abstracts International: Section B: The Sciences and Engineering,* 66 (1-B), S. 599.

Larson, E. (2006): Moderate amounts of regular exercise might delay Alzheimer's disease in older adults. *Annals of Internal Medicine,* 144, S. 73-81.

Lonigan, C. & Phillips, B. (2001): Temperamental influence on the development of anxiety disorders. In: M. W. Vasey et al. (Hrsg.): *The developmental psychopathology of anxiety,* S. 60 –91. New York: Oxford.

Manger, T. A., & Motta, R. W. (2005): The impact of an exercise program on posttraumatic stress disorder, anxiety, and depression. *International Journal of Emergency and Mental Health,* 7 (1), S. 49-57.

LITERATUR

MacDonald, G., & Leary, M. (2005): Why does social exclusion hurt? The relationship between social and physical pain. Psychological Bulletin, 131 (2), S. 202-223.

McNally, R. J. (2002): Anxiety sensitivity and panic disorder. Biological Psychiatry, 52, S. 938–946.

Milham, M. P. et al. (2005): Selective reduction in amygdala volume in pediatric anxiety disorders. Biological Psychiatry, 57 (9), S. 961–966.

Muller, T. et al. (1995): Effects of aspartame on Ca+ influx and LDH leakage from nerve cells in culture. Neuropharmacology and Neurotoxicology Rapid Communications of Oxford Ltd., 6, S. 318-320.

Nardi, A. et al. (2007): Caffeine and 35 % carbon dioxide challenge tests in panic disorder. Human Psychopharmacology: Clinical and Experimental, 22 (4), S. 231-240.

Nelson, M. E. et al. (2007): Physical activity and public health in older adults. Online: www.circ.ahajournals.org/cgi/content/abstract/circulationaha.107.185650.

Nhat Hanh, T. (1999): The miracle of mindfulness. Boston: Beacon.

O'Riordan, M. (2007): ACSM/AHA updates physical activity recommendations, including guidelines for older adults. Online. www.medscape.com/viewarticle/561102.

Penedo, F. J., & Dahn, J. R. (2005): Exercise and well-being: A review of mental and physical health benefits associated with physical activity. Current Opinion in Psychiatry, 18 (2), S. 189-193.

Phan, K. L. et al. (2006): Association between amygdala hyperactivity to harsh faces and severity of social anxiety in generalized anxiety. Biological Psychiatry, 59, S. 424–429.

Pliszka, S. R. (2003): Neuroscience for the mental health clinician. New York: Guilford.

Rapee, R. (2002): The development and modification of temperamental risk for anxiety disorders. Biological Psychiatry, 52, S. 947–957.

Rothschild, B. (2000): The body remembers: The psychophysiology of trauma and trauma treatment. New York: Norton.

Schaubroeck, J. & Ganster, D. (1993): Chronic demands and responsivity to challenge. Journal of Applied Psychology, 78 (1), S. 73–85.

Schwartz, J. (1996): Brainlock: Freeing yourself from obsessive-compulsive disorder. New York: Harper Collins.

Schwartz, J. M. et al. (2005): Mindful awareness and self-directed neuroplasticity: Integrating psychospiritual and biological approaches to mental health with a focus on obsessive-compulsive disorder. In S. G. Mijares & G. S. Khalsa (Eds.), The psychospiritual clinician's handbook: Alternative methods for understanding and treating mental disorders, S. 281-300. New York: Haworth.

Schwartz, T. et al. (2005): An open-label study of Tiagabine as augmentation therapy for anxiety. Annals of Clinical Psychiatry, 17 (3), S. 167-172.

Shapiro, F. (2001): Eye movement desensitization and reprocessing: Basic principles, protocols and procedures. New York: Guilford.

Siegel, D. J. (1999): The developing

mind: Toward a neurobiology of interpersonal experience. New York: Guilford.

Siegel, D. J. (2007): The mindful brain: Reflection and attunement in the cultivation of well-being. New York: Norton.

Siegel, D. J. & Hartzell, M. (2003): Parenting from the inside out. New York: Putnam.

Simon, S. (1974): Meeting yourself halfway: 31 values and clarification strategies for daily living. Niles, IL: Argus.

Simon, S., Howe, L. & Kirschenbaum, H. (1995): Value clarification: A practical, action-directed workbook. New York: Time Warner Books.

Sobel, D. & Ornstein, R. (1996a): Good humor good health. Mind/body Newsletter, 6 (1), S. 3 –6.

Dies. (1996b): The healthy mind, healthy body workbook. New York: Time Life Medical.

Stahl, S. (2000): Essential pharmacology. New York: Time Life Medical.

Talbott, S. (2002): The cortisol connection: Why stress makes you fat and ruins your health – and what you can do about it. Alameda, CA: Hunter House.

Wagner, A. (2005): Worried no more: Help and hope for anxious children. Rochester, NY: Lighthouse Press.

Walsh, D. & Bennett, N. (2004): Why do they act that way? A survival guide to the adolescent brain for you and your teen. New York: Free Press.

Walton, R. (1998): The possible role of aspartame in seizure induction. Presented at »Dietary Phenylalanine and Brain Function.« Proceedings of the First International Meeting on Dietary Phenylalanine and Brain Function, Washington, DC, May 8-10, 1987. Reprinted in Dietary phenylalanine and brain function, S. 159-162. Boston: Birkhauser.

25. Winston, J. S. et al. (2002): Automatic and intentional brain responses during evaluation of trustworthiness of faces. Nature Neuroscience, 5 (3), S. 277-83.

Wehrenberg, M. & Prinz, S. (2007): The anxious brain. New York: Norton.

Weil, A. (1998): Natural health, natural medicine: A comprehensive manual for wellness and self care. Boston: Houghton-Miflin.

Weil, A. (2000): Eating well for optimal health. New York: Knopf.

Weiser-Cornell, A. (1996): The power of focusing: A practical guide to emotional self-healing. Oakland, CA: New Harbinger.

Williams, M. et al. (2007): The mindful way through depression: Freeing yourself from chronic unhappiness. New York: Guilford.

Wolfersdorf, M. et al (1993): Folic acid deficiency in patients hospitalized with depression. A pilot study of clinical relevance. Nervenarzt, 64, S. 269-272.

Yehuda, R. & McFarlane, A. C. (Hrsg.) (1997): Psychobiology of posttraumatic stress disorder. Annals of the New York Academy of Sciences, 821, S. 57 –75.

Zeff, T. & Aron, E. (2004): The highly sensitive person's survival guide: Essential skills for living well in an overstimulating world. Oakland, CA: New Harbinger.

DIE AUTORIN

Dr. Margaret Wehrenberg arbeitet als Psychologin in privater Praxis und hält viele Vorträge überall in den USA. Sie ist die Autorin dreier Bücher beim renommierten Norton Verlag in den USA: *The Anxious Brain, The 10 Best-Ever Anxiety Management Techniques,* und *The 10 Best-Ever Depression Management Techniques.* Nach einem längeren Aufenthalt in Deutschland lebt sie heute in St. Charles, Missouri.

Die Angst vor der Angst

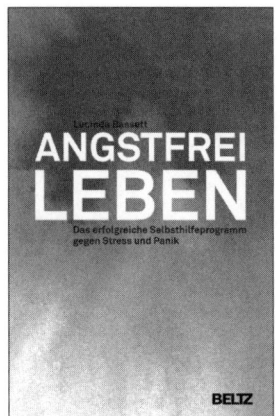

Angst ist ein normaler, wichtiger Bestandteil jeder Persönlichkeit, mit der man ausgeglichen leben kann, wenn man sie unter Kontrolle hat. Wenn aber Panik und Angst einen Menschen beherrschen, dann kann schon die Angst vor der Angst eine alltägliche Situation in einen Alptraum verwandeln.

Lucinda Basset, die selber jahrelang unter schweren Angststörungen litt, hat es aus eigener Kraft geschafft, ihre Angst zu besiegen. In diesem Buch stellt sie ihr Programm vor, das sie mit Hilfe eines Arztes weiterentwickelt hat und seit Jahren erfolgreich in Selbsthilfegruppen anwendet. Sie zeigt vielfältige Möglichkeiten auf, durch veränderte Denkweisen, aber auch durch veränderte Gewohnheiten zu neuer Kraft und innerer Ruhe zu finden.

»*Allen Menschen, die unter Stress, Überforderung, innerer Nervosität, diffusen Angstgefühlen oder Panikattacken leiden, kann dieses Buch eine wertvolle Hilfe sein.*«
Prof. Dr. Wolfgang Fiegenbaum, Christoph-Dornier-Stiftung für Klinische Psychologie

Lucinda Bassett
Angstfrei leben
Das erfolgreiche Selbsthilfeprogramm
gegen Streß und Panik
broschiert, 280 Seiten
ISBN 978-3-407-22924-3

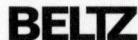

Entdecke deine Gefühle

Die Reihe »Bibliothek der Gefühle« der Therapeuten Udo Baer und Gabriele Frick-Baer widmet sich – Band für Band – jeweils ein oder zwei Gefühlen. Lesbar und für ein großes Publikum geschrieben gehen die Autoren den Besonderheiten der einzelnen Gefühle nach und geben einfühlsam wichtige Hilfe, wie Sie im Alltag mit Ihren Gefühlen umgehen. Sie wenden sich damit an alle Menschen, die ihren Gefühlen mehr Aufmerksamkeit und Achtung schenken wollen.

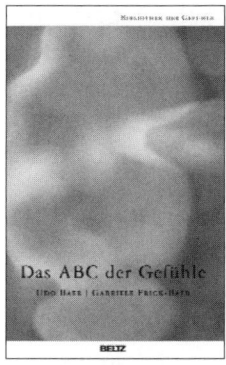

Udo Baer, Gabriele Frick-Baer
Das ABC der Gefühle
Englisch broschiert, 190 Seiten
ISBN 978-3-407-85866-5

In diesem »Einführungs«-Band stellen die Autoren 60 Gefühle von Angst bis Zuversicht vor. Sie erklären ihre Bedeutung für unser Leben und unsere Gesundheit und zeigen, wann sie uns Glück und Ausgewogenheit vermitteln und wie ihren negativen »Geschwistern« beizukommen ist.

In der Bibliothek der Gefühle liegen ebenfalls vor:

Gefühlslandschaft Angst, ISBN 978-3-407-85871-9
Vom Schämen und Beschämtwerden, ISBN 978-3-407-85867-2
Vom Sich-fremd-Sein zum In-sich-Wohnen, ISBN 978-3-407-85868-9
Vom Trauern und Loslassen, ISBN 978-3-407-85869-6
Wie Kinder fühlen, ISBN 978-3-407-85870-2
Der kleine Ärger und die große Wut, ISBN 978-3-407-85882-5
Würde und Eigensinn, ISBN 978-3-407-85883-2
Vom Sehnen und Wünschen, ISBN 978-3-407-85884-9
Wege finden aus der Einsamkeit, ISBN 978-3-407-85903-7
Schuldgefühle und innerer Frieden, ISBN 978-3-407-85927-3
Das Wunder der Geborgenheit, ISBN 978-3-407-85951-8

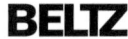

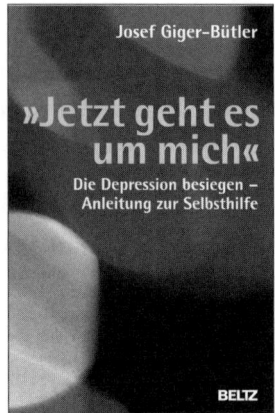

Allein die Depression besiegen

Dieses Buch hilft beim eigenständigen Ausstieg aus der Depression. Ganz allmählich baut der Leser bei der Lektüre neue Denkmuster für sich auf, die helfen, die depressive Spirale zu überwinden.

Der erfahrene Psychotherapeut Josef Giger-Bütler leitet den depressiven Menschen an, sich selbst wiederzufinden und ein Leben zu führen, in dem es um ihn geht und er nicht immer nur versucht, die Erwartungen der anderen zu erfüllen.

»Wenn der depressive Mensch den Ausstieg allein versucht, und er versucht ihn, auch wenn alle ihm raten, es doch mit professioneller Begleitung zu tun, dann soll er etwas in der Hand haben, das ihm den Weg erleichtert, ihn führt und begleitet. In der Regel weiß er sehr genau, was er nicht mehr will, aber er hat keine Ahnung, wie er das erreicht. Dieses Buch soll ihm Hilfe geben.«
Josef Giger-Bütler

Josef Giger-Bütler
»Jetzt geht es um mich«
Die Depression besiegen -
Anleitung zur Selbsthilfe
Gebunden, 249 Seiten
ISBN 978-3-407-85889-4

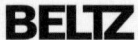

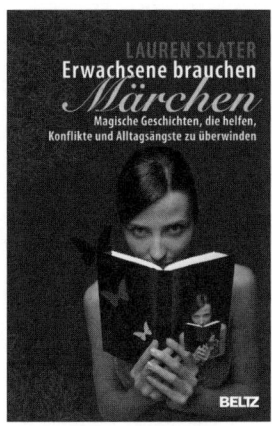

Märchen, die uns vor Augen führen, wer wir sind

Kinder brauchen Märchen – Erwachsene auch! Denn Märchen besitzen die Kraft, jedem Einzelnen seine Probleme näher zu bringen, sie zu erkennen und sogar, sie zu heilen.

Märchen beflügeln die Phantasie und sie eröffnen einen Weg, außerhalb der konventionellen Grenzen zu denken. Ob eine Neufassung von »Schneewittchen« aus der Perspektive der Mutter, ob die Geschichte einer Meerjungfrau im 21. Jahrhundert oder »Die Fee der verlorenen Dinge« – die außergewöhnlichen Märchen der Psychologin und Therapeutin Lauren Slater regen an, sich auf die Suche nach dem eigenen Selbst zu begeben. Auf diese Weise erschließt sich der Leserin ein ganz neuer Zugang zu Problemen und es werden Wege aufgezeigt, diese zu überwinden.

»*Bezaubernd, provozierend und beunruhigend.*« Elle

»*Inspirierend und gefährlich. Slaters Märchen sind unwiderstehlich.*« Booklist

Lauren Slater
Erwachsene brauchen Märchen
Magische Geschichten, die helfen, Konflikte und Alltagsängste zu überwinden
broschiert, 212 Seiten
ISBN 978-3-407-85850-4

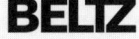